JN218602

家族看護学

理論と実践 第5版

著 鈴木和子
渡辺裕子
佐藤律子

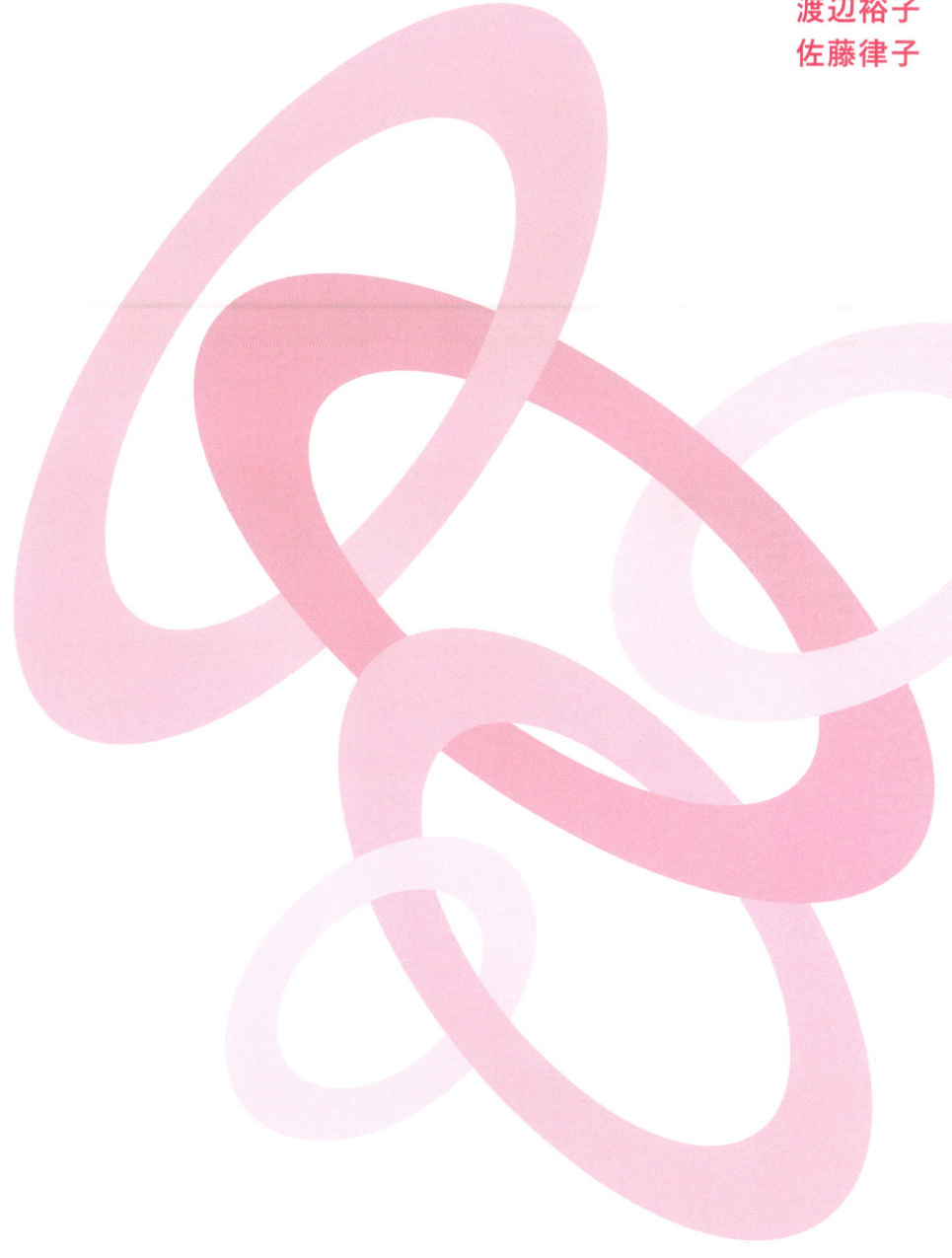

日本看護協会出版会

第 5 版の序

　本書は、1995 年の初版から 4 回改訂を重ね、今回の第 5 版は 2012 年の第 4 版から 7 年、初版からは実に 24 年経過したことになる。これまで多くの読者の方々に叱咤激励されながら、ここまで成長してきた本書をもう一度、改訂することになった理由は、まず、このところ、本書の対象である「家族」のありようの変化が著しいことである。もう一つは、家族を取り巻く環境、特に地域包括ケアシステムなどの各種のシステムが家族看護実践に大きな影響を与えてきているという事実である。そのような時代の変化に合わせて、もう一度細かいところを見直し、書き直すことの必要性が高まったことと、この際、本書に家族支援専門看護師の資格を有する実践家の 1 人に新しい息吹を吹き込んでもらいたいという期待から、第 6 章の「重症心身障がい児をもつ家族への看護」を担当してもらうことになった。

　第 5 版では、第 1 部「家族看護の理論」の第 1 章から第 4 章に、家族看護に関する理論的背景と家族看護過程についての基本的な知識を網羅し、どの分野でも応用できるように整備した。第 2 部「家族看護の実践」の第 5 章から 10 章では、6 つの対象領域の家族看護について詳述するとともに、すぐに実践に移せるようにできるだけ事例による説明を加えた。

　改訂にあたっては、基本的な理論は変わらないが、できるだけ最新の情報を付け加え、文章の精選と図表の追加などにより、読者が読みやすく、実践にも応用しやすいという点を心掛けた。しかし、読者の方々が使いこなせるようになって初めて本書の使命が果たされると考えるので、教育機関でのテキストとして、また身近な実践の指南書として愛読していただき、ひいては、本書が家族看護学の一層の発展、成熟に寄与することを心から願っている。

2019 年 10 月

家族支援リサーチセンター湘南　鈴木和子

渡辺式家族看護研究会　渡辺裕子

神奈川県立こども医療センター　家族支援専門看護師　佐藤律子

第4版の序

本書は、1995年に初版を刊行、1999年に第2版、2006年に第3版と改訂を重ね、この度、第4版を刊行することになった。初版から早くも17年余の歳月が過ぎたことになるが、その間、多くの皆様に愛読していただいたことに深く感謝の念を表したい。

今回の改訂の最大の目的は、第3版の刊行から7年の間に家族看護に関するいくつかの特筆すべき出来事があったことや、家族の社会的な変容がみられたため、時代の変化に応じて内容を見直すことであった。

まず、2008年に待望の家族支援専門看護分野が特定され、家族支援専門看護師が誕生し、活躍の場が広がって、家族看護の社会的役割と貢献が一段と明確になった。このことは、同時に家族看護という領域にさらなる学問的根拠を示すことが求められることでもあった。

また、東日本大震災の直後の2011年6月、わが国が主催国となって、第10回国際家族看護学会が京都で開催された。この学会には国内外から多くの研究者・実践家が参加し、あらゆる看護領域で必要とされる家族看護の研究発表、最新のテーマによるシンポジウムやセッションでは，家族の文化的な相違を踏まえて活発な意見交換が行われた。これによって、世界的にも家族看護の実践が浸透していることが示され、今後取り組むべき課題も明らかになった。

一方で、わが国でも家族の存在は大きな変容の時代を迎え、少子高齢化だけではなく、次世代の晩婚化、未婚率の増加など、家族の構造的、機能的脆弱性が増し、家族内の虐待などの負の面も表面化してきている。これは、病をもつ家族メンバーがあるなしを問わず、家族そのものが何らかの外部からのサポートを必要としていることを表している。また、その変化に応じて家族を支援する制度やサービス体制も少しずつ充実してきている。

第4版では、このようないくつかの変化や課題に対応すべく、新しい概念の加筆、各種資料の修正、第4章の家族看護アセスメント事例を時代の代表的なニーズに合わせて一部刷新するなど各章を見直し、「分かりやすい解説書」という本書の特徴をより活かすために全体の構成の統一を図った。今回の改訂によって、本書は、ようやく完成版に成長したと自負している。

皆様には、今後もぜひ、本書を家族看護学の教科書や実践活動の指南書として活用していただき、「家族看護」を一緒に育てていってほしいと願っている。

2012年11月

家族支援リサーチセンター湘南　鈴木和子
家族ケア研究所　渡辺裕子

第3版の序

　本書の初版は1995年11月に、第2版は1999年8月に出版されたが、初版からすでに10年、第2版から6年の歳月が経過した。本書は、これまで教科書として多くの学校・大学等でご活用いただき、また、家族看護の実践者のみなさまには、日々の看護活動の指南書として愛読していただいたことに深く感謝している。しかし、その間、21世紀という新たな時代を迎え、わが国の家族看護学は、看護学の1分野として急速な成長を遂げ、あらゆる場面で家族に対する看護ケアのニーズがある事実は誰もが認めるものとなり、同時に、行われた家族看護の有効性を示すより高い水準の学問的根拠が要求されるようになった。

　そのような状況を踏まえ、家族看護学を学ぶ多くの学生や家族看護実践者の方々に更に有効な内容を提供するため、第2版を見直した。数年間で新たに蓄積されてきたデータや知見を加え、より豊かな家族看護学として構成し直し、第3版を出版することとなった。

　第3版では、学問的な根拠のさらなる充実を図ると同時に、本書の特徴の一つでもある分かりやすさと、わが国の文化に沿った生き生きとした事例の描写に一層の努力を払った。具体的には、第1部において、第2版の第3章にあった「家族セルフケア機能」の詳しい説明を第2章の「看護学における家族の理解」に含め、新たに第3章として「家族看護研究の展開」を独立、充実させた。また、第4章の「家族看護過程」にこれまでに構築されてきたいくつかの国内外の家族アセスメントモデルを新たに追加し、実践にすぐに活用できるようにした。

　第2部の「家族看護の実践」では、乳児をもつ家族、救急医療・集中治療の場における家族、精神障害者をもつ家族、高齢者介護を行う家族、終末期患者の家族に分けて実践活動に即した家族看護の基本とその応用方法についてさらに内容を精錬した。また、「入院治療を受ける病児をもつ家族への看護」の章を追補した。各章は家族看護過程に添って流れ、完結しており、関心をもたれた対象領域の章から読んでいただけるように構成されている。

　最後に、本書の数回にわたる改訂の過程で多くの方々の力強い声援やご協力をいただいたことに深く感謝し、今後も本書とともに家族看護学を育んでいっていただけるよう心より願っている。

2006年4月

東海大学健康科学部　鈴木和子
家族ケア研究所　　渡辺裕子

第2版の序

　本書の初版は、1995年11月に筆者らが千葉大学看護学部家族看護学講座（寄附講座）に在籍していたときに刊行された。その当時は、まだ、家族看護学に関する講座をもつ教育機関はごく少なく、まずは、わが国の家族のあり方や保健医療システムに適合した家族看護学を方向づける教科書をつくることを目的とした。そのため、諸外国の文献だけではなく、わが国の家族看護の先駆者や日々家族看護を実践している看護職の経験の知を結集して書き上げたものであった。

　その後、筆者らは、それぞれ他大学の教育と実践的研究の場に移り、家族看護学の大学・大学院教育および実践者の教育研修や専門的な家族看護の実践に取り組んでいる。その間に、家族看護は、さまざまな領域でますますニーズが高まり、学問としても認知されるようになったため、いくつかの大学や大学院で家族看護学講座を設置したり、家族看護学を教科目として掲げるようになってきている。すなわち、4年間の間にわが国の家族看護学の教育や実践の裾野も広がってきて、家族看護学に関する学問的な基盤も出来あがりつつある現状の中で、本書に対する期待や要求水準も一段と高まってきたと考える。また、本書も増刷を重ねているうちに、書き足りない部分や整備すべき箇所があることが明らかになり、本格的に改訂が必要な時期に至った。

　そこで、初版では理論と実践が一連のものとして編集されていたが、今回それらを理論編と実践編として分け、理論編を分かりやすく整備し、実践編に、これまでの「乳児をもつ家族への援助」、「高齢者介護に関する家族援助」、「終末期患者の家族援助」のほかに、新たに「救急医療・集中治療の場における家族看護」と「精神障害者をもつ家族への看護」を追加し、充実させた。そして、実践編では、どの章から読み始めてもよいように、それぞれ完結しているのが特徴である。

　この書は、看護学生の教科書として利用することを第一の目的としたが、もちろん、各領域での家族看護の実践者にも充分活用していただけるように、具体的な例や場面描写をなるべく多く取り入れるように心がけた。従って、この書が家族看護学の教育と研究だけではなく、豊かな実践を促し、それらが相互に影響し合って、家族看護学が看護学の一学問領域としてますます、成長していくことを切に願っている。

1999年7月

東海大学健康科学部　　鈴木和子
家族看護研究所　　　　渡辺裕子

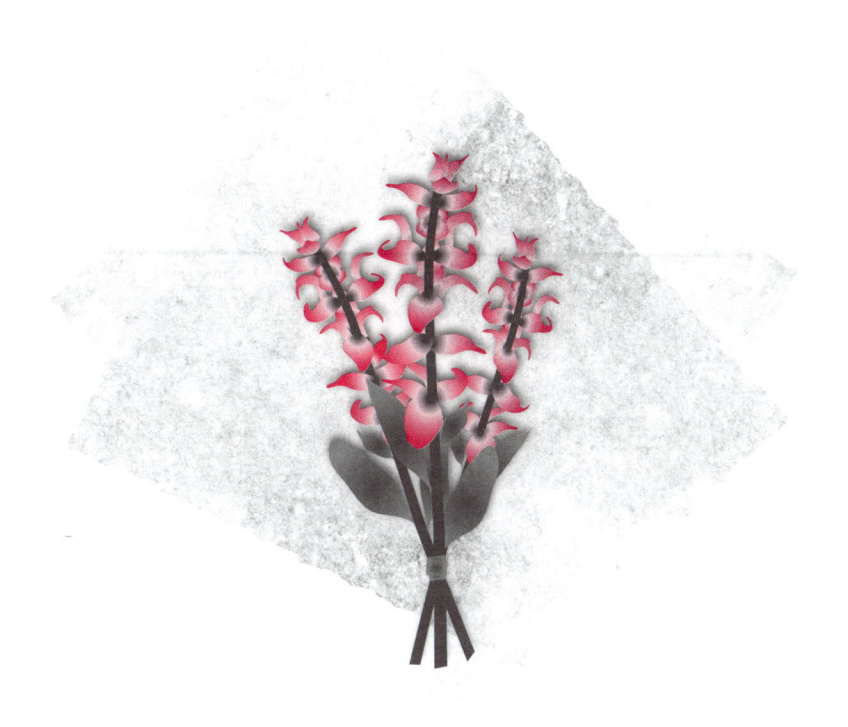

初版の序

　わたしたちが、家族看護学の教科書として本書を書き始めたのは、千葉大学看護学部に寄附講座として家族看護学講座が設置されてから 3 年を経過した頃であった。はじめは、わが国で初の家族看護学講座の教員の責任として、それまでの実践活動や研究結果をまとめるためであったが、それよりも大きな動機づけとなったのは、講座で保健婦と看護婦を対象に家族看護研究会を開催して、参加者たちの貴重な家族看護の実践とそれに伴う困難性を共有した経験からである。

　それらの保健婦や看護婦たちは、家族の持っている力を引き出す質の高い援助活動や豊かな家族看護を行っていた。一方で、患者とともに悩む家族に対していかに効果的に看護するかを模索していることが分かり、各自が取り組んでいるそれらの実践の内容を家族看護学という視点で整理し、体系化することによって一つの道しるべになればと考えた。

　また、これらの先輩たちの努力によって行われている家族看護を後輩に伝える教育のためにも、使いやすい教科書が是非とも必要であると感じたことと、さまざまな看護の領域で家族についての教育がばらばらに行われているという家族看護の教育の現状から、核となる家族看護学をまとめる必要性をつよく感じたことも出発点となった。

　このように、いま看護職が「家族」を看護の対象として意識し始めたり、家族看護の教育への関心が高まってきていることは確かである。また、意識しないまでも家族の姿は看護職の目に入っているはずであり、家族は患者とともに悩む者として広い意味での看護の対象に位置づけたり、ときには患者のケアに参加してもらう仲間として存在しているのではないだろうか。そのような状況に加えて、近年、在宅ケアの普及とともに、多くの看護職が家族に接する機会は確実に増え、否応なく家族を対象とした看護に取り組まざるをえなくなってきているという現実もある。また、そのような家族看護に対する社会的ニーズは、今後ますます高まるであろう。

　そこで、このような家族看護への意識の高まりや家族看護学の教育の必要性に応えるために、わが国や諸外国の家族看護学の先人たちの足跡をたどりながら、しかも日本の保健医療システムに根づいた家族看護で、いわゆる家族療法とは異なる、日常の看護活動において実践可能な家族援助を裏づける、確固とした家族看護学を提示することを念頭に本書を書き綴ってきた。

本書の構成は、第1章、第2章において、家族看護学とはなにか、家族看護学のめざすもの、という基本的なことを説明し、第3章で看護学における家族の理解とその理論的な背景を示した。さらに第4章において、家族看護における看護職の役割と姿勢について述べた。第5章は、本書の中核をなす部分であり、家族看護過程に沿って、家族看護アセスメント、家族看護診断、家族看護計画、家族援助方法、家族看護の評価について事例を引用しながら、実践的にイメージできるように家族看護援助論を展開した。それにつづく第6章は、家族看護の実際を対象別に、乳幼児を持つ家族への援助、高齢者介護に関する家族援助、終末期患者の家族援助に分けて、家族看護の各論を展開したものである。

　このように、本書はあらゆる看護領域の実践者や学生が家族を理解したり、家族のセルフケア機能を高める援助を行うときに役立つように、家族看護の理論と、その実践への活用を目的として構成されている。なお、本書は鈴木と渡辺が各章を分担して執筆したが、互いに内容の検討を重ねて仕上げたもので、これまでの家族看護学講座の蓄積を出し切ったものであると理解していただきたい。

　しかし、まだ今後も修正を加えたり、追加したりしていかなければならないことが沢山あると考えているので、多くの方々にこの本を教育や実践に使っていただき、不備な点をご指摘いただきたい。それをもとにして今後も家族看護学を確立するために歩み続けたいと願っている。

　なお、本書を出版するに当たり、わが国にとって最初の家族看護学講座を千葉大学に誕生させてくださった千葉銀行に深く感謝いたします。

　また、この本の多くの箇所に千葉大学看護学部内でのジョイント研究の成果が反映されていることを付記し、それらの機会や多くの示唆をいただいた皆様に感謝します。同時に、家族看護研究会に参加していただいた方々の家族看護への熱意がこの本の原動力となったことを申し加えます。

1995年10月

千葉大学看護学部家族看護学講座　鈴木和子

渡辺裕子

Contents

第2部　家族看護の実践

第 **1** 部

家族看護の理論

第 **1** 章

家族看護学とは何か

家族看護学の発展過程

 ## 「家族」という存在

1 各家族固有の歴史

　人の生活にとって「家族」という存在は、最も身近なものであり、そのために普段はあまり意識せずに過ごしているのではないだろうか。しかし、家族の生活の中で何か変化が起こると、人は家族の存在を改めて強く意識する。それは、家族の発達に伴う変化、例えば、子どもの出生、子どもの入学、卒業、結婚など喜びを伴う出来事、または、誰かが病気になったり、不慮の事故に遭遇したり、祖父母や親戚の死などの不幸な出来事などである。このような大小の出来事の積み重ねによって、人類に歴史があるように、個々の家族にもそれぞれの歴史がつくられ、日々綴られていく。

　また、家族の生活は、2人以上の何人かのメンバーがともに暮らしながら営まれているのが一般的である。そして、家族を構成しているメンバー（家族成員）の日々の発達と、生活に必要な衣食住のニーズを満たすために、自然にその都度話し合い、あるいは暗黙の了解の下に役割を分担しながら、何とかまずまずの生活を維持しているというのがおおかたの家族のありようではないかと思われる。

　家族は、家庭という小さな環境の中で、毎日の生活をともにしているため、意識するしないにかかわらず、家族成員同士は互いに大きな影響を及ぼし合っているものである。このような密接なかかわり合いを、長い間続けている家族成員は、次第に考え方も似通ってきて、何か問題が発生したり、新しい変化に直面したとき、割合簡単に解決や対応の方法を見出すものである。また、見出さないまでも、少なくともどのように解決したり、対応すべきかの方針を決めることができるのである。しかし、普段から話し合いや互いに交流する機会を十分にもっていない家族にとっては、その対応がスムーズにいかないこともよくある。

2 社会と家族の相互作用

　また、家族内の個々の成員は、家庭内での生活の外に、学校や職場、あるいは地域のグループなどの社会集団にも属しているのが普通である。そのため、一日の何分の一かをその社会集団の中で過ごしていて、そこで家族以外の他の人々と交流をはかっている。そして、その家族以外の外部の社会集団での生活やその集団の人々との交流から得られた有形無形の影響を家庭に持ち帰り、言語による情報交換や身につけた態度や行動などによって、家族成員同士で互いに影響を与え合っているのである。

　これらのことから、「家族という存在」は、個々の家族成員同士の影響と、家族を取り巻く社会環境からもたらされる影響という両者から、しかも毎日の時間的な経過という積み重ねによって日々形づくられている流動的な存在である。そして、そのような家族全体に起こる変化を長い経過の中で捉えると、それはその家族の成長過程であると言い換えることもできる。

　つまり、「家族」は、個人と社会との間にあって、内部では家族成員の発達と生活を互いに支え合い、外部からはその時代に特有な文化的背景を反映する社会集団の影響を受けているという、人間社会の凝縮された集団である。すなわち、家族は、個人にとっても、社会にとっても、つまりその時代に応じた特有な対内的、対外的機能を果たしてきた社会にとって欠くことのできない存在である。

2 家族看護学誕生の時代背景

1 家族を患者の背景と捉えてきた看護学

　戦後、わが国は、民法の改正による家制度の廃止と、高度経済成長という社会の波にさらされ、今また少子高齢社会の到来という大きな転換期を迎え、家族に対する考え方も大きく揺れ動いている。

　そのような、社会と直結している家族という単位を対象とし、その家族の健康問題に関する援助を目的とする家族看護学は、家族の機能が問い直されている時代であるからこそ、その必要性が高まっているのではないだろうか。そして、家族看護学は、当然、家族を取り巻く社会の文化に深く根ざし、また歴史の流れの中で常に問い直しながら築いていかなければならないと言える。

　また、社会と個人との中間的存在である家族は、外部からの社会的、文化的、歴史的な影響をじかに受けながらも、基本的にはその家族に属している個人の発達や生存に関わるニーズを満たしながら今日まで存在意義を果たしてきた。しかし、看護学はあくまで個への看護を中心として発達しており、そのような重要な働きをもつ家族に対しては、患者個人の背景としてしか意識してこなかったという歴史がある。

2 看護の専門領域としての家族看護学誕生

　歴史的には患者の背景として家族を扱ってきた看護学であるが、1970年代頃から北米を中心に、家族そのものを看護の対象とする新しい領域としての家族看護学（Family Nursing）が誕生し、発達してきた。それは、特に母子看護学、精神看護学での家族援助や、それらを地域で実践するために発展した地域看護学の領域で、家族を一つのユニットとして、家族のもつ健康問題に取り組む必要性から生まれた。そして、現在では、あらゆる看護領域の実践活動の中に家族看護の考え方が取り入れられ、それらを統合する形で看護教育の中に一つの学問領域として位置づけられるまでに成長している。

　その成果として、2008年には、わが国の専門看護師制度に、「家族支援専門看護」という専門分野が特定され、「家族支援専門看護師」が誕生し、名実ともに家族看護（学）

は、看護学の1分野として確立されたのである。

　しかしながら、家族というのはそれを取り巻く社会の文化的背景に大きな影響を受けて時代とともに変容しているものであり、他の国で育った家族看護学を文化的背景の異なるわが国の家族にそのまま応用するのが難しいことは言うまでもない。

　歴史を振り返ると、1994年には、わが国に日本家族看護学会が発足し、その学会誌である『家族看護研究』には、あらゆる看護分野を網羅したわが国の文化に特有の家族看護の重要性や最新の動向を示す研究発表、論文が蓄積されている。

　また、2011年にはわが国が主催国となり、京都で第10回国際家族看護学会学術集会が開催された。そこには34ヵ国から1000人以上が参加し、約500題の演題が発表され、北米、カナダだけではなく、アジア、ヨーロッパ、南米など世界各国で家族看護（学）が浸透し、発展を遂げて成果が上がっていることが示された。学術集会の開催テーマは、"Making Family Nursing Visible：From Knowledge Building to Knowledge Translation"であった。家族看護の可視化は、どの国でも課題となっており、社会経済情勢の厳しさを反映して家族看護の実践に行き詰まりを経験している国も多々あったが、家族が直面している健康問題の深刻さに反して家族の対応能力が減退している現状では、ますます家族看護の重要性を再認識する機会となった。その中でもわが国の家族看護（学）は、他国の研究や実践から学ぶだけではなく、日本文化に根差したものとしてさらに発展し、世界各国、特にアジアでのリーダーシップをとるよう期待されていることが浮き彫りになった。

3 わが国における家族看護学の発展過程

　それぞれの国で家族の特性に適合した家族看護学の確立を目指すためには、家族看護において先行している諸外国の動向を十分に参考にしながらも、つねにその国の家族を取り巻く文化にふさわしい看護のあり方を追求しなければならない。

　そこで、わが国の場合、家族を取り巻く文化的背景や家族観の変遷を経て、どのようにして家族看護に対するニーズが高まり、家族看護学確立への動機づけとなったのか、その歴史的な経緯を明らかにしてみたい（図1-1）。

1 結核対策における保健師の家族援助

　わが国の家族看護の実践は、遠く遡れば昭和初期の公衆衛生訪問婦事業や、戦後の結核対策における保健師の家族援助から始まった。保健師による家族援助活動は歴史的に高く評価され、今日に至るまで、その家族を対象に据えた活動は脈々と受け継がれてきている。しかしながら、それらの活動の成果は看護学全体に学問として統合されることがなく、むしろ看護学の個々の領域で別々に家族を対象として取り込もうとしてきたのが、わが国の家族看護の現状と言えよう。

2 母子看護領域から—育児を支える看護

　わが国において本格的に家族が援助の対象として注目され始めたのは、1960年頃からである。日本が高度経済成長期に入って、核家族化や少子化の傾向が強まり、価値

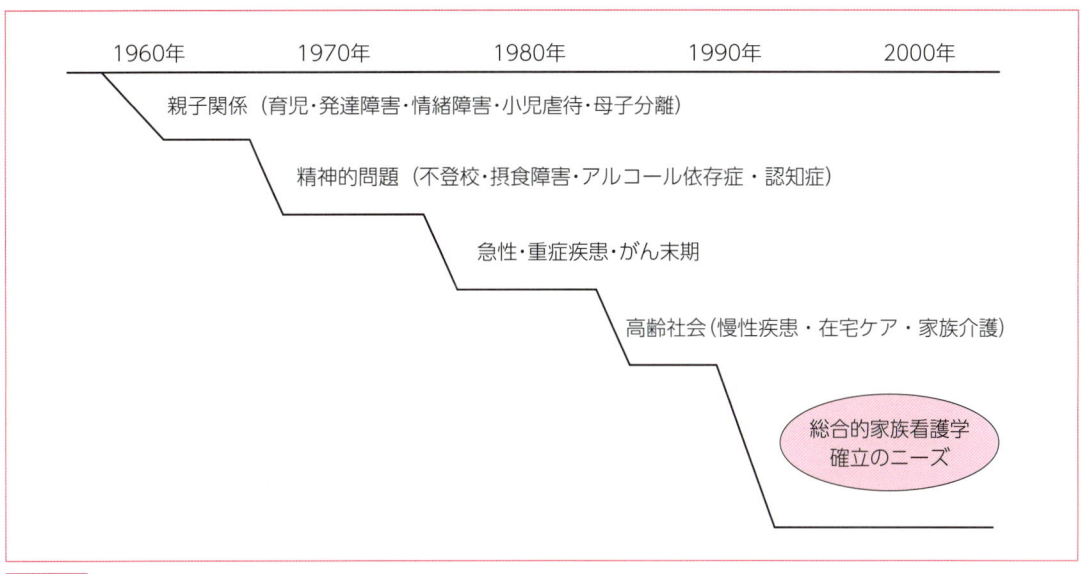

| 1960年 | 1970年 | 1980年 | 1990年 | 2000年 |

親子関係（育児・発達障害・情緒障害・小児虐待・母子分離）

精神的問題（不登校・摂食障害・アルコール依存症・認知症）

急性・重症疾患・がん末期

高齢社会（慢性疾患・在宅ケア・家族介護）

総合的家族看護学
確立のニーズ

図 1-1　家族看護に対するニーズの歴史的高まり

観の多様化も伴って、育児問題、情緒障害、母子分離の困難なケースや、逆に親による小児虐待などのさまざまな問題が起こり、看護においても特に母子関係を中心に家族の問題に目を向けさせるきっかけとなった。もちろん、それまでも小児看護学の領域においては、母子を中心に家族を対象とした看護が行われてきているが、改めて健全な親子関係を育成し、育児行動を支える看護の必要性が強調され始めたのである。

3　精神的健康問題から―家族療法など

　それに続く 1970 年代は、精神的問題の多発とともに、メンタルヘルスの向上には、個人のみでなく家族へのアプローチが重要であることから、家族療法などの新しい方法が生み出されている。そして看護の分野においても、それまでの母子看護に加えて精神看護での家族援助が注目された時期であると言える。しかし、まだこの頃は、母子関係に代表される 2 者関係への援助が中心であった。

4　高度医療・慢性疾患・終末期患者の家族への援助

　さらに 1980 年前後からの ICU・CCU のような高度医療の発達により、重症疾患に直面した家族危機に対しての援助が必要となってきた。また、同時に、慢性疾患の中でも特にがんや難病の患者などの終末期患者をもつ家族の援助が重要な課題となってきている。特に終末期患者の家族援助において看護の果たす役割は大きく、今後も家族看護学の中心的なテーマの一つとなっている。

5　高齢社会

　このように、あらゆる看護分野での家族看護の必要性が徐々に高まり、ニーズの厚みが増してきたところに、1985 年頃から急速な人口の高齢化が起こってきた。そこでは在宅ケアと家族による介護の問題がクローズアップされ、それに対する家族への看護が最大の課題となってきた。高齢社会が一つの大きな契機となって高まった社会的

要請が、看護学全体の中の、特に家族看護学の確立を促し、学問として見直していく気運をつくっているということが、日本における家族看護学の発展の特徴であると言える。

6 統合と社会貢献

　さまざまな問題や課題を抱える家族に対して看護ケアを提供する家族看護は、看護学の中で統合され、一つの学問体系として構築され、実践活動も盛んに行われるようになってきている。そして、今日の家族の有するさまざまな問題に対しての看護活動を通じて、社会貢献を果たすという次の課題が、家族看護には課せられていると言えよう。

　このように、わが国の家族看護学の発展の過程を振り返ってみると、それまで主として患者のためにある資源として、また患者をよりよく理解するための背景として捉えられていた家族を、改めて看護の対象として捉え直すことによって、看護に対する多様なニーズに応え、看護の質を高めることが必要であるという認識が、家族看護学の確立を促しているということがわかる。

　つまり、さまざまな社会的ニーズに応じて、看護学の対象の広がりや看護の概念の深まりが見られるようになり、より質の高いケアを目指すためには、家族をも看護の対象として援助することが重要であると認識されるようになったのである。

2 今求められている家族看護学

 1 家族看護のニーズ

　それでは、家族はどのような場合に家族看護を必要とするのだろうか。大きく分類すると、次のようになる。

①家族のあり方や家族関係そのものが健康上の問題である場合
②家族が、ある家族成員の健康問題のため、精神的、身体的、社会的な影響を受けている場合
③家族が、家族成員の健康問題の予防・回復、健康の保持・増進に重要な役割を果たしている場合

1 家族関係そのものに看護援助が必要な場合

　第1のニーズとして、親子関係を中心とする家族関係そのものに、看護援助の必要なことが認識された場合である。

　例えば、最初の子どもを出産し、新しい家族の一員を家族に迎え入れる場合、単に母親の母性性の育成のみではなく、父親の親としての役割の獲得を促進して、家族全体で新しい家族関係を築いていかねばならない。また、それが最初の子どもではなく、第2子、第3子の誕生であれば、その子のきょうだい関係を新たにつくっていく過程が必要である。さらに思春期の子をもつ家族では、子どもの自立にまつわるさまざまな問題行動に直面する親が多い。このような家族関係における問題や発達の課題を抱えている家族に対しては、看護者は他の専門職の協力も得ながら、健全な家族のあり方を育成・促進する役割がある。

2 患者の健康問題が家族に重大な影響を及ぼしている場合

　第2のニーズとして、患者の健康問題がその家族にとっても重大な問題であり、当然、家族全体に大きな影響をもたらすことが認識されるようになり、家族そのものの健康に対する援助の必要性が出てきた場合である。例えば、障害をもちながら生活している障がい者や高齢者を抱えている家族は、身体的にはもちろんのこと、精神的にも社会的にも多大な影響を受ける。これらの介護を行っている家族の健康をいかに支えるかは、家族看護の大きな課題の一つである。

3　家族の健康を守る機能を高める援助

　第3のニーズは、家族が本来もっているとされる、家族の健康を守る機能を高めるというニーズである。家族の健康を守る機能は、家族成員間の日々の相互作用によって維持・促進されているが、その機能は家族の健康問題に対して、大きな力を発揮するという考え方が基盤となっている。特に、在宅での家族ケアでは、介護という役割をより多くの家族成員が分担することにより、主介護者の負担を少しでも分散させたり、外部からもサポートすることによって、肯定的な介護観を育てたりするなど、家族全体としての健康維持機能を高めるための援助が重要視され始めている。

　このように、健康の第1次予防である健康障害の早期発見、健康的なライフスタイルの確立だけでなく、疾病に罹患した家族成員をよりよく療養させて回復させる働きである第2次予防、さらに長期にわたる療養を支え、自立を助ける第3次予防まで、家族の果たす役割は大きいことが認識されている。

2　家族看護の視点

　上に述べた3つの家族看護のニーズは、互いに関連し合っているものである。一つの家族は、健康問題をもつ家族成員のケアを行うことによって、さまざまな影響を受ける人であると同時に、家族の健康に大きな力を発揮するケアの提供者でもあるという二面性をもっている。このような「ケアを行っている家族」を専門的にケアするのが家族看護であるという二重構造を理解することが必要であり、ときとして家族看護の概念や用語に混乱が見られるのもそのためであろう。つまり、家族は、前述のどのニーズも多かれ少なかれもっているのが現状であるが、一方で家族の負担を軽減しつつ、家族の行うケアを全体として促進するという直接的・間接的ニーズにも応えることが家族看護には必要なのである。

　そして、このような直接的な家族のニーズのみに目を向けるのではなく、最終的には、家族全体の生活を支えている家族機能を維持・促進するという大きなニーズに応えることを目指すのが家族看護である。そしてその看護のあり方を系統化するためには、家族看護学というしっかりした学問分野の確立が必要となったのである。

3　各看護領域を横断する家族看護学

　家族看護の発展過程や家族看護のニーズを見てもわかるように、家族看護は、あらゆる家族の健康問題、あらゆる場面、各家族周期にまたがる看護の重要な働きであることが明らかである。例えば、危機的な急性期・重症疾患の家族から、長期的ケアを要する慢性疾患や精神疾患患者の家族、終末期患者の家族まで幅広い健康問題をもつ家族に関わってくる。

　また、家族看護を提供する場という視点で見ても、在宅ケアの場である家庭はもちろんのこと、病院をはじめ、予防からリハビリに至る地域の種々の保健医療施設を含

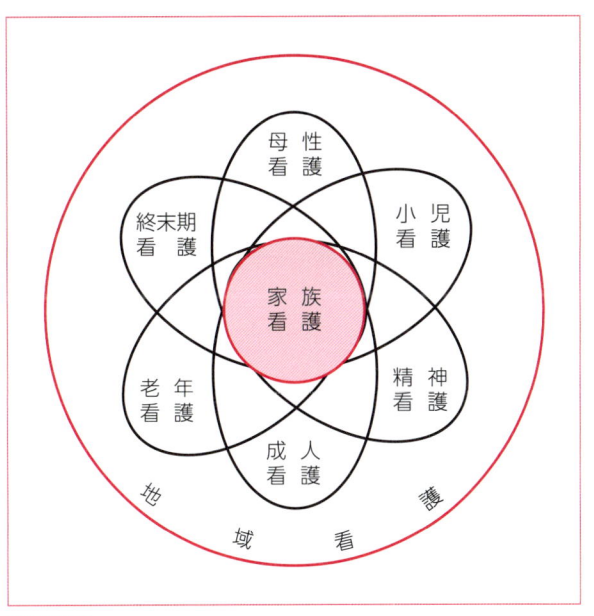

図 1-2 対象領域別の家族看護

図中テキスト：母性看護／小児看護／終末期看護／家族看護／精神看護／老年看護／成人看護／地域看護

むあらゆる施設に及んでいる。

　そして、一つの家族の形成から終末までの家族周期に応じた看護の対象は、新婚期（母性看護）、養育・教育期（小児看護）、中年期・老年期（成人・老年看護）と、あらゆる看護の領域を網羅している。

　家族の健康問題、援助の場、家族周期という面から見た各看護領域の家族看護には、それぞれ特有の家族看護の考え方や方法論があることが前提となると同時に、どの領域にも共通する家族看護学の総論となる中核部分が学問としての確立のためには必要となる（図1-2）。

　このように、家族看護学は、看護学の各領域を横断する学際的な意味合いが強いため、家族という共通項で既存の看護領域を結びつける役割も果たすという特質をもっている。

　つまり、看護学に対する社会的なニーズに対応する家族看護学では、これまで、いろいろな看護の領域で非系統的に行われてきた家族への看護活動をもう一度見直し、改めて家族を看護の対象として捉え直した上で、患者本人も含めた家族全体に意図的な看護を行うものである。

　これまで家族看護のニーズとそれを満たすために家族看護学がどのように看護学の中に位置づけられたらよいかを考えてきた。しかし、家族看護学が一つの学問分野として確立されるためには、家族看護の実践の積み重ねが必要であることは言うまでもない。

　そのためには、家族のさまざまなニーズに応えるために、家族という集団のもつ豊かな機能を有効に活用し、家族自身の主体性を育てる看護活動を意識的に行うことが必要である。同時にそれは看護そのものの質を高めるものであるということを多くの看護者が自覚することであろう。

3 家族看護の定義・目的・評価・焦点

1 家族看護の定義

　家族看護学の発展過程とその時代の社会的ニーズを概観してみてわかることは、家族看護学の考え方の基本となっているのは、「家族には、本来集団としての健康を維持していこうとするセルフケアの機能が備わっているが、それが何らかの理由で一時的に機能不全に陥っていて援助ニーズが発生している」ということである。また、たとえ現在はその機能が十分でなくても、家族の発達の過程で、徐々にその機能が育ってきて、いざというときには大きな力を発揮する潜在的な能力があるということが根底となっている。

　そして、その機能を回復させたり高めていくためには、家族という集団を一つの単位として援助していくことが有効な方法であると考えられる。そのような家族看護の特性を考慮して、家族看護を定義すると、次のようになるであろう。

> 「家族が、その家族の発達段階に応じた発達課題を達成し、健康的なライフスタイルを維持し、家族が直面している健康問題に対して、家族という集団が主体的に対応し、問題解決し、対処し、適応していくように、家族が本来もっているセルフケア機能を高めること」

2 家族看護の目的

　家族看護の成り立ちを図にまとめたのが図 1-3 である。家族本来のセルフケア機能が脅かされたとき、看護が介入するわけだが、看護実践のためにはこのセルフケア機能を吟味しておかなければならない。

　ここでは、家族のセルフケア機能を次のように分類した。

> 1. 家族の発達課題を達成する能力
> 2. 家族が健康的なライフスタイルを維持する能力
> 3. 健康問題への家族の対応能力
>   （①問題解決能力、②対処能力、③適応能力）

　家族のセルフケア機能を分類したのは、これらのセルフケア機能への働きかけは、実際には、看護の対象となっている家族の問題の種類、援助の場、家族周期別の看護の領域の違いによって、その援助の目的や重点が異なっていると考えられるためである。しかし、一つの家族にとってはこれらの能力がすべて合わさってその家族のセルフケア機能が成り立っていると考えられる。また、その家族の中には、現在、問題を抱えている家族成員（患者；Pa）も含まれている。

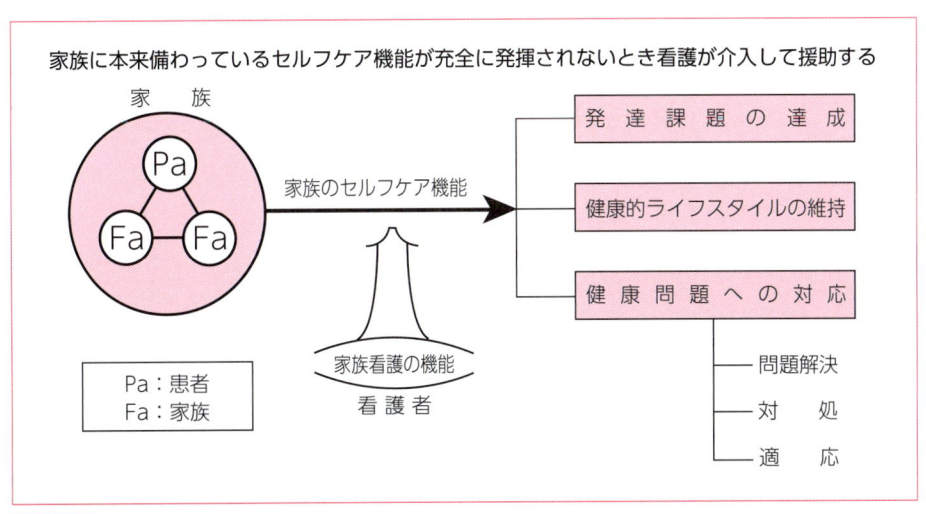

図1-3　家族看護の成り立ち

1　発達課題の達成

　家族のセルフケア機能のうち、発達課題の達成では、例えば、母親になるための母性性の獲得や、小児期の成長や心身の健全な発達だけではなく、成人にとっては自己実現や子どもの自立、さらに高齢者にとってもよりよい老後の生活を送るための家族としての発達であり、最終的には家族の完結までをも含む長い道のりである。その課題の達成へ向けての援助では、主として家族が取り組もうとしている発達上の課題を達成するという本来家族のもつ成長発達能力に着目し、それらを阻害しているものを発見したり取り除くことにより本来の成長を促していく。

2　健康的なライフスタイルの維持

　また、精神疾患患者や慢性疾患患者をもつ家族に対する予防的な教育の場面では、家族としてのライフスタイルや情緒的なつながりの健全さを促進することが援助の中心になるであろう。これらのライフスタイルへの働きかけは、個人を対象とした相談援助のみではなく、家族という集団全体を視野に入れることによってより効果的なものになる。

3　健康問題への対応能力の育成

　さらに、成人や高齢者特有の長期的な療養生活を行っている慢性疾患患者を抱える家族に対しては、健康問題をいかにして解決していくかという「問題解決能力」、そして、その健康問題やそれによって発生する二次的なストレスにいかに対処していくか

という「対処能力」が家族には求められる。そのようないざというときの家族の力を少しでも高めたり、健康問題を抱えながら生活していくことそのものに適応していくような「適応能力」を高めるように援助することが家族看護である。

家族看護の実践においては、それぞれの看護の対象領域別の家族援助の目標の焦点や援助の重点が異なってくる。これらのいくつかの側面をもつ家族のセルフケア機能を最大限に発揮させるように働きかけるものが、家族看護の機能であると言える。

また、それらの働きかけは、主として側面的なものであることが多く、あくまでも家族が主体的に健康問題に取り組むように支えることが重要である。また、家族という対象の中には、現在問題をもつ患者である家族成員も含めていることである。つまり、患者という個人を入り口にして家族全体を対象として働きかけ、家族全体がより健康な状態になることを目指して援助を行うのが家族看護の機能の特徴である。これらの患者、家族、看護者の関係を含めて構造を示したのが図 1-3（p.13）である。

③ 家族看護の評価

実践した家族看護の効果を評価するときも、家族のセルフケア機能のうち、どの側面を強調してアプローチしたのかによって、つまり主なる援助目標によって評価のしかたが決まってくる。それらは、家族の発達課題の達成、家族の健康的なライフスタイルの維持、家族全体での問題解決能力の向上、家族の対処状況や適応状態、あるいは、それらのいくつかの組み合わせで評価することが必要であろう。

そして、家族への援助を意図的に行い、評価することによって、家族看護が家族のセルフケア機能にもたらした効果を示し、家族看護の必要性を社会に認識させる努力が、家族看護学には求められているのである。

④ 家族看護の焦点

家族看護では、患者も含めた家族全体を一つの単位として、それを対象に援助を行うということが前提であるが、実際の場面では、家族成員という個人を通して、家族成員間の関係や家族を取り巻く社会環境との関係をよりよい状態にするように働きかけの焦点を拡大しているのであって、はじめから家族という集団そのものに働きかけているわけではないということを説明しなければならない。

つまり、はじめは家族成員の健康に関する考え方や理解などの認識、健康に関する情緒、意欲という、個人のもつ大切な精神機能に働きかけながら、家族という集団の維持機能でもある、コミュニケーション、情緒的交流、相互理解、役割分担、意思決定など家族内の成員同士の相互作用を高める家族関係へ、さらに家族の生活環境調整や社会資源・サポートシステムの活用、家族を取り巻く社会との交流などへと焦点が次第に広がっていくのが、家族看護のもっている特徴の一つである。

これらから家族看護の視点による援助の対象を次のように分類することが可能になる。

①個々の家族成員
②家族成員間の関係性
③家族単位の社会性

　すなわち、家族看護には家族成員という個のレベル、家族成員間の関係性のレベル、さらに家族という一単位の社会性という、単位としてのレベルがあることがわかる。
　そしてこのいずれもが家族看護の視点として重要であるが、家族成員という個の看護を行いながらも家族内の関係性や単位としての家族を常に意識して行われていることが、家族看護の本質であると言えよう。

4 家族のセルフケア機能とは何か

これまで家族看護の定義や目的などについて述べてきたが、ここではその中心的概念である家族のセルフケア機能について詳しく述べる。

医療施設や在宅、地域など看護者の活躍の場は多岐にわたり、その対象も個人、家族、地域社会とさまざまであるが、どのような場でどのような人々を対象としても看護者である以上、専門職としての基盤は共通である。

その基盤とは、看護とは何かという問いの答えにあることは言うまでもない。これまで看護の定義は多くの理論家によってなされてきたが、「対象のもっている潜在的な生命力が最大限に発揮されるように生活過程を整える」というナイチンゲールによる概念が実践の根幹であったと言える。これを「潜在的に家族のもっている力が最大限に発揮されるように生活過程を整える」と言い換えたらどうであろう。

つまり看護は、「人々には元来自然治癒力とそれらを発揮しようとする意思、すなわち自己決定能力が備わっている」という前提の下に、もてる力を可能な限り高めることを目標に援助するのであり、それによって人々のセルフケア能力を促してきたのである。

このセルフケア能力と看護のかかわりについては、個人を対象とした数多くの看護実践からオレム（D. E. Orem）らがその理論的枠組みを整理しており、地域看護においても、地域社会全体の問題解決能力の向上をきわめて重視してきた。

そして、家族という集団を対象とした看護においても、家族のセルフケア機能の向上は、援助の第一義的な目的である。すなわち、家族看護では、各家族成員がもてる力を最大限発揮し、協力して家族内部に生じた健康課題を達成、あるいは問題を解決できるように援助することが看護者の使命である。つまり看護者は、家族の主体性と潜在的な能力を引き出すことを目指して援助を行うのである。

それでは家族のセルフケア機能の向上とは具体的には何を指すのだろうか。家族内部に生じる健康に関する問題の性質によって整理してみたい。

家族の発達課題を達成する能力

家族は常に変化し続ける存在であり、新婚期から老後の一人暮らしの段階に至るまで、それぞれの家族周期において達成しなければならない課題がある。そして、その課題が達成できるか否かは、家族成員の健康に大きな影響を及ぼす。

　例えば、第1子出生後の家族は、育児という新たな役割を成し遂げるという課題に直面するが、これが達成できない場合には、両親が育児ノイローゼに陥り、児の発達にも影響が及ぶというような健康問題が生じることも多い。こうしたことを考えてみると、まず家族周期における課題を達成する能力を家族に培うことが、すべての家族成員の健康を守る基本となることがわかる。現在各地で行われている新婚学級、両親学級などがその援助に当たるものである。

　核家族化、少子化の進行によって、両親や祖父母の世代からの生活技術の伝達が、現在ではあまり見られなくなった。各家族周期の課題に知識も経験ももち合わせないままに、若い二人が立ち向かわなければならないケースが増えているわけである。1960年代頃から現在までの家族は、こうした意味ではそれ以前の家族には見られなかった困難な課題を抱えているのである。

　このような社会情勢を考えると、一昔前まではごく自然な家族の変化として考えられていた家族周期上の諸問題にも、看護の立場から積極的に関わりをもつことが必要であろう。

　こうした援助は、前述したように、養育期前期の問題を中心に母子保健活動の領域で成果を上げているが、例えば子育て終了後の中高年女性のメンタルヘルスや定年退職後の夫婦の精神的葛藤、老後の夫婦の生きがいなど、家族看護が取り組むべき問題は非常に増えている。今後は、母子保健にとどまらず、あらゆる領域で家族周期上の発達課題の達成を促すような予防的・教育的な取り組みが重要である。

2　家族が健康的なライフスタイルを維持する能力

1　家族の生活のあり方が家族成員の健康に大きく影響する

　生活習慣病に代表されるように、人々の健康は日々の生活のあり方と深く結びついている。そして、家族の一員である個人の生活は、家族の生活と切り離して考えることはできず、家族の生活のあり方が各家族成員の健康に大きな影響を及ぼしている。そしてまた、その家族の生活習慣を子どもが引き継いでやがて新たな家庭を築くというように、その影響は次世代にも及ぶものである。

2　問題が生じる前によいスタイルを定着させる

　したがって、家族成員に健康問題が生じていない段階で、その家族の生活により健康的なライフスタイルを定着させるよう援助することは、健康障害を未然に防ぐという意味できわめて重要な援助である。このような疾病の第1次予防を意図した援助の例には、地域で行われている栄養や運動に関する教室などがあり、親子、あるいは夫婦での参加を呼びかけ、大きな成果を上げている。長期的な視野で家族看護学が人々の生活にどのような貢献ができるかを考えると、このような予防的援助はきわめて重要なテーマであると言える。

3 健康問題への家族の対応能力

　看護者と家族との実際の接点を見てみると、家族成員の健康障害が契機となっている場合が非常に多い。実際、患者本人の健康の維持・回復には、それを支える家族の存在が大きな鍵を握っているし、また家族の健康や生活も患者本人の健康問題と密接な関係にあるなど、患者と家族は切っても切れない存在である。

　現実に、患者本人だけでは解決できない問題も家族に注目することによって解決策が見出せたり、家族成員の健康問題に対処した体験によって、家族が成長を遂げるといったことも多い。

　このように患者本人のみにとどまらず、家族の潜在能力に注目し、それを引き出す援助は、ケアの幅を広げ、質を高めることにつながる。

　さて、それでは、家族内部に生じた健康問題への家族の対応能力とは、具体的にどのような内容を指すのであろうか。一口に健康問題と言っても、比較的軽症なものから、生命を脅かすような重症な疾患までもあり、また、一過性のものから、後遺症を残したり、長期にわたる介護を要するものまでさまざまである。このような健康問題の性質によって、どのような能力が家族に要求されるかを整理していきたい。

1 家族の問題解決能力

　家族の問題解決能力とは、家族内に生じた健康問題を、家族危機に至ることなく早期に解決する能力を指す。例えば、家族成員が死に至る病気に罹患したり、重大な障がいを抱えるといった場合には、多くの家族が一時的にせよ危機に陥るであろう。しかし、家族内部の健康問題としては、このような例はむしろ特殊で、看護者が実践の場で出会う家族の多くは、その家族がもっている資源を健康問題の解決のために効果的に利用し、適応することができれば、危機に陥ることなく、その問題を乗り越えることができるものである。

　家族の中では、夫婦、親子、きょうだいなどが、それぞれに応じた役割を発揮しながら家族生活のシステムを形成している。すべての家族は、経済生活、コミュニケーション、住居の使い方、生活時間や年中行事などさまざまな生活場面や領域について、パターン化した行動様式をつくり上げていると言える。

　例えば、子どもが同じ病気にかかり、しかも家族構成や経済状況、生活背景まで似通った家族でも、一方の家族はそれまでの生活パターンが乱れて危機に陥るのに対して、一方の家族ではそれほどの困難はなく、問題を解決していけるということをよく経験する。これは、すでに獲得している家族の生活パターン、行動様式をいかに柔軟に健康問題の解決に適応させられるかにかかっている。その家族がその時点でもてる資源を十分に利用して健康問題に対応できれば、ストレスに対する家族の能力は高まり、危機に至らず問題を解決することができるのである。

　そして、ストレスに対処する能力の高い家族は、万が一危機に陥っても、それを克服し、早期に平衡を取り戻すことができるものである。そのような意味からも、まず、既存の資源を効果的に適応させ、家族内に生じた健康問題を解決する能力を家族が身につけることが、家族のセルフケア機能を高める基本となる。

2 家族の対応能力

いかに問題解決能力が高い家族であっても、すべての家族は、家族成員の突然の大病やけがといった家族の問題解決能力を超える出来事に直面する可能性を秘めている。それが危機的状況であり、家族がこれまでに培ってきた問題解決様式では家族生活の平衡を維持できない状況（すなわち危機）から家族が立ち直り、新たな平衡を取り戻す能力を危機対処能力と言う。

■生まれた子どもが障がい児─ショックと悲しみ

ここで、障がい児の出生という家族ストレスを例に考えてみたい。生まれた子どもが障がい児であることを知ったときに両親を襲うのは、激しい心理的ショックである。それは、深い悲しみと怒り、そして、わが子に対する罪悪感を引き起こし、食事も喉を通らず、夜も眠れないなど、両親の生活を著しくかき乱す。そして、両親ばかりではなく、きょうだいも一時的にせよ両親の関心を失い、この混乱の渦に巻き込まれることになる。それに加えて、育児上のストレスが加わり、母親が就労を断念せざるを得なくなるなど、経済的な負担が生じることもある。

■現実を受け入れていく家族

これら、障がい児の出生に付随して生じる家族内部の変化は、これまでの家族の経験では対応困難であり、いかに問題解決能力の高い家族であろうと、その家族を危機状態に至らしめるほどの深刻なストレス源となる。しかし、いくら泣いても泣き止むことのない毎日であっても、やがて、多くの家族は現実を受け入れ、巧みに養育の方法を工夫し、その子を含めた家族の生活のパターンを新たに獲得していくのである。

■家族の可能性を模索し続ける

すでに家族がこうした危機状況にある場合は、看護者は失意や混乱から家族が自ら立ち直ろうとするプロセスをともに歩み、家族の努力を支え続けることが重要となる。家族にとって危機的状況は決して歓迎されるべきものではないが、危機から立ち直った経験は、家族のストレスに対する耐性を強め、家族の成長を促す。著しい混乱状況にあっても、看護者はこうした視点で、家族の可能性を模索し続けることが大切である。

3 家族の適応能力

■孤立無援感から最初の危機感を乗り越えるまで

ここでも、障がい児の出生という家族の健康問題を例に、家族の適応能力を考えてみたい。

障がい児の出生を知らされた当初、家族生活は混乱を余儀なくされる。親族も、両親と子どもにどう接してよいかわからず、何となく遠ざかってしまう場合が多い。もし支援の申し出があったとしても、両親は悲しみや怒りに包まれていて、それを自分たちの生活に活かしていこうと思えるような状態ではない。

しかし、多くの家族はこうした孤立無援に近い状況ながら、ともかく児の生命を守るために育児に専心するようになる。この時点では、先のことは何も考えられず、今日一日をどう過ごすかが家族の最大の課題となるが、障がい児の出生という現実への対処をはかり始めた家族は、最初の危機は乗り越えたと言えよう。

■受容のプロセス

こうして家族は、激しい混乱から最初の一歩を歩み出すのであるが、これ以降も多くの危機を乗り越えなければならない。その一つに、児の障がいをどのように受け入れていくかというプロセスがある。

「歩けるようにはならないでしょう」とか、「知的障がいの可能性があります」と言われても、家族はこれを容易に受容することはできない。「発達が遅れても、いつか追いつくかもしれない」「学校に上がる頃には話せるようになるかもしれない」と早期療育に一心に期待をかける。しかし実際は、思い描いたような結果とはならず、家族は期待と絶望の間を揺れ動くことになる。

■家庭内に生じる葛藤

この時点での家族の視線は、その子どもよりも、障がいに向けられており、家族の生活は、障がい児の療育に著しく偏ったパターンが形成されていく。こうした家族は、仮に障がい児を育てるという課題は達成することができても、家族全体の生活を考えると、そこにさまざまな歪みを生じる危険性を秘めていると言える。

本来やすらぎの場であるはずの家庭が、常に緊張した雰囲気をはらみ、また、長時間の介護と療育施設への通園などに時間がとられることや、近隣との交流への心理的な抵抗が加わって、家族は次第に地域社会からも孤立していくようにさえなる。

■真の適応に至るのを援助する

このように単に児の療育だけの問題ではなく、家族全体の生活と児の療育との調和をはかっていくことがいかに重要かがわかる。それには、児の障がいのみを見つめ続けるというあり方ではなく、児を、障がいもそして健康な部分も合わせもった存在として捉え、さらに児の療育を家族全体の生活の一部として統合する家族の姿勢が不可欠である。家族が、家族成員の障がいを受け入れ、介護・療育を家族の生活パターンの一部として同化させることができたとき、その家族は真にその健康問題に適応したと言える。

こうした適応への道のりは決して平坦ではない。ときに家族は何度も危機に直面させられる。しかし、この一回一回の危機への対処経験からの学びが家族を適応へと成長させるのである。看護者としては、単に家族が危機状況から回復すればよいというにとどまらず、家族がその体験を統合して真の適応に至ることができるよう援助することが大切である。

5　健康問題への家族の対応能力

1　家族の力量を計る視点

　家族看護の目標は家族のセルフケアを促すことであり、健康問題が生じたとき、家族内の健康問題への対応能力をどう高めるかが問題となる。そのためには、家族の健康問題への対応能力を看護者としてどう見極めたらよいのだろうか。基本的な視点は、問題を早期に発見する能力を把握することである。

　健康問題を解決するためには、家族、医療等の専門家、隣人、友人等多くの人々の協働を要する。しかし、その中でも家族には、長い間情緒的な絆で結ばれ、生活をともにしてきたからこそ果たせる役割、他のどのような資源をもってしても代行できない役割がある。その家族がもつ固有の能力、いわば家族のよさが最大限に発揮されるときに、家族の問題解決能力も高まる。家族援助の際には、この家族のもつよさをいかに引き出すかが一つの鍵となる。

　言うまでもなく、家族は健康問題に関して特別な教育を受けているわけではなく、素人の集団である。その上、情緒的な絆で結ばれていることがかえってマイナスに働き、冷静な判断や行動が妨げられる場合も多い。家族の潜在的な能力を引き出すためには、限界を援助者が十分認識しておくこと、すなわち家族にできることを見極めておくことが必要である。

　上記の2点は、家族のもつ可能性と限界とを示したもので、この両者は常に表裏一体となっている。大切なことは、どちらか一方に偏った見方ではなく、この両面を常に視野に入れて、全体としての家族の問題解決能力を高めていくことである。

　それでは、具体的に家族の健康問題に関する対応能力は、どのような要素で構成されているのかを考えてみる。

2　問題を早期に発見する観察能力

　疾病を早期に発見し、できるだけ早期に対応することは、家族の健康の保持・増進の原則であり、危機に至る前に問題を解決するためには、いかに健康問題を早期にキャッチするかが一つの鍵となる。この点において、ともに生活を営んでいる家族の果たす役割は非常に大きい。

　例えば、障がいのある高齢者や乳幼児など自分自身で身体の不調を訴えることのできない者にとって、家族はまさに命綱であり、これまでも介護者や母親の観察能力の

向上が援助の視点として強調されてきた。実際に、「今日は目に何となく力がない」「声にいつものような張りがない」など、普段身近に接している家族でなければ気づかない細やかな観察によって、放置されていれば重症化したであろう健康問題が早期に発見できたという例も多い。このように家族は、他の家族成員に関して医療従事者では補うことのできない独自の観察の視点、能力を備えており、それを引き出すことは、家族の健康問題の解決にとってきわめて重要である。

このように、家族であるからこそ可能な観察能力があることを理解した上で、次に家族全体を視野に入れて家族援助の目標を考えてみたい。

例えば、乳幼児を育てている母親や高齢者をケアする介護者が、子どもや年老いた親の健康については終始細やかな観察を怠らないのに、自分自身の健康については意外に無頓着であるということも少なくない。これでは、児や高齢者の健康問題は早期にキャッチできても、母親、介護者の健康が損なわれることも十分にあり得ることであり、家族全体の健康問題の解決にはならない。第一どれほど注意深く観察していても、一人の人間の視野には限りがあり、母親や介護者のみにこうした役割が期待され、他の家族成員はほとんど関心をもっていないというのでは、観察の質そのものに限界をきたすであろう。

こうして考えてみると、まずは家族成員一人ひとりが自分自身の健康状態に関心を払い、その上で他の家族成員に対してもお互いに温かな観察の視線が注がれているという状況こそが、真の家族の健康問題解決能力の向上につながると言える。家族援助を行う際には、介護者、母親、妻といった特定の家族成員に限定せず、家族全体を視野において考えることが大切である。

3 医療従事者に援助を求められる判断力

「何か変だ」「いつもとは様子が違う」と問題の存在をキャッチしても、その意味を適切に解釈しなければ健康問題を解決することはできない。しかし、すべての家族に医療従事者と同様の判断能力を求めることは不必要であるし、また逆に医療従事者では不十分でも家族には可能な判断もある。家族に必要とされる判断能力、家族だからこそできる判断とはどのようなものだろうか。

例えば、高齢者が脱水症状に陥り、活気がなく、すぐに居眠りを始めるような状態になったとしよう。本人はもちろんのこと家族も脱水症状とは気がつかず、認知症の症状が始まったのかと心配したり、何とか元気を取り戻させたいと無理に食べさせようとしてかえって事態を悪化させることも多い。

このような場合にまず必要なのは、目の前の高齢者の状況が自分たち家族では対応不可能で、医療処置を要する状態であることを判断することであろう。家族に生じた健康問題の解決をはかるためには、その健康問題が家族で解決可能か否か、可能でないとすれば誰に援助を求めればよいかを家族が適切に判断できることが第一の条件である。逆に考えれば、最低限、必要なときに医療を求められる能力を身につけていることが、在宅療養を可能にする基本的な要件ともなる。

④ 家族にしかできない総合的な判断

　家族内に生じた健康問題を解決するには、その健康問題がなぜ生じたのか、あるいは問題を解決するためにそれぞれの家族成員がどのような行動をとることが必要かを明らかにしなければならない。そのためには、健康障害を生じた家族成員の身体の変化と心の動き、そして他の家族成員や友人、職場での人間関係といった社会関係、さらにはその家族成員が生きてきた日々の経過を現在の健康状態につなげて考え、現在起こっている健康障害の全体像をつかむことが必要である。

　こうした点で、たとえ言葉で表現されなくても、家族はお互いの心の動きが読み取れたり、生きてきた時間を共有してきたことで、他者には理解しにくいことも即座に了解できることが多い。

　ここで、86歳のＡさんの事例を紹介したい。Ａさんは、入院して3日間、毎日ナースステーションに来て、実家の母親が待っているので帰ると言い張り、看護師が対応に困った患者である。

　最初看護師は、「じゃあ、明日ね」と軽く受け流していたが、Ａさんは納得せず、実家の母親はもういないことを説明しようとすると、ますます興奮するばかり。それならばＡさんの気持ちに付き合おうと、少し一緒に歩いて話題を変えようとしたがこれも失敗。困った看護師は、面会に来た長男の妻に事態を話した。

　長男の妻は「もうすぐ（Ａさんの母親の）命日だから」とつぶやき、Ａさんに「ご実家のおばあさんがＡさんのことを待ってるの？」と語りかけた。そして、「それじゃあ行かなくちゃね、でも、今病院でお粥を食べてるからね、普通のご飯が食べられるようになってからにしたほうが、ご実家のおばあさんも安心するんじゃないかしら」と続けた。Ａさんは、長男の妻の話にうなずき「そうか。そうしよ、そうしよ」と納得した。その後も数回実家に帰ると言い出すこともあったが、その都度「普通のご飯が食べられるようになったらね」と看護師に声をかけられるとＡさんは納得し、落ち着いた気持ちで入院治療を受けることができた。

　ここで、なぜ長男の妻の対応がＡさんの行動を変化させることができたかを整理してみたい。

　まず第一に、「実家に帰りたい」というＡさんの気持ちを長男の妻が心から理解し、共感している点が挙げられる。それは、Ａさんの言動を、命日が近づきつつあるという事実と、Ａさんが嫁ぐ前からの人生、そして、年を重ねるにしたがって希薄になっていった人とのかかわりを瞬時に重ね合わせ、「帰らなければならない」という駆り立てられるような気持ちを自分自身のことのように感じ取っている。

　次には、Ａさんの気持ちに共感しつつ、Ａさんの苛立ち、焦燥感を軽減させるためにはどうしたらよいかを、Ａさんの生活感覚、価値観で考え、しかもＡさんが自分で決定することを尊重している。こうした判断が瞬時にしてできるのは、深い情緒的な絆で結ばれ、日々の生活を、そして生きてきた時間を共有した家族であればこそであろう。

こうした能力は、多くの家族が潜在的にもっているものであるが、はじめからそれを発揮できるとは限らない。看護者は、家族成員に家族内の出来事をどう判断するか、常に問いかけながら家族の判断能力をより高めていくことが必要である。

5 家族内ダイナミズムの発揮

　これは、問題解決のための意欲を家族成員が相互に高め合う能力があるかどうかということである。

　例えば、看護者が生活を整えるようにいくら助言しても行動上の変化が見られなかった患者が、家族の一言によって主体的に生活のあり方を修正していったということはよく経験することである。これは、自分がもしも倒れたら家族がどれほどつらい目に遭うか、そうした苦労をかけたくないという家族への愛情、責任感がその人の行動変容をもたらしたものと考えられる。気持ちを深く揺さぶるようなこうした動機づけは、いくら医療従事者が病気について説明しても与えられるものではなく、まさに家族の相互作用の結果生まれるものである。

　また、家族成員のセルフケアを促すだけではなく、介護・療育といったケアの継続にも、家族成員間のねぎらいや励まし合いなどの情緒的サポートや役割の分担、協力といった手段的サポートがきわめて重要である。これもまた、医療従事者が家族成員にはとって代われない役割である。

　しかし、このような望ましい相互作用が常に生まれるとは限らず、他の家族成員の存在が、その家族成員にとって負担になったり、中には家族成員間の関係そのものがストレス源となって健康問題を生じさせていることも多い。看護者としては、こうした家族の情緒的な結びつきに基づく相互関係を、健康問題の解決にプラスに働くよう援助することが重要である。

6 問題解決行動を起こす力

　危機に陥る前に問題を解決するためにも、危機を乗り越えようとするときにも、そして適応に至りつつある場合にも、最終的には家族が実際にどのような行動を起こすかということが肝要となる。健康問題をキャッチし、具体的な解決方法を認識していても、すべての家族がそれを実行に移せるわけではない。それでは、問題解決のための行動を支える基本的な条件とはいったい何だろうか。家族内部の条件と家族外部の条件に分けて考えてみたい。

1 行動を起こせる家族内部の条件

　例えば高齢者を家庭で介護する場合を考えてみよう。患者本人の障がいを家族が認識し、どのようなケアが必要かを十分認識していても、ケアを提供する家族成員の健康がすぐれなかったり、ケアのための時間が確保できない場合には、介護という問題解決のための行動は不十分となる。そのため有料のサービスの導入を検討したとして

も、家計が許さなければそれも難しい。また、家族成員の健康や時間的余裕に問題がなくても、家族成員の介護技術が不十分なままでは、在宅介護を続けることは困難である。

　つまり、家族の問題解決のための行動は、家族成員の健康や生活時間、経済力、ケア技術等の条件が基盤となっているのである。

　しかし、家族というシステムは、個々の家族成員の力を総和した以上の力を発揮するものである。つまり、個々の家族成員は必ずしも条件が揃っていなくても、互いに協力し合うことでより大きな力を発揮することがある。具体的には、一人に大きな身体的負担がかからないよう介護を分担したり、お互いに時間を調整し合って介護のための時間を確保したり、また、工夫し合って出費を節約するなどがこれに当たる。こうした家族成員間の役割分担、生活の調整能力は家族の問題解決行動を規定する一つの条件である。

2　家族を支える外部の条件

　直面している問題の性質や家族の条件によっても異なるが、家族は多くの場合、問題解決のために近隣や親族、公的サービスなど家族外のサポートを必要とする。しかし、近隣や親族といった私的なサポートは、日頃から培ってきたネットワークがよりサポート機能を強化するという性質のものであり、問題が生じたからといって、すぐに親族・近隣からのサポートを期待できない家族も多い。

　また外部のサービス活用に関しては、実際には家族内での対応が困難でサービスを必要としているにもかかわらず、他者が家庭内に入ってくることや世間体を気にして、一歩踏み出せない家族も少なくない。このように、その家族が外部にどれほど豊かにサポート源をもっているか、また外部支援を受け入れることに対する考え方などによっても、家族の問題解決行動は異なってくる。

　以上、健康問題を抱えた家族がそれを解決するためにとる行動が、どのような条件によって影響を受けるのか明らかにした。看護者は、家族成員個々の健康、経済、生活時間、ケア技能や家族内の役割分担、家族外部のサポート源の獲得や活用について具体的に援助し、家族による問題解決行動を支援していくのである。

第 **2** 章

看護学における
家族の理解

看護学における「家族」の概念

1 他の学問における「家族」の取り上げ方

家族看護学では、「家族」を対象として援助を行う。

家族看護の実践や研究を行うためには、現在の社会的、文化的背景に応じた家族の概念を理解した上で、援助の対象としての家族をどのように捉えたらよいかを明らかにしておく必要がある。

しかし、看護学においては、家族の概念を理解するために、家族社会学における家族の定義をそのまま利用していることが多い。当然、社会学においても、家族の概念は、時代とともに変化し修正されるが、社会学の家族の定義の特徴は、その時代の社会に一応適応し、機能している典型的な家族の特性を最大公約数的に集約したものであるという点である。

それに対して、看護学において対象となる家族の特徴はむしろ、その社会の枠から一時的にしろ逸脱したり不適応に陥って援助を求めていることが多いという点である。その意味で、社会学の定義とは一歩離れた看護学独自の視点と概念の幅の広がりが必要であると考える。

2 これまでの看護学における「家族」の定義

1 フリードマン「家族であるという自覚」

まず、これまでの看護学の文献の中で示された家族の定義を挙げてみる。

フリードマン（Friedman, M. M.）[1] は、社会学者バージェス（Burgess）たちが 1963 年に示した伝統的な家族の定義を次のように引用している。

①家族は、結婚、血縁、養子縁組などによって結合された人々からなる。
②家族成員は、通常一つの世帯を形成し、ともに生活しているか、別々に生活していても、その世帯を自分の家庭であると認識している。
③家族成員同士は、夫と妻、母親と父親、息子と娘、兄弟、姉妹などの家族内の社会的役割に従って、相互作用とコミュニケーションを行っている。
④家族は、基本的に社会の文化に由来し、また、家族固有のものを含む共通の文化を共有している。

フリードマン[2]は、この定義について、一般に広く用いられてきてはいるが、現代社会においては、適応性と総合性の面で限界があると考え、以下のように「家族」を定義し直している。

家族とは、絆を共有し、情緒的な親密さによって互いに結びついた、しかも、家族であると自覚している、2人以上の成員である。

この定義に含まれている家族の概念には、社会学による伝統的ないくつかの家族の条件は外され、基本的な結びつきと家族であるという自覚のみが残されている。

またライト（Wright, L. M.）ら[3]は、感情的な結びつきをさらに強調した家族の定義を次のように述べている。

家族とは、強い感情的な絆、帰属意識、そしてお互いの生活に関わろうとする情動によって結ばれている個人の集合体である。

2 ステュアートの分析による家族の属性

また、同じく看護学者であるステュアート（Stuart, M. E.）[4]は、家族の定義に関する諸文献を分析することによって、次のような家族の属性を提示した。

①家族とは、その成員が自分たちで決定した一つの社会システム、または単位であり、常に変化し発達する性質をもっている。
②家族成員の関係は、出生、養子縁組、結婚の有無や同居しているかどうかにかかわらない。
③家族という単位は、依存している子どもがいるかどうかにかかわらない。
④家族成員間に責任と愛着が育ち、将来に対する何らかの義務を伴う。
⑤家族単位は、保護、養育、および子どもの文化的価値の学習について一次的な情報源となる社会化というケア機能を遂行する。

3 「家族」を家族たらしめる特性

これらの家族の定義や属性から、看護学における家族の概念を構成している特性には、どのようなものがあるかを整理してみると次のようになる。

①保育、教育（社会化）、保護、介護などのケア機能をもっている。
②社会との密接な関係をもち、集団として、常に変化し、発達し続けている。
③役割や責任を分担し、不断の相互作用によって、家族間に人間関係を育成している。
④結婚、血縁、同居を問わず、家族員であると自覚している人々の集団である。
⑤健康問題における重要な集団であり、一つの援助の対象である。

これらの家族の特性は、家族の健康問題に対して援助を行うとき、どのように家族という単位を捉えれば援助がしやすくなるかという観点から整理したものである。

　つまり、家族が本来もっている健康に対するセルフケア機能を中心に据え、しかも時代とともに変化する家族の概念や形態の多様性を反映させ、枠にとらわれずに、看護者の目の前に現れた、あるがままの家族を受け入れた上で、健康問題における重要な集団として捉えているというのが、家族看護の対象としての家族の捉え方の特徴である。

「家族の健康」の概念

　家族看護では、家族という単位を対象として、家族の健康を高める看護を行うわけであるが、それでは「家族の健康」というものをどう捉えたらよいのだろうか。一般に「家族の健康」という場合、家族成員の一人ひとりの健康を指すことが多い。これは、元来、健康という概念が、WHO の健康の定義に従って、個人の身体的、精神的、社会的に良好な状態を指すために、家族という集団の健康を家族成員という個人の健康の集合体と考えられがちであるからであろう。

　確かに家族の健康を考えるとき、家族成員の一人ひとりの健康は重要な要素であり、家族の健康を高めるためには、まず家族成員一人ひとりの健康のアセスメントを行い、個人レベルでの健康を高める援助も行う。つまり、家族の一人ひとりが健康でなければ、家族全体の健康も達成しにくい。また、もし家族の一員に何か大きな健康問題が発生したときには、その問題を解決するためにも、他の家族の健康は基盤となる大切な条件である。また、家族の一員の健康問題によって家族全体の受ける身体的、精神的、社会的影響は大きく、それに対しての援助は不可欠なものである。

　例えば、在宅療養者の介護を行っている家族の健康に配慮したり、終末期患者の家族の身体的、精神的健康を守ることが看護の重要な目標の一つであるなど、在宅ケアのみではなく、施設内のケアにおいても、介護を行う家族の健康の重要性は広く理解されている。

　家族という集団を看護の対象とする家族看護では、家族成員の健康は、家族の機能の一つであるセルフケア機能を構成する重要な条件の一つであると位置づける。つまり、家族一人ひとりが健康であることが、家族全体のセルフケア機能を結果的に高めることになると考えるのである。

　家族看護では、家族の健康を家族のセルフケア機能の状態で捉えており、そのセルフケア機能を高めるのが家族看護の目的であることはすでに述べた。このような「家族の健康」を一人ひとりの健康の総和ではなく「家族の健康に関わる機能」で捉える立場は、家族という集団には、基本的に家族全体の健康を維持したり、健康問題を克服したりするセルフケア機能があるという考え方が基本となっている。

1　セルフケア機能から健康を捉える

　家族がセルフケア機能をもっているという考え方は、家族看護の領域のみではなく、家族の健康を考えるときの基本的なものとして認められてきている。例えば、WHO[5]では、1974 年に「家族の健康とは、健康の促進に関与する第 1 次的な集団としての家

族の機能状態を意味する」として、家族の健康の概念を家族のヘルスケア機能の状態で捉えている。そのほかにも、前述のステュアートの家族の保護機能や、フリードマン[6]のヘルスケア機能、島内[7]の保健的機能などは、同様に家族の健康の概念をこれらの機能の状態で捉えようとしているもので、同義であると言える。

　家族看護にとって、家族のセルフケア機能こそが家族の健康の概念であり、家族を援助するときには、その家族がより健康であるために個々の家族成員の健康障がいを予防し、よりよい健康を確保するように援助することによって、全体としての家族のもつセルフケア機能を高めようとする。つまり、一人ひとりの力を互いに補い合い、家族単位としての健康の機能を発揮できるように援助を行う。このときには、家族の健康は単に個々の家族成員の健康の総和ではなく、家族が一つのシステムとして有機的に家族全体の機能を効果的に働かせ、単位としての家族の健康維持増進という目的を果たす。

　このように、家族の健康の概念は、個人を対象とした看護における健康の概念とは異なる。家族看護においては、家族の健康という概念と個人の健康の概念との基本的な違いを認識していることが重要である。

2　「健康な家族」とは

　それでは、「健康な家族」とは、具体的にどういう状態を指すのであろうか。例えば、障がいをもつ小児のいる家族が、障がいそのものの状態はある程度固定されて、大きな変化は望めない状態であっても、家族がその子の療養と発達のために、地域の医療機関や看護職の援助を得て介護の知識を獲得し、療養のための機器を活用したり、生活の場でのさまざまな工夫をしながら、他の子どもとなるべく同じように健全な発達を促しつつ、最大限の能力を発揮させるように育てているような場合、家族のセルフケア機能が十分に発揮されているという点から、非常に健康な家族であると考える。そして、障がいをもつ子のケアのために両親や他の子どもの生活に支障をきたしたり、過度の負担がかかることがないように家族全員で役割を分担し、その子どもがいることで、互いの情緒的交流やコミュニケーションが活発であるといった場合には、むしろ健康問題を全くもたない家族よりも健康な家族であるとさえ言える。

　このように、家族の健康を家族のセルフケア機能の状態で捉えると、家族という集団の健康の概念が明らかになるばかりではなく、家族看護の目標や援助の方法、さらに行った援助の評価の視点が定まってくる。

　また、健康な家族には次のような共通性があると言われている。

①父母連合（父親と母親の親密さ）が比較的強く、親子関係と同じぐらい大切にされている。

②両親と子どもの間で対等の話し合いができる機会や関係がつくられている。

③家族が共通の目的や関心をもち、ともに活動する機会を多くもっている。

④一方、それぞれの家族成員が自分の目的や生きがいをもち、互いにそれを尊重している。

⑤家族が社会と適度の交流をもっている。

　以上のような特性をすべて有する家族は、現実的には少ないのが現状ではあるが、これらの要素をもつ家族は何か健康問題にぶつかったり、発達の課題を乗り越えようとするとき、十分なセルフケア機能を発揮するであろうし、またさらにそれによって新たなセルフケア機能を獲得していくと考えられる。

3 家族の形態と機能

　家族看護では、あらゆる家族を対象として受け入れ、援助を行うという立場をとる。その対象をより深く理解して、援助のアセスメントを行うためには、本来、家族はどのような形態と機能をもち、それが歴史的にどのような変化をたどってきたかについて基本的に理解しておくことが必要である。

1 家族の形態とその歴史的変化

1 直系制家族から夫婦制家族へ—制度的規範

　近年、家族の形態が多様化する現象は、諸外国をはじめ、わが国でも著しい。特に家族構成では、これが典型的と言われる家族が少なくなってきており、また家族の小規模化の傾向が強まってきている。

　家族の形態を決定するものには、構成人数とその続柄、世代構成があり、それらの組み合わせによって、家族形態はいくつかのパターンに分かれる。

（1）行政の分け方

　また、その時点で同居している家族を世帯と言い、家族形態の統計は、この世帯で行うのが通常である。厚生労働省の国民生活基礎調査での世帯分類は、単独世帯、核家族世帯〔夫婦のみの世帯、夫婦（ひとり親）と未婚の子のみの世帯〕、三世代世帯、その他の世帯に分かれている。

（2）社会学の分け方

　家族社会学では、家族構成から家族を、夫婦制家族（conjugal family）、直系制家族（stem family）、複合制家族（joint family）に分けている[8]。

　夫婦制家族とは、夫婦と未婚の子どもから成るもので、いわゆる核家族が単独で存在する家族形態である。

　直系制家族とは、夫婦と1人の既婚子とその配偶者、および彼らの子どもから成り、2つ以上の核家族が世代的に結合した形態である。

　複合制家族とは、夫婦、複数の既婚子と彼らの配偶者および子どもから成り、複数の核家族が世代的および世代内的に結合した形態である。

　これらは、家族形成に関する制度的規範による類別である、夫婦家族制、直系家族制、複合家族制と密接に関連している。

2　小規模化し多様化している夫婦制家族

　わが国では、複合制家族は従来からほとんど見られない。現代の家族形態の変動の特徴は、直系制家族から夫婦制家族への移行という動向で要約される[9]。すなわち、制度的な規範は、直系制家族から、次第に夫婦制家族に移行し、子どもが結婚すると別世帯になるという夫婦中心の家族形態が一般化してきている状況である。それに伴って、一家族内の人数も次第に減少し、国民生活基礎調査によると平成4年に2.99人となり、初めて3人を割った。令和4年の平均世帯人数は、2.25人である。

　また、世帯構造別の年次推移によると、65歳以上の者のいる世帯において、単独世帯と夫婦のみの世帯が増加傾向であり、三世代世帯は減少している（表2-1、図2-1、2）[10]。

　特に65歳以上の者がいる世帯が全世帯に占める割合は、年々増加が顕著である（表2-2）[10]。

　つまり、わが国の家族形態は、夫婦制家族が中心であり、それも小規模化と多様化の傾向があることがわかる。また、日常の生活や健康を支える身近な家族がいない単独世帯が65歳以上の者のいる世帯において増加している事実に対して、サポートシステムの確立などの対策が望まれている。

　家族のあり方は、近年ますます多様化して、個々の家族が最も好ましい家族ライフスタイルを選択するようになり、「夫婦家族制から任意家族制へ」という新たな家族変動モデルが提唱されている[11]。

2　家族機能とその変化

1　時代とともに変化する家族機能—時代が家族に要求する機能

　これまで述べてきた家族形態は、その時代における家族を構造的な側面から把握したものであるが、次にその家族が一般的にもっているとされる家族としての働き、つまり家族機能についてどのように定義されているか、またその時代的な変遷について述べる。

（1）「深い感情的包絡で結ばれた第一次福祉追求の近親者の集団」

　家族社会学者の森岡清美は、家族を次のように定義している。「家族とは、夫婦、親子、きょうだいなど少数の近親者を主要な構成員とし、成員相互の深い感情的包絡で結ばれた、第一次的な福祉追求の集団である」[12]。

　そして、その中に用いている福祉という用語は、経済的な安定だけでなく、豊かさ、健康、さらに精神的な安らぎをも含めた広い概念であるとし、このような福祉の追求は、家族だけの機能ではないとしながらも、家族機能を福祉追求ということに集約させている。

表 2-1 世帯構造別にみた世帯数の年次推移

		総　数	単　独世　帯	核家族世帯			三世代世　帯	その他の世帯	平均世帯人員
				総　数	夫婦のみの世帯	夫婦（ひとり親）と未婚の子のみの世帯			
推　計　数（千世帯）									
昭61年	（'86）	37 544	6 826	22 834	5 401	17 433	5 757	2 127	3.22
平元	（'89）	39 417	7 866	23 785	6 322	17 463	5 599	2 166	3.10
4	（'92）	41 210	8 974	24 317	7 071	17 245	5 390	2 529	2.99
7	（'95）	40 770	9 213	23 997	7 488	16 510	5 082	2 478	2.91
10	（'98）	44 496	10 627	26 096	8 781	17 315	5 125	2 648	2.81
13	（'01）	45 664	11 017	26 894	9 403	17 490	4 844	2 909	2.75
16	（'04）	46 323	10 817	28 061	10 161	17 899	4 512	2 934	2.72
19	（'07）	48 023	11 983	28 658	10 636	18 021	4 045	3 337	2.63
22	（'10）	48 638	12 386	29 096	10 994	18 102	3 835	3 320	2.59
25	（'13）	50 112	13 285	30 164	11 644	18 520	3 329	3 334	2.51
28	（'16）	49 945	13 434	30 234	11 850	18 384	2 947	3 330	2.47
令元	（'19）	51 785	14 907	30 973	12 639	18 334	2 627	3 278	2.39
2	（'20）	…	…	…	…	…	…	…	…
3	（'21）	51 914	15 292	30 680	12 714	17 965	2 563	3 379	2.37
4	（'22）	54 310	17 852	31 019	13 330	17 688	2 086	3 353	2.25
構　成　割　合（%）									
昭61年	（'86）	100.0	18.2	60.8	14.4	46.4	15.3	5.7	.
平元	（'89）	100.0	20.0	60.3	16.0	44.3	14.2	5.5	.
4	（'92）	100.0	21.8	59.0	17.2	41.8	13.1	6.1	.
7	（'95）	100.0	22.6	58.9	18.4	40.5	12.5	6.1	.
10	（'98）	100.0	23.9	58.6	19.7	38.9	11.5	6.0	.
13	（'01）	100.0	24.1	58.9	20.6	38.3	10.6	6.4	.
16	（'04）	100.0	23.4	60.6	21.9	38.6	9.7	6.3	.
19	（'07）	100.0	25.0	59.7	22.1	37.5	8.4	6.9	.
22	（'10）	100.0	25.5	59.8	22.6	37.2	7.9	6.8	.
25	（'13）	100.0	26.5	60.2	23.2	36.9	6.6	6.7	.
28	（'16）	100.0	26.9	60.5	23.7	36.8	5.9	6.7	.
令元	（'19）	100.0	28.8	59.8	24.4	35.4	5.1	6.3	.
2	（'20）	…	…	…	…	…	…	…	.
3	（'21）	100.0	29.5	59.1	24.5	34.6	4.9	6.5	.
4	（'22）	100.0	32.9	57.1	24.5	32.6	3.8	6.2	.

注　1）平成7年の数値は，兵庫県を除いたものである。
　　2）平成28年の数値は，熊本県を除いたものである。
　　3）令和2年は，調査を実施していない。

(厚生労働省：令和4年国民生活基礎調査の概況[10])

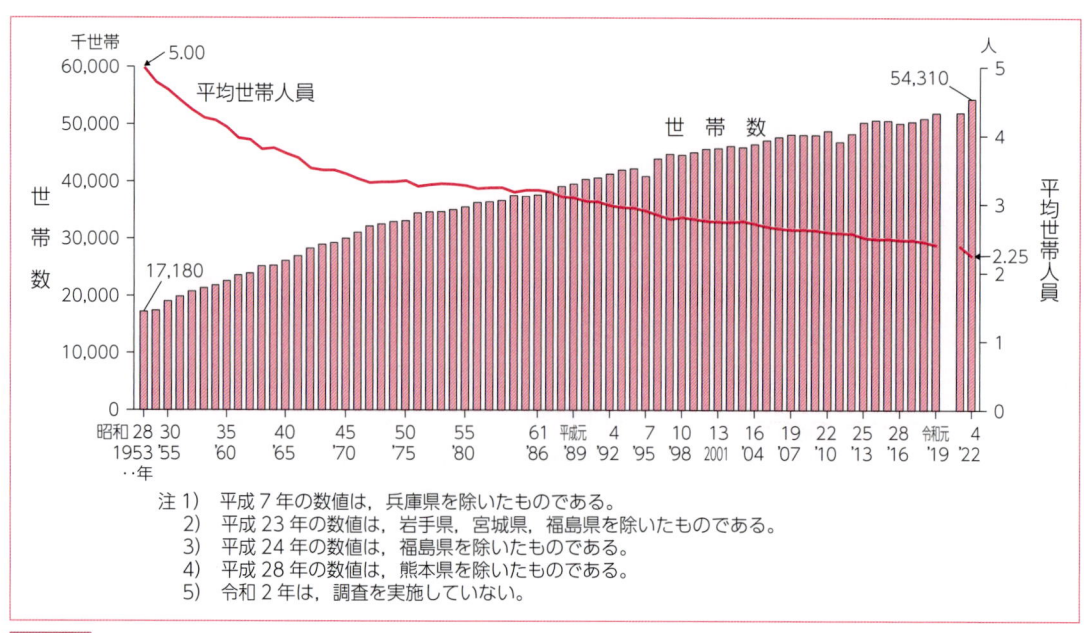

注1）　平成7年の数値は，兵庫県を除いたものである。
　2）　平成23年の数値は，岩手県，宮城県，福島県を除いたものである。
　3）　平成24年の数値は，福島県を除いたものである。
　4）　平成28年の数値は，熊本県を除いたものである。
　5）　令和2年は，調査を実施していない。

図 2-1 世帯数と平均世帯人員の年次推移

(厚生労働省：令和4年国民生活基礎調査の概況[10])

表 2-2　65 歳以上の者のいる世帯の世帯構造の年次推移

	全世帯数	65 歳 以 上 の 者 の い る 世 帯								
		総　数	全世帯に占める割合 (%)	単独世帯	夫婦のみの世帯			親と未婚の子のみの世帯	三世代世帯	その他の世帯
					総　数	いずれかが65歳未満の世帯	ともに65歳以上の世帯			
推　計　数 (千世帯)										
昭61年 ('86)	37 544	9 769	26.0	1 281	1 782	781	1 001	1 086	4 375	1 245
平元 ('89)	39 417	10 774	27.3	1 592	2 257	880	1 377	1 260	4 385	1 280
4 ('92)	41 210	11 884	28.8	1 865	2 706	1 002	1 704	1 439	4 348	1 527
7 ('95)	40 770	12 695	31.1	2 199	3 075	1 024	2 050	1 636	4 232	1 553
10 ('98)	44 496	14 822	33.3	2 724	3 956	1 244	2 712	2 025	4 401	1 715
13 ('01)	45 664	16 367	35.8	3 179	4 545	1 288	3 257	2 563	4 179	1 902
16 ('04)	46 323	17 864	38.6	3 730	5 252	1 354	3 899	2 931	3 919	2 031
19 ('07)	48 023	19 263	40.1	4 326	5 732	1 342	4 390	3 418	3 528	2 260
22 ('10)	48 638	20 705	42.6	5 018	6 190	—	—	3 836	3 348	2 313
25 ('13)	50 112	22 420	44.7	5 730	6 974	—	—	4 442	2 953	2 321
28 ('16)	49 945	24 165	48.4	6 559	7 526	—	—	5 007	2 668	2 405
令元 ('19)	51 785	25 584	49.4	7 369	8 270	—	—	5 118	2 404	2 423
2 ('20)	…	…	…	…	…	…	…	…	…	…
3 ('21)	51 914	25 809	49.7	7 427	8 251	—	—	5 284	2 401	2 446
4 ('22)	54 310	27 474	50.6	8 730	8 821	—	—	5 514	1 947	2 463
構　成　割　合 (%)										
昭61年 ('86)		100.0	.	13.1	18.2	8.0	10.3	11.1	44.8	12.7
平元 ('89)	.	100.0	.	14.8	20.9	8.2	12.8	11.7	40.7	11.9
4 ('92)	.	100.0	.	15.7	22.8	8.4	14.3	12.1	36.6	12.8
7 ('95)	.	100.0	.	17.3	24.2	8.1	16.1	12.9	33.3	12.2
10 ('98)	.	100.0	.	18.4	26.7	8.4	18.3	13.7	29.7	11.6
13 ('01)	.	100.0	.	19.4	27.8	7.9	19.9	15.7	25.5	11.6
16 ('04)	.	100.0	.	20.9	29.4	7.6	21.8	16.4	21.9	11.4
19 ('07)	.	100.0	.	22.5	29.8	7.0	22.8	17.7	18.3	11.7
22 ('10)	.	100.0	.	24.2	29.9	—	—	18.5	16.2	11.2
25 ('13)	.	100.0	.	25.6	31.1	—	—	19.8	13.2	10.4
28 ('16)	.	100.0	.	27.1	31.1	—	—	20.7	11.0	10.0
令元 ('19)	.	100.0	.	28.8	32.3	—	—	20.0	9.4	9.5
2 ('20)	.	…	.	…	…	…	…	…	…	…
3 ('21)	.	100.0	.	28.8	32.0	—	—	20.5	9.3	9.5
4 ('22)	.	100.0	.	31.8	32.1	—	—	20.1	7.1	9.0

注　1）平成 7 年の数値は，兵庫県を除いたものである。
　　2）平成 28 年の数値は，熊本県を除いたものである。
　　3）令和 2 年は，調査を実施していない。
　　4）「親と未婚の子のみの世帯」とは，「夫婦と未婚の子のみの世帯」および「ひとり親と未婚の子のみの世帯」をいう。

（厚生労働省：令和 4 年国民生活基礎調査の概況[10]）

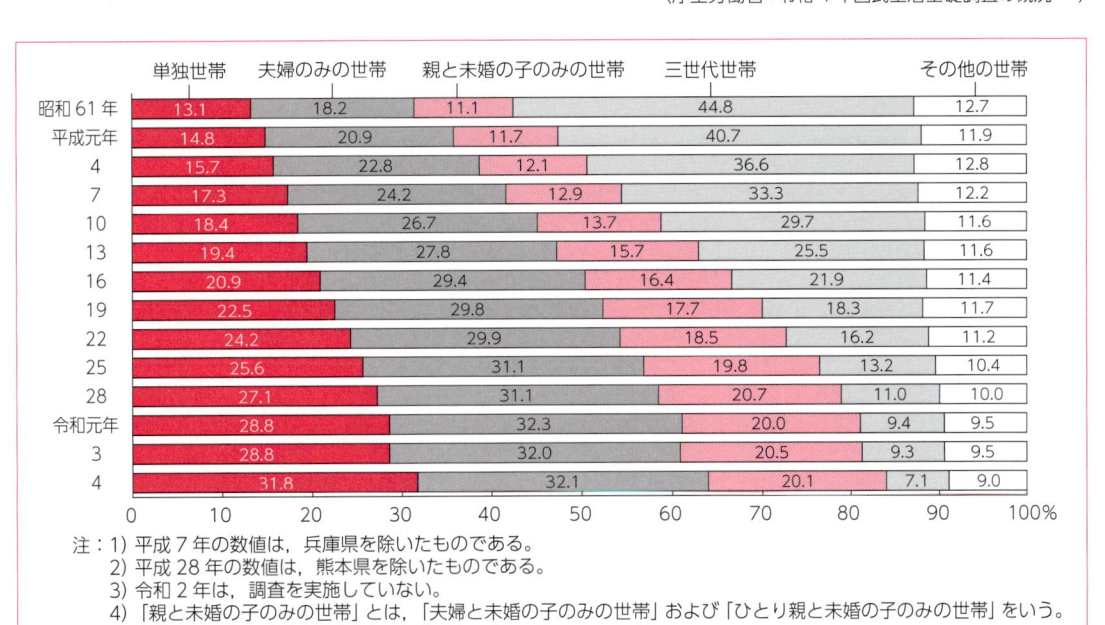

注：1）平成 7 年の数値は，兵庫県を除いたものである。
　　2）平成 28 年の数値は，熊本県を除いたものである。
　　3）令和 2 年は，調査を実施していない。
　　4）「親と未婚の子のみの世帯」とは，「夫婦と未婚の子のみの世帯」および「ひとり親と未婚の子のみの世帯」をいう。

図 2-2　65 歳以上の者のいる世帯の世帯構造の年次推移

（厚生労働省：令和 4 年国民生活基礎調査の概況[10]）

（2）「核家族」を最初に使ったマードック

核家族という言葉を最初に用いた家族社会学者であるマードック（Murdock, G. P.）は、基本的な家族機能として、性的機能、生殖機能、扶養機能、消費生活機能の4つを挙げている。これに加えて、松原治郎[13]は、その上に経済的生産機能、保護機能、教育的機能、宗教的機能、娯楽的機能、社会的地位付与の機能などの派生機能が、家族にはあるとしている。

（3）純化される家族機能

一方、パーソンズ（Parsons, T.）は、社会の発展と変化に伴って、社会に代替される機能が増え、次第に家族機能が純化され、最後まで残されるのは子どもの社会化と、成人の精神的・身体的安定化という家族の主要機能であると主張した。

このように、社会の発達に対応して、家族機能が変化したり、縮小したりするという考え方は、オグバーン（Ogburn, W. F.）にも見られる。アメリカの前産業社会の家族は、経済的、地位付与的、教育的、宗教的、娯楽的、保護的、愛情的、の7機能を果たす生活共同体であったが、産業社会では生産の場と家庭が分離し、それぞれの機能が社会や家庭外の施設によって遂行されるようになり、最後の機能として愛情的な機能のみが残され、それが拡大し、これだけが家族結合の責を負うと指摘した[14]。

（4）対成員機能と対社会機能

わが国においては、大橋薫[15]が、家族機能を固有機能、基礎機能、副次機能とに分類し、さらにそれぞれを、対成員機能と対社会機能に分けて内容を示している。固有機能には、性・愛情、生殖・養育を、基礎機能には、稼得や家政などの経済的機能を含めている。そして、副次機能として、対成員的には、教育、保護、休息、娯楽、信仰などの機能を、対社会的には、教育に対しては文化伝達を、保護・休息に対しては心理的・身体的安定を、また、娯楽・宗教に対しては精神的・文化的安定をそれぞれ指摘している。

以上のように、国の内外における家族機能の捉え方や範囲には、時代の家族観が反映し、時代とともに少しずつ変化してきていることがわかる。つまり、家族機能は、その国の文明の発達度や文化、思想とも密接にかかわり、また、その時代が家族に対して、どのような機能を期待しているかが表れていると言えよう。

一般に、欧米の社会学者は、家族機能は時代とともに純化され、ごく基本的な機能のみが残されていくと主張する傾向が強い。それに反して、わが国の家族社会学者は、家族機能を総合的に広範囲に捉えている。

それは、わが国の歴史的な家族形態の伝統や、家族がこれまでに果たしてきた機能の欧米との違いにもよると思われる。また、総じてアジア諸国は欧米より家族機能に対する期待が高い傾向が残されていると言われている。

2 看護が対象とする家族の機能

それでは、家族看護学者は、家族機能をどのように捉えているのだろうか。フリードマン[16]は、基本的な家族機能として、次の5つを挙げている。

①情緒機能（Affective Function）
②社会化と地位付与機能（Socialization and Social Placement Function）
③ヘルスケア機能（Health Care：Providing Physical Necessities and Health Care）
④生殖機能（Reproductive Function）
⑤経済的機能（Economic Function）

　つまり、看護の対象である家族の主要な機能の一つとして、ヘルスケア機能を位置づけ、その内容は、家族成員の身体的なニーズを満たし、健康上のケアを提供することであるとしている。

　また、同時にその他の4つの機能もヘルスケア機能と何らかの関連をもつものとして説明がなされている。

　このように、家族の健康問題にアプローチする家族看護の立場では、家族のもつヘルスケア機能が重視されるのは当然である。しかし、この機能は、普段はことさら意識されているわけではなく、むしろ潜在的な機能であり、家族の中に何か健康問題が起きたときに初めて気づく性質のものであると言えよう。しかし、この機能の中には、日常の生活の営みにおける保健習慣など、健康的なライフスタイルを維持し向上させるという、家族看護にとって重要かつ予防的な機能も含まれている。

3　社会に対する家族の役割と家族成員に対する家族機能

　最後に、家族機能を論じる視点には、2つの大きな流れがあることに言及しなければならない。これまで述べてきた家族社会学の立場では、家族が社会に対して、どのような機能を果たしているかという対社会的な機能（マクロな機能）が主に論じられてきた。それに対して家族心理学に近い立場では、家族内の個人に対しての機能である、対内的な機能（ミクロな機能）に重点をおく。この場合には、家族の機能というより、家族を個人の集合した一つのシステムと見なして、その家族システムがどのように機能を維持できているかという「家族維持機能」というほうが適切であろう。

■家族維持機能

　家族のもつ対内的機能である家族維持機能については、多くの社会心理学者や看護学者がその機能の内容や構造を説明し、それに基づいて家族の機能状態を測定する尺度の作成を試みている。

　スミルクスタイン（Smilkstein）[17]は、家族の機能を適応（Adaptation）、伴侶性（Partnership）、成長（Growth）、愛情（Affection）、問題解決（Resolve）の5つの内容に分けて簡単な質問項目を設定し、それらの頭文字をとったアプガー（APGAR）という尺度を作成した。

　また、エプスタイン（Epstein, N. B.）[18,19]は、家族の適応に関する研究を行い、McMaster Model of Family Functioning を発表し、その結果、家族の機能状態を測定するための尺度である家族アセスメント尺度（Family Assessment Device：FAD）を作成し、家族の維持機能として、問題解決、意思疎通、役割、情動的反応、情緒的関与、行動統制の6つの次元を挙げている。

　つまり、健康な家族は、問題を段階的に解決し、互いに率直で明瞭なコミュニケー

ションを行い、家族内の役割分担も合理的で、明確である。しかも家族には共感性があり、家族成員の行動は柔軟に統制されていると考えるものである。そして、これらの次元から、家族の機能状態における健康度を総合的に測定しようと試みた。

また、ムース（Moos, R. H.）らは、家族を個々の家族成員の環境と位置づけて、家族が集団としてもつ心理、社会的特性を家族成員の認知と評価を通して測定する家族環境尺度（Family Environment Scale：FES）を開発した。この尺度は、多くの国で訳され、多様な家族の問題について、この尺度を用いた研究報告が蓄積されている。また、わが国においても野口ら[20]によって日本版が作成されている。FES は、関係性、人間成長性、システム維持次元の 3 つの次元と 10 のサブスケールから成り立っている。

米国のオルソン（Olson, D. H.）らは、家族システムに関する研究から、家族関係を把握する概念を、適応性（目的に対する実行力）、凝集性（結びつきの度合い）、コミュニケーションの 3 つに集約した。そして、家族凝集性（Family Cohesion）、家族適応性（Family Adaptability）、家族コミュニケーション（Family Communication）のそれぞれについて尺度を作成し、その得点を家族円環モデルにプロットすることによって、その家族の機能状態を類型化し、FACES Ⅲ〜Ⅴという尺度を開発した（表 2-3）。

すなわち、家族凝集性は、家族成員間を結びつけている絆であり、その状態を示す家族凝集度を緩やかなほうから強いほうへ、遊離、分離、結合、整合で表している。家族適応性は、家族が直面する状況的・発達的な危機やストレスに対する適応や変化の能力であり、その状態を示す家族適応性を無秩序、柔軟、構造化、硬直で表している。そして、これらの 2 つの面を促進する働きをするのが家族コミュニケーションである。これらの家族の機能状態の組み合わせによって、家族システムの機能状態は、16 類型に分けられることになる（図 2-3）[21]。このとき、円環モデルの中心に近い位置にあるほど、その家族は、バランスのとれた機能状態であると解釈される。

これらの社会心理学者の作成した尺度の他に、看護学の研究者であるフィータム（Feetham, S. L.）ら[22]による家族機能の尺度として、FFFS（Feetham Family Functioning Survey）があり、法橋ら[23]により小児看護における家族機能尺度としてわが国にも紹介された。これは、家族機能を家族システムと各メンバーとの関係、家族システムとサブシステムとの関係、家族システムとより広い社会との関係という 3 つのレベルに分けて家族機能を測定するものである。

これらいくつかの家族機能の尺度を概観すると、家族が対社会的な機能を果たすために対内的な維持機能をいかに有効に働かせ、システムとして機能させているかを総合的に把握しようとする試みであることがわかる。

この家族の維持機能という考え方は、家族のもつ保健機能を高め、個々の家族内部の機能状態（Family Functioning）のアセスメントを行い、援助の焦点を定め、そこに働きかけるという家族看護学の立場にとって重要なものである。

表 2-3 代表的な家族機能尺度

APGAR （米国　Smilkstein）	5 項目
適応（Adaptation） 　　伴侶性（Partnership） 　　成長（Growth） 　　愛情（Affection） 　　協調（Resolve）	
FAD（Family Assessment Device） （カナダ　Epstein，佐伯俊成ら　訳）	60 項目
問題解決（Problem Solving） 　　意思疎通（Communication） 　　役割（Roles） 　　情動的反応（Affective Responsiveness） 　　情緒的関与（Affective Involvement） 　　行動統制（Behavior Control） 　　全般的機能状態（General Functioning）	
FES（Family Environment Scale　家族環境尺度） （米国　Moos ら，野口裕二ら　訳）	90 項目
以下の 3 次元と 10 サブスケールが含まれる 　　関係性（Relationship） 　　　　凝集性（Cohesion） 　　　　表出性（Expressiveness） 　　　　葛藤性（Conflict） 　　人間的成長（Personal Growth） 　　　　独立性（Independence） 　　　　達成志向性（Active Recreational Orientation） 　　　　知的文化的志向性（Intellectual Cultural Orientation） 　　　　活動娯楽志向性（Active Recreational Orientation） 　　　　道徳宗教性（Moral Religious Emphasis） 　　システム維持次元 　　　　組織性（Organization） 　　　　統制性（Control）	
FACES Ⅲ（Family Adaptability and Cohesion Evaluation Scale） （米国　Olson ら，立木茂雄ら　訳）	20 項目
以下の 3 次元に次のような構成要素が含まれる 　　適応性（Family Adaptability） 　　　　自己主張，リーダーシップ，規律，話し合い，役割，ルール 　　凝集性（Family Cohesion） 　　　　情緒的結合，独立性，家族の境界，一体化，時間，空間， 　　　　友人，意思決定，娯楽 　　コミュニケーション（Communication）	
FFFS（Feetham Family Functioning Survey） （米国　Feetham，法橋尚宏　訳）	25 項目
家族システムと各メンバーとの関係 　　家族システムとサブシステムの関係 　　家族システムとより広い社会との関係	

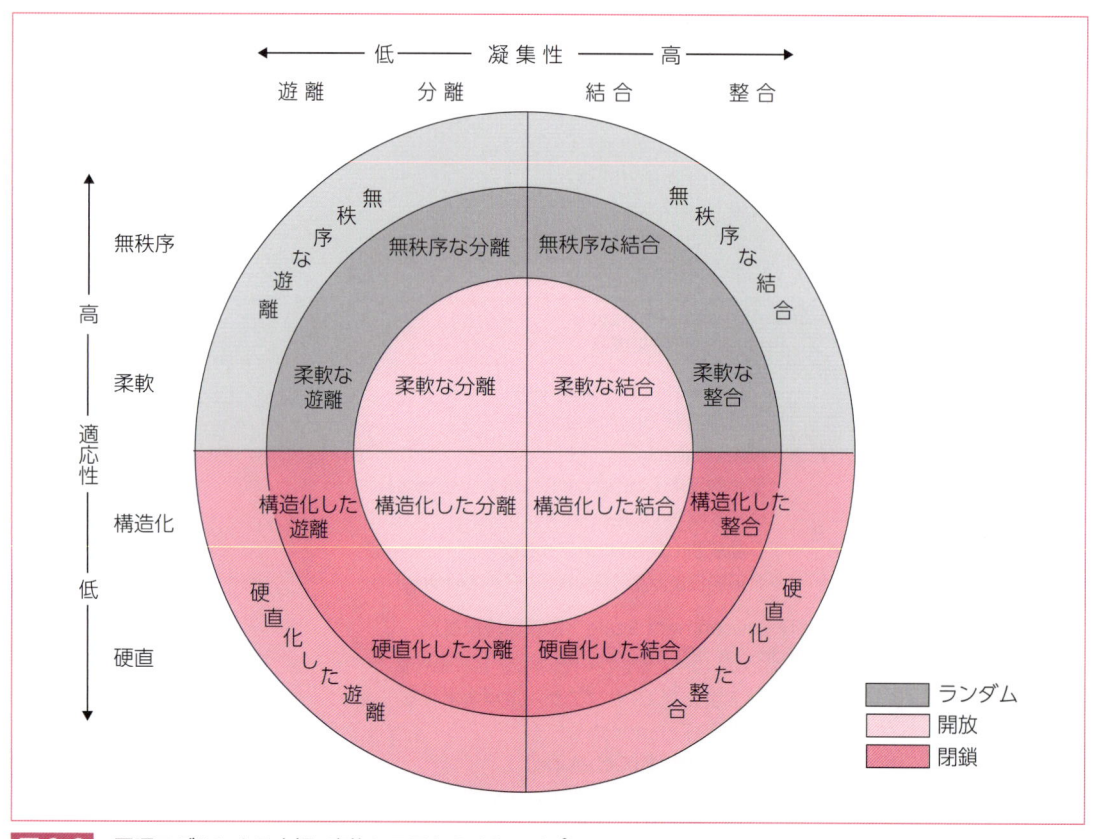

図 2-3 円環モデルによる夫婦・家族システムの 16 タイプ

(森岡清美・青井和夫：ライフコースと世代, p.274, 垣内出版, 1985, より)

4 地域社会による家族機能の補充・拡大

　これまで家族形態の縮小と家族機能の変化について述べてきたが、これらの変化に対応していくために、「ネットワークとしての家族」という考え方[24]が台頭してきている。

　これは、個人の集まりである家族は、互いにネットワークとしての働きをしていると考えるものである。また、その働きを地域社会にも求めることが必須となり、家族機能を拡大して捉える「パブリックファミリズム」への期待が高まっている[25]。

　例えば、若い両親が乳幼児の保育で行き詰まっているケースで、近くに住む定年後の老夫婦が細かな悩みの相談にのって、かつては実家が果たしていた機能を近くの住人が補完する場合、また認知症高齢者の介護を行っている家族が家族内では背負いきれない徘徊などさまざまな問題を抱えている場合、近隣の住民が見守りに協力し、次第に町内会での見守り活動へ発展したというようなケースなどがみられるようになってきている。これらの地域での活動は、家族機能を地域で補完・拡大するパブリックファミリズムであると言えよう。

わが国の家族

　これまで看護学における家族の概念と、それぞれの国の歴史的・文化的な影響を受けて、家族の形態や機能が常に変化していることを明らかにしてきた。そこで、家族を援助の対象として捉え、家族の日々の生活をよりよく理解するために、わが国の家族の歴史的・文化的特徴を把握しておくことが必要であろう。

1 家族関係と規範の変貌

　歴史的に見て日本の家族のあり方に決定的な影響を与えたものに、明治時代に制定され、戦後廃止された旧民法の「家」制度がある。明治31（1898）年に施行された旧民法の親族および相続に関する規定における「家」の定義は「家督相続によって引き継がれてゆく戸主権をもつ戸主によって統率される家族集団」であり、ここでは戸主である、主として父親が財産管理や家族の存続と統制に絶対的権力をもち、「家」を継ぐ長男を通じて代々、その権力が委譲されていった。

　この民法の下では、家族の自由は著しく制限され、親子関係も自然の情愛よりも権威的な上下関係が強調されたものであり、半ば強制的な「親孝行」が国家への忠義心につながるものとして育成された。これらの歴史により伝統的に日本の家族では、親子の縦の関係が強調されるようになり、さらには上下関係を中心とした社会が形成されるに至った。しかし、昭和22（1947）年にこの民法は改正され、新民法の下では「家」制度は廃止され、夫婦の人格的な結合や親子の愛情に基づく関係に改められた。そして、この新しい民法は、家族にとって古い「家制度」からの解放として歓迎される一方で、「家を守る」という意識は、特に農村部を中心に根強く残り、日本人特有の考え方として今日まで潜在的に受け継がれてきたが，この規範は，近年急速に衰えて，新しい横並びの家族像へと変貌してきている。

2 「ウチ」と「ソト」

　次に、文化人類学者、中根千枝氏の唱える「ウチ」と「ソト」という日本人特有の概念は、旧民法の家制度以前の鎖国制度などの日本の家族を取り巻く社会構造から派生し、徐々に日本人の対人感覚として身に付いてきたもので、他の国の人には理解しがたい固有の処世術と考えられている。

　特に家族に関して「ウチ」とは、家族の繁栄という一つの目的を共有し、そのことで

団結した家族成員同士を指し、「ソト」とは、それ以外の人々であり、その間には明確な境界が引かれている。そのため日本人の家族の絆はよい意味でも悪い意味でも強いという歴史的な傾向があると言える。また、ウチとソトの境界が強固な家族は、外部からのソーシャルサポートの受け入れに消極的で、看護者をなかなか受け入れてくれなかったりする。そして、家族が自力で問題を解決しようとして、むしろ過剰適応の状態に陥っている場合さえ見受けられる。

このように、家族という集団は、その社会の文化から直に影響を受け、しかも家族自体がその時代の文化を創り出しているため、その集団を対象とした家族看護では、こうした文化論は家族の理解に欠かせないものであると考える。

3 急激に変化する家族に対する価値観

しかし、一方では家族生活の欧米化による新しい家族観も急速に育ってきており、日本人全体の家族観は多様化し、家族のあり方についての選択の範囲は確実に拡大してきている。つまり、家を守るということが、個々の家族成員の生活目的より優先される場合がある一方で、個を優先させる家族観も生まれ育ってきており、日本人の家族観そのものも、また一家族内でも世代間の相違が出てきたり、家族に対する価値観に大きな葛藤が生じているのが現状である。これらの日本の家族の二重規範について、杉岡[26]は、図 2-4 のように示している。

そして、今後はますます、個を重視する家族観が育っていくことが予想され、「家族内の各人の個人としての生き方を活かすための家族のあり方」が模索されるようになるであろう。したがって、家族の QOL を高める援助を行うためには、その家族全体の家族観を見極めたり、個々の家族の価値観を理解し受け止めようとする豊かな感受

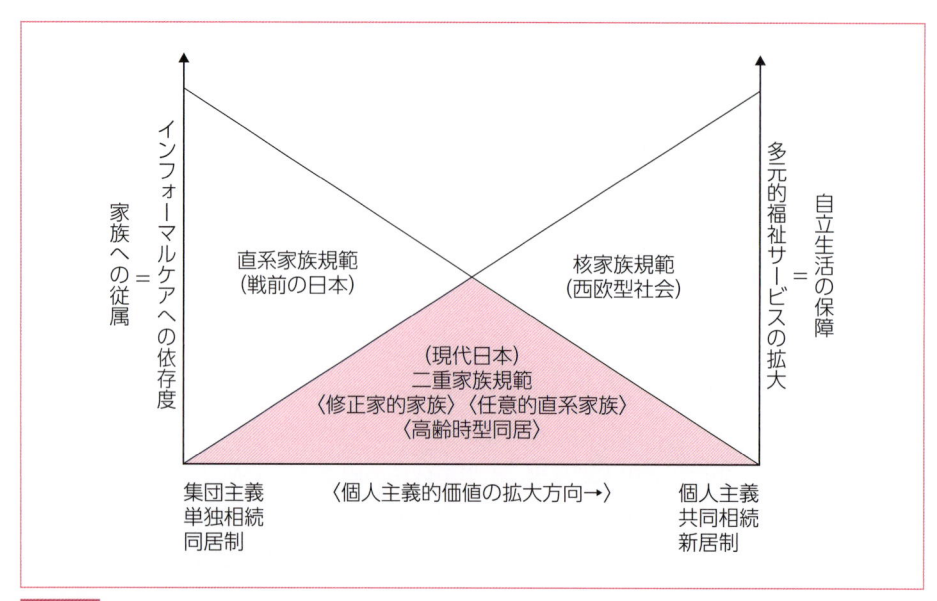

図 2-4 家族規範の変容構造
(杉岡直人著，野々山久也ほか編：いま家族に何が起こっているのか，p.64，ミネルヴァ書房，1996，より)

性と、家族の個性を尊重する家族看護に特有の配慮が必要になる。

　すなわち、家族の健康問題に関して援助を行うときには、その家族を取り巻く文化的特性と個々の家族のニーズとを十分に把握することが必要になる。特に、わが国の家族は、形態だけでなく、機能に関しても、家族に対する期待や考え方などが多様性を増してきている。そのような変化に対応した看護を行うためにも、家族を取り巻く地域環境やその文化的な背景から、その家族の生活や健康に大きな影響を及ぼしている価値観を十分理解することが重要になってくるであろう。

4 社会の変化と家族の多様化

　これまで、主にわが国の家族の機能と形態の歴史的変化について述べてきたが、最近の家族の著しい変化は、いくつかの社会問題となって表れてきている。まず、少子高齢化が進み、同時に三世代家族が激減して家族形態が全体に小規模化して、単独世帯や夫婦のみの世帯が増加し、それに伴う家族機能の縮小傾向は否めないと言われている。また、生涯未婚率や離婚率の上昇に伴う若い世代の孤立などが家族機能へ及ぼす影響が問題視されるようになってきた[27]。例えば、離婚によるシングル親の増加によって発生する保育の問題や、高齢者介護を担う次世代が介護離職に追い込まれるという深刻な事態も見られている[28]。これらの社会的な問題に対して、家族を対象として発展してきた家族看護学は、時代とともに多様化が進み、変化する家族をどう捉え、既存の家族観を逸脱する家族像を受け入れ、援助の対象として、どのように接したらよいのかを模索することを迫られている。

　それには、社会的な変化とともに家族の概念を柔軟に拡大させ、家族を単に構造的な視点だけで捉えるのではなく、家族自身が自分の家族を「家族としての意思」をもって捉えているのかどうかという主観的な家族概念に近づくことが必要である[29]。例えば、同性愛カップルの誕生や友人同士の家族、グループホームなどで共同生活をする人々が互いに家族意識を形成するということも今後は増えていくであろう。

　このような社会の変化とそれに伴う家族の多様化を柔軟に受け入れた上で、家族機能を補う社会的なサポート資源を質量ともに開発することが家族看護学の新しい役割の一つとなってきている。

家族を理解するための諸理論

家族という集団を看護の対象として援助するためには、その対象である「家族」のもつ特性を説明するいくつかの理論を理解しておくことが必要である。

1 家族発達理論

これまで家族の形態や機能の制度的・歴史的変化について述べてきた。家族発達理論とは、個人が誕生して成長し、衰退、死亡するのと同じように、一つの家族という集団が発生して消滅するまでの変化の過程を生命体として捉えようとするものである。

1 家族周期についての考え方

家族発達理論では、家族の変化の過程を家族の成長、発達であると考えて、その家族のたどる周期的変化の各期を家族周期（ファミリー・ライフサイクル）で表わし、それぞれの時期に特有の家族の発達課題があると考える。個人にも成長の過程で発達課題があるが、家族の場合、それらの個人の発達課題の達成を助けるような家族全体の課題が重視される。例えば子どもの成長という課題を助けるため、家族全体で健全な養育環境を創造するという課題を共有する。そのため、子どもがいる場合の親を中心にして、家族がその時期に果たすべき発達の課題が論じられている。

家族周期には、その他、いろいろな区切り方があるが、その代表的なものを表2-4に挙げる。

（1）家族の発達課題の達成への援助

それでは、看護の対象としての家族がどの家族周期に属し、現在、どのような発達課題をもっているのかを知ることがなぜ重要なのだろうか。

まず、家族が現在の発達課題を達成するように援助することが、当面の目的である場合がある。これについては、家族看護の目的の項（p.12～14）で、家族の発達課題の達成を見守るという援助が、家族看護の一つの重要な目的であることをすでに述べた。

家族周期の各期には、それぞれ家族がその段階において最も重点的に取り組むべき課題があり、これらの各家族周期での課題を一つずつ達成しながら、次の段階に移行するわけであるが、そこでは、また新たな課題が待ち受けている。このような家族周期における移行期の家族は、前の発達課題から次の課題への転換を求められるが、それがうまくいかないと危機に陥りやすいと言われている。それは危機的移行（Critical

表2-4 代表的な家族周期

ヒル (R. Hill) の9段階
　①子どものない新婚期
　②第1子出生〜3歳未満 (若い親の時期)
　③第1子3歳〜6歳未満 (前学齢期)
　④第1子6歳〜12歳 (学齢期)
　⑤第1子13歳〜19歳 (思春期の子をもつ時期)
　⑥第1子20歳〜離家 (成人の子をもつ時期)
　⑦第1子離家〜末子離家 (子どもの独立期)
　⑧末子離家〜夫退職 (子離れ期)
　⑨夫退職〜死亡 (老いゆく家族)

森岡の8段階
　①新婚期 (子どものない)
　②育児期 (第1子出生〜小学校入学)
　③第1教育期 (第1子小学校入学〜卒業)
　④第2教育期 (第1子中学校入学〜高校卒業)
　⑤第1排出期 (第1子高校卒業〜末子20歳未満)
　⑥第2排出期 (末子20歳〜子ども全部結婚独立)
　⑦向老期 (子ども全部結婚独立〜夫65歳未満)
　⑧退隠期 (夫65歳〜死亡)

(森岡清美, 望月嵩：新しい家族社会学, 培風館, p.67, 1992, より)

Transition) と呼ばれ、家族にとってこの時期をスムーズに乗り越えられるかどうかが重要となる。特にわが国の家族では、子どもの自立という課題を達成した後の夫婦が、老後の2人だけの生活に生きがいを見出すという次の課題に取り組むまでの移行がうまくいかない例が多く見られる。

(2) 家族としての発達を遂げながら健康問題を解決していく

　もう一つは、ある健康問題を抱えている家族が、現在どのような発達課題をもっているのかを把握して、発達課題と健康問題への対応との両立をはかるような援助を行うことが必要となる場合である。特に、慢性疾患などの長期にわたる健康問題をもつ家族では、その家族のもつ発達課題を無視し続けるわけにはいかず、いかに家族としての発達を成し遂げながら、健康問題の解決をはかっていくかという視点で家族を援助することが重要になる。

　例えば、思春期の子をもつ夫婦が親の介護を担っていて多忙に過ごしている場合、子の情緒的な問題を十分にキャッチしたり、相談に応じたりする余裕がないために、子どもの問題行動が大きくなってしまうというようなことが起こり得る。この場合、その家族にとって、子の情緒的な不安定に早く気づいて、子の健全な成長を助けることが重要な課題であるということに両親が気づき、親の介護と育児との両立のための工夫や生活のバランスをとることができるようにする。また、子どもを祖父母の介護に参加させることによって、親子がともに過ごしたり、話し合う場面を多くすることもできよう。

2　家族周期による発達課題

　これらの家族発達理論を基に、わが国の家族が、家族周期の段階別にどのような発

達課題を抱えているのかについて述べる。

(1) 新婚期

新婚期は、これまで別々の出生家族（定位家族）に属していた2人が、生活をともにするようになって、新しい生活様式をつくり上げていかなければならない時期である。また、新しい親族との交流によって新たな関係を築き、社会的にも独立した家族として認められることが必要となる。これらの新しい関係の中で起こってくるさまざまな葛藤を乗り超えて、あらゆる意味でしっかりとした生活の基盤を築いていくことと、夫婦としての相互の理解を深めて絆を築くという発達課題があると言えよう。

(2) 養育期

夫婦は第1子の出生によって親となるが、この時期は親としての新しい役割を自覚し、育児という役割行動を修得しなければならない時期である。これまでの2者関係から3者関係となり、新しい家族関係が形成される。さらに子どもが増えるごとに、育児や家事の負担が増大するため、夫婦間での役割分担を行いながら、健全な子どもの発達を助ける養育やしつけを行い、それに伴う家族全体の生活行動の拡大という課題を達成しなければならない。

(3) 教育期

この段階の前期では、子どもが学校生活を始めることによって、学校を通じての社会とのつながりが深まり、家族としての社会的責任が大きくなる。子どもの心身の健全な発達を促す家庭生活や親子の交流によって、子どもの社会化を円滑に進めるという課題がある。また、子どもの自立を促すと同時に、子どもが直面するいろいろな問題の解決に親として適切な手助けをして、子どもの自立と依存の欲求をバランスよく満たすという課題がある。

後期には、子どもの受験など進路の決定や将来の職業の選択などについて助言する役割があり、また、進学などに伴う経済的な必要性が高まる。親のほうも社会的な地位が高まり、社会生活と家庭生活を両立させることや、生活習慣病の予防などの課題が出てくる時期である。

(4) 分離期

子どもが最終的に自立していく時期であり、子どもが船出するという意味で排出期とも言われるが、子の親離れと親の子離れとが並行してうまく達成されなければならない。子の独立に向けて、夫婦2人だけの老後の生活の設計を立て始めることが必要である。また、この時期には、老親介護の問題が発生することが多く、いかに老親を看取るかについての家族内の決定や役割分担、介護体制の樹立などの新しい課題が発生する。同時に、更年期や初老期の健康問題に対する対策が課題となる。

(5) 成熟期

子どもは完全に独立し、夫婦として成熟し、2人だけの生活になることが多い。また、職業生活からも引退するため、近隣での活動への参加など身近な地域との接触が

多くなり、新たな老後の生きがいを見出すことが必要になる。経済的には年金などに依存する生活となるため、安定した家計の維持が課題となる。孫の誕生後は祖父母としての新しい役割が加わる。

一方、健康面では、老化が進み、持病を抱えることが多くなり、セルフケアや生活行動の自立が課題となってくる。さらに、夫婦のどちらかが配偶者の看取りという大きな課題に直面する。

（6）完結期

配偶者を失った後、一人暮らしか、子どもとの同居を選択することになる。最後まで生きがいを見出して、心身ともになるべく自立して生活できるように公私にわたるソーシャルサポートを受け入れ、安らかな終末を迎えるという課題がある。これらの最後の課題を達成するという意味で、人生の完結期とも言えよう。

以上のように、家族周期別の発達課題を理解することによって、援助の対象となる家族にとって、適時性の高い援助を行うためのアセスメントが可能になる。特に、家族のもつ時間的な流動性と発達課題の達成という基本的な家族のニーズを理解することは、家族看護に欠かせない視点である。

家族発達理論や家族周期について注意しなければならない点は、これが画一的な家族像を押しつけるものではないということである。これまでにも述べたとおり、家族の形態や機能は多様化してきている。家族周期で示した例のように子どもをもつ典型的な家族ばかりでなく、一生子どもをもたない夫婦も増えてきている。また、若い世代では、家族のライフスタイルは各々が選択するものであるという「家族ライフスタイル論」へ移行しているため、それぞれの家族固有の発達を見極めることや家族の課題も幅広く捉えることが必要であろう。

3　家族ライフスタイル論

家族ライフスタイルという概念[30]は、ハントら（Hunt, J. G. & Hunt, L. L.）の、「家族は与えられるものではなく、個人が自分自身の価値に基づき主体的に選択するライフスタイルとなろうとしている」という認識から発展したもので、個々の家族成員がそれぞれ生活主体として家族生活の創造や形成に積極的に参画するという考え方を特徴とする。したがって、固定的な性別役割分業を背景とした夫婦と子どもからなる核家族を中心に据えるのではなく、それも多様な家族形態の一つであるに過ぎず、その他の多様な家族形態や家族に関する価値観を尊重するものである。

しかし、それぞれの家族成員が必ずしも好ましいとする家族ライフスタイルが初めから一致しているとは限らないので、個人個人が最も自分に適した家族ライフスタイルを選択する過程では、家族成員間での合意形成のための相互作用が必須となり、そのプロセスにおけるライフスタイル確立のための家族成員間の葛藤や手段などが家族ライフスタイル論の重要な研究対象となっている。

また、多様な家族ライフスタイルの形成と変容に応じて、以下のような発達課題が課せられることになるであろう。

多様な家族ライフスタイルとその発達課題

①結婚しない人

　　個人の発達課題を達成する

　　親やきょうだいとのつながりを大切にする

②子のない夫婦

　　夫婦間のつながり（絆）を大切にする

　　個人の発達課題を重視する

③離婚した家族

　　片親の欠如した家族関係を再構築する

　　子育ての課題を片親で担う

　　性役割（父親、母親モデルの欠如）を補完する

　　ソーシャルネットワークを十分に活用する

④再婚した家族（Blended Family）

　　新しい家族メンバーに適応する

　　新しい家族関係（夫婦関係、親子関係、親族関係）を構築する

　以上のように、これからは自分の家族ライフスタイルは自分で設計するという考え方が強まり、標準的な家族の発達段階から選択的な家族発達段階となる傾向がますます強くなることが予想される。

2　家族システム理論

　1945年に生物学者ベルタランフィ（Bertalanffy, L. V.）によって提唱された一般システム理論を応用して構築された、最も基本的な家族理論の一つとして「家族システム理論」というものがある。もともと一般システム理論とは、自然科学、生物科学、社会科学を統合する枠組みとして出現した理論であるが、生物系のシステムが外界からの刺激や変化に対して、どのような適応過程を示すのかを理解するためにも優れた理論であると言われている[31]。

　家族という生物系システムの代表とも言える集団を一つの有機体と見なし、その構造と機能および発達過程の3つの面から理解する考え方は、家族社会学や家族心理学でも初期の段階からあった。そこに、家族という一つの開放システム（外界とのエネルギー交換を行っているシステム）に、外部からの働きかけによってシステムに変化をもたらすことを目的とした家族療法というアプローチが台頭し、その家族にもたらされた変化の説明に、この家族システム理論が最もよく適用されたという経緯がある。

　また、家族療法に一石を投じ、その流れを決めた文化人類学者のベイトソン（Bateson, G.）は、生物系システム（Living System）のうち、とくに人間の行動のもたらす結果は、直線的ではなく、循環的因果関係で捉えなければならないという理論を追加し、現在の家族システム理論の基礎ができた。

　この家族システム理論は、家族看護学においても、いわゆる家族に関する中範囲理論を広くカバーする包括的理論として認知され、家族看護学の論点を明確にする理論

的背景として広く引用されている。また、家族看護の視点で家族の特性を把握し、援助するための最も基礎的な理論として位置づけられている。この家族システム理論では、「家族」を社会文化的・歴史的な環境との相互作用によって成り立っている「一つの開放システム」と見なす。そして、その家族内部および外部との絶え間ない相互作用によって成り立っているシステムには、次のようないくつかの特性が見られるというのが、この理論の基本となっている。これらの特性を健康に関する家族の問題で例示して説明する。

1　家族システムの特性

（1）全体性（Wholeness）
―家族成員の変化は必ず家族全体の変化となって現れる

家族システムは、部分としての家族成員によって構成されているが、機能するのは、家族全体としてである。そのため、家族の一員の変化は家族全体の変化となって現れる。

例えば、ある一家の母親が、手術のために入院する場合、まず、その母親の生活は、家庭から病院内に移され、全く今までとは異なったものに変化する。その変化の結果、夫は妻の見舞いや子どもの世話のため勤務時間の短縮を余儀なくされ、子どもたちは帰宅後の家事手伝いなどが今までより増えるという生活の変化が起こる。このため、家族の生活時間の配分や役割分担のあり方などの家族全体に影響してくる。このように、家族の一員の変化は必ず家族全体の変化となって現れてくるのである。

（2）非累積性（Nonsummativity）
―全体の機能は家族成員の機能の総和以上のものになる

家族成員間の相互作用には相乗効果があるので、全体としての機能は個々の家族成員の機能の総和以上のものとなる。

例えば、高齢者介護の問題に直面した家族が、これからの介護体制を決めるために家族会議を開く。そこで、親子、夫婦、きょうだい間でそれぞれ話し合いがもたれ、互いに生活調整を行い、自分の能力に応じた労力と時間の提供を行うことになる。各家族成員間の話し合いという相互作用によってでき上がった介護体制は、家族の一人ひとりが別々に考えて介護に参加した場合と比較すると、何倍も効率のよい調和のとれた介護体制になり得るであろう。しかも、介護を通じて家族の相互理解も深まっていく。このような家族成員間の相互作用によってもたらされる相乗的な効果を家族システム理論では重視している。

（3）恒常性（Homeostasis）
―家族システムは内外の変化に対応して安定状態を取り戻そうとする

家族システムは、システム内外の変化に絶えず対応して安定状態を保とうとする。その適応過程で適度のバランスと集団としての恒常性を維持するため、フィードバック機構を働かせて家族成員の行動の許容範囲を常にチェックし、あまり変化が激しいと元に戻そうとする力が働く。

例えば、思春期の子どものいる家族では、両親は、自立と依存の間で揺れ動く子ど

もの行動に悩まされることが多い。そこで、子どもの自立したいという要求になるべく応えたいと帰宅時間の制限をしないことにした。しかし、そのことで子どもの自立心は満たされたが、反動として規則に無関心になり、深夜に及ぶ夜遊びが続き、学校生活にも影響が及んできた。そこで両親は、子どもに自分の健康や生活の規律のためにも、自分で判断して帰宅時間を早めるように説得するという行動をとる。この場合、子どもの自立という発達課題に対して家族がバランスを考えながら対応し、行き過ぎた場合には元に戻そうとする配慮が働いたと言えよう。

（4）循環的因果関係（Circular Causality）
—1 家族成員の行動は家族内に次々と反応を呼び起こす

家族成員間の関係は、原因—結果という直線的なものではなく、循環的なものである。一人の家族成員の行動は、次々に家族成員間に反応を呼び起こし、結果として最初の原因をつくった人にも影響が及んでくる。

例えば、ある家族で父親が仕事に対する不適応からアルコールに依存し、帰宅して妻に乱暴を働くようになった場合である。このことで妻は悩み、心身症状がひどくなり、家事も十分にできなくなった。また、子どもたちもそのような母親を見て、心配で学校に行きたがらなくなり、不登校を起こした。このような家族内の問題が、さらに父親に心理的な負担をかけ、アルコール依存が助長されるというような場合である。このように家族が負の影響を与え合い、依存し合う関係を共依存と言う。家族内の問題は、単にある原因が一つの結果をもたらすだけに終わらず、次々に他の家族成員に影響し、また新たな原因となる循環的な因果関係が成り立つ。これが家族システムの特性であると言えるだろう。

（5）組織性（Organization）
—家族には階層性と役割期待がある

家族成員同士は、互いの間に境界（Boundary）をもつ独立した存在であると同時に、夫婦、親子などの、いくつかのサブシステムを形成する。また、それらのシステムの内部には、階層性と期待された役割がある。

家族集団には、親、子、きょうだい、または祖父母など、世代や年齢が異なる個人が集まり、それぞれが独立した一人の人間でありながら、同時に親子、夫婦、きょうだいなど、それぞれ独特の関係で成り立つサブグループのメンバーでもある。親子の場合には、親は、子どもを育てるという役割があり、子どもは親から社会性を学ぶという役割が期待され、子どもは親の言動を見習い、従うという一種の階層性がある。夫婦の場合も互いに有形無形の役割を自覚しながら、家族生活というシステムを運営していると言える。このような家族は、暗黙のうちに互いに階層性を認め、役割期待をもっていることにより一つの組織として成り立っているという特性がある。

以上の家族システムの特性をまとめて表 2-5 に示す。

2　家族システム理論を家族看護学に応用するさまざまな試み

これらの特性で説明される家族システム理論は、家族を単位として援助する場合のアセスメントや、行った援助の意味づけや援助効果を評価する場合にも理論的な根拠

表 2-5 家族システムの特性

①全体性（Wholeness）
　家族成員の変化は必ず家族全体の変化となって現れる。

②非累積性（Nonsummativity）
　全体の機能は家族成員の機能の総和以上のものになる。

③恒常性（Homeostasis）
　家族システムは内外の変化に対応して安定状態を取り戻そうとする。

④循環的因果関係（Circular Causality）
　1 家族成員の行動は家族内に次々と反応を呼び起こす。

⑤組織性（Organization）
　家族には，階層性と役割期待がある。

となる。しかし、これまで挙げたものは家族をシステムとして見たときに家族がもっているとされる一般的な特性である。さらにもう一歩、家族看護学の理論を深め、援助に結びつけていくことが必要であろう。

　このような観点から、以下のようなさまざまな家族看護学者が家族システム理論を看護に当てはめようと試みている。

（1）5段階レベルで家族看護を考えるフリードマン

　フリードマン[32]は、家族看護のレベルを5段階に分けて考えている。すなわち、家族を個人の背景として看護するレベルⅠ、家族を各成員の総体として看護するレベルⅡ、家族の中のサブシステムを対象として看護するレベルⅢ、システムとしての家族を対象として看護するレベルⅣ、社会の構成要素としての家族を対象として看護するレベルⅤである。

（2）家族システム看護論を提唱するライト、フリーデマン

　一方、カナダのライト[33]や米国のフリーデマン（Friedemann, M. L.）[34]らは、明らかに家族システムを看護の対象とする家族システム看護論を提唱している。とくに、ライトらは、家族システムの認識、感情、行動に変化をもたらすことを目標としたインターベンションモデルを実践し、その効果を明らかにした。

（3）家族健康システムで説明するアンダーソン

　また、米国のアンダーソン（Anderson, K. H.）[35]は、家族を健康に関する重要なシステム（Family Health System）と見なして、そのシステムがもっている固有のプロセスに働きかけることが家族看護であると主張し、家族システム理論の示す家族特性を家族の健康に関する理論と統合して、家族という健康システムのもっている5つのプロセスを示している（表2-6）。

　これらのプロセスを家族のセルフケア機能と照らし合わせてみると、発達のプロセスは、家族の発達課題を達成する能力を、保健のプロセスは、家族の健康的なライフスタイルを獲得する能力を、対処のプロセスは、家族の対処能力をそれぞれ高めるプロセスであると考えることができる。また、相互作用のプロセスと統合のプロセスは、

表 2-6 家族健康システム

家族看護とは，家族システムのもっている次の 5 つのプロセスにアプローチすることである。

1　発達のプロセス (Developmental Process)
　　家族の発達段階における移行，家族力動
2　保健のプロセス (Health Process)
　　保健信念，健康状態，健康習慣，ライフスタイル，保健ケア供給
3　対処のプロセス (Coping Process)
　　資源の活用，問題解決，ストレス，危機への適応
4　相互作用のプロセス (Interactive Process)
　　家族関係，コミュニケーション，養育，親愛，ソーシャルサポート
5　統合のプロセス (Integrity Process)
　　体験の共有，同一性，責任，歴史，価値観，境界，儀式

(Anderson, K.H. & Tomlinson, P.S.)

すべての家族のセルフケア機能に影響をもたらす家族本来の機能であると言うことができる。

3　家族ストレス対処理論

兵士の留守家族のストレス研究から

　家族がさまざまなストレスに対して、どのように対処していくのかを明らかにしようとするのが家族ストレス対処理論である。この理論は、アメリカの家族社会学において、第 2 次世界大戦やベトナム戦争中の兵士の留守家族を対象に家族のストレス対処過程を研究した結果から得られた理論である。

1　家族ストレス対処理論のモデル

　最初の研究は、1949 年にヒル (Hill, R.) が、『ストレス下の家族』という著書に発表したもので、第 2 次世界大戦中の出征兵士の 135 家族について、戦中から戦後にかけて追跡調査を行い、夫や父親の出征によって留守家族が直面する生活上の困難と、兵士の復員による家族の再統合の過程を明らかにしたものである。ヒルは、この実証研究に基づき、危機に対する家族の適応過程を表すジェットコースター・モデルと、家族危機の発生を構造化した ABCX モデルを提示した。

(1) ジェットコースター・モデル

　ジェットコースター・モデルは、家族危機発生後、そこから回復するまでの過程について、横軸に時間、縦軸に家族組織化の水準をとり、衝撃−解体角度−家族危機−組織解体期間−回復期間−回復角度−再組織化水準として表している。石原[36] はそれを修正して、ヒルの主張をより明確に示している（図 2-5）[36]。

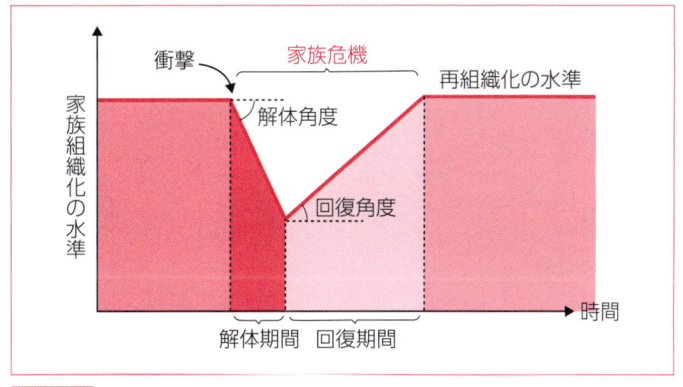

図 2-5　ジェットコースター・モデル修正版（石原）
（石原邦雄編著：家族と生活ストレス, p.85, 放送大学教育振興会, 2000, より）

（2）ABCX モデル

　ABCX モデルとは、A 要因（ストレス源となる出来事）は、B 要因（家族危機対応資源）と相互作用し、また C 要因（家族が出来事に対してもつ意味づけ）と相互作用して、X（家族危機）が生じるという危機発生過程の構造である。このモデルの特徴は、何らかの出来事が直接に家族ストレスや危機状態をもたらすのではなく、家族資源と、状況に対する家族による意味づけという 2 つの媒介変数との関連によって、家族に危機をもたらす場合とそうでない場合とがあることに注意を喚起している点である。

（3）二重 ABCX モデル

　ヒルの研究発表の後、多くの社会学者が家族ストレス研究の成果を追加したが、同じくアメリカのマッカバン（McCubbin, H. I.）は、家族ストレス理論を集大成し、ヒルのモデルに比べより長期的な視野に立って家族ストレスを分析する二重 ABCX モデルを提示した（図 2-6）[37]。

　このモデルでは横軸にとった時間の流れは大きく前危機段階（Pre-crisis）と後危機段階（Post-crisis）とに分けられる。前危機段階はヒルの ABCX モデルをほぼそのまま踏襲し、a（ストレス源）、b（既存資源）、c（ストレス源に対する認知）の 3 要因が相互に影響し合いつつ、x（危機）をもたらすとしている。後危機段階は、この危機状態への対処、つまり適応過程と見なされる。この段階での家族のストレス源は、aA（ストレス源の累積）として捉えられ、その対処行動の 1 要素としての既存および新規の家族資源（bB 要因）と、もう 1 つの要素である当初の認知および付加的なストレス源、新旧の資源、バランス回復に必要な要素などについての認知（cC 要因）と相互作用して、全過程の結果である家族適応（xX 要因）が起こるという構造である。

　つまり、マッカバンのねらいは、ヒルにおける危機発生のメカニズムとしての ABCX 公式とジェットコースター・モデルで示された解体─再組織化を統合し、ヒルの再組織化の過程を適応の概念で説明したことだと言える。このマッカバンのモデルの特徴は、ヒルの理論に比べて、時間要因を分析枠組みの中に明確に位置づけ、より長期にわたるストレスの影響を捉えることを可能にした点である。

　そして、マッカバンは、家族対処（Family Coping）の概念を「危機状態に直面した家族による家族機能のバランスを達成しようとしてなされる資源、認知そして行動的対

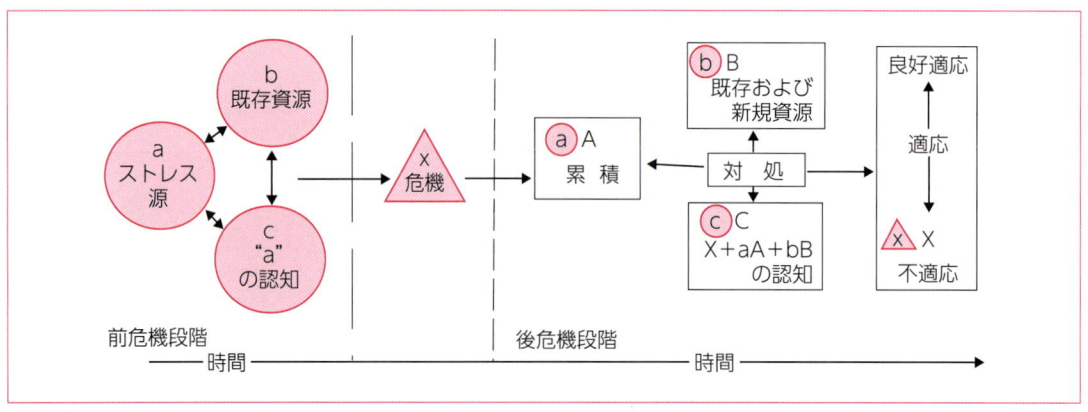

図 2-6 家族適応の二重 ABCX モデル (石原)

(石原邦雄編著：家族生活とストレス，p.31，垣内出版，1985，より)

処の相互作用である」と規定した。また、その定義を「ストレス源を除去し、状況の困難性を処理し、家族内部の紛争や緊張の解決、あるいはまた、家族適応を促進すべく必要とされる社会的、心理的、物的な資源を獲得したり、開発するような、家族メンバー個人の、または家族単位としての行動的反応を指す」[37]としている。

また、二重 ABCX モデルにおける最終変数としての家族適応（Family Adaptation）を「メンバー個人 対 家族、家族 対 コミュニティの双方のレベルでの機能のバランスをとろうとする家族の諸努力を反映する一連の結果」[37]と定義している。そして、家族の対処行動が方向づけられるための目標として、①ストレス源と緊張の除去と回避、②状況の困難さの管理、③家族システムの統合とモラルの維持、④要求を充足するための諸資源の獲得と開発、⑤新しい要求を調整するための家族システム内の構造的変化の導入、の 5 点を挙げている。

2　家族ストレス対処モデルを家族看護に応用する

これらのストレス対処理論を総合して、看護師であり、マッカバン, H. I. の共同研究者であるマッカバン, M. A.（McCubbin, M. A.）[38]は、特に家族の健康問題に対する家族対処を促す看護に役立てるために、家族順応段階（Adjustment Phase）と家族適応段階（Adaptation Phase）をわかりやすく図式化した（図 2-7）。

(1) 家族の回復

このモデルでは、家族のストレス回復力の経過とそれに影響する要因を経時的に描写している。まず、家族順応段階では、家族メンバーの急性疾患の罹患などのストレス源（A）は、それによって起こった緊張や生活の変化などによる家族の脆弱さ（V）と家族類型やすでに存在する家族の機能パターン（T）、家族内の課題達成に対する柔軟性などの抵抗資源（B）、疾患が急性で重症でなく、治癒可能という家族の評定（C）、さらに肯定的なコミュニケーションや疾患に対する治療をすぐに求める力などの家族の問題解決と対処（PSC）と相互に作用する。この段階では、比較的簡単に家族はストレスを乗り越えると見なされる。

しかし、この時期に家族の機能パターンに小さな変化を起こすだけでは問題が解決

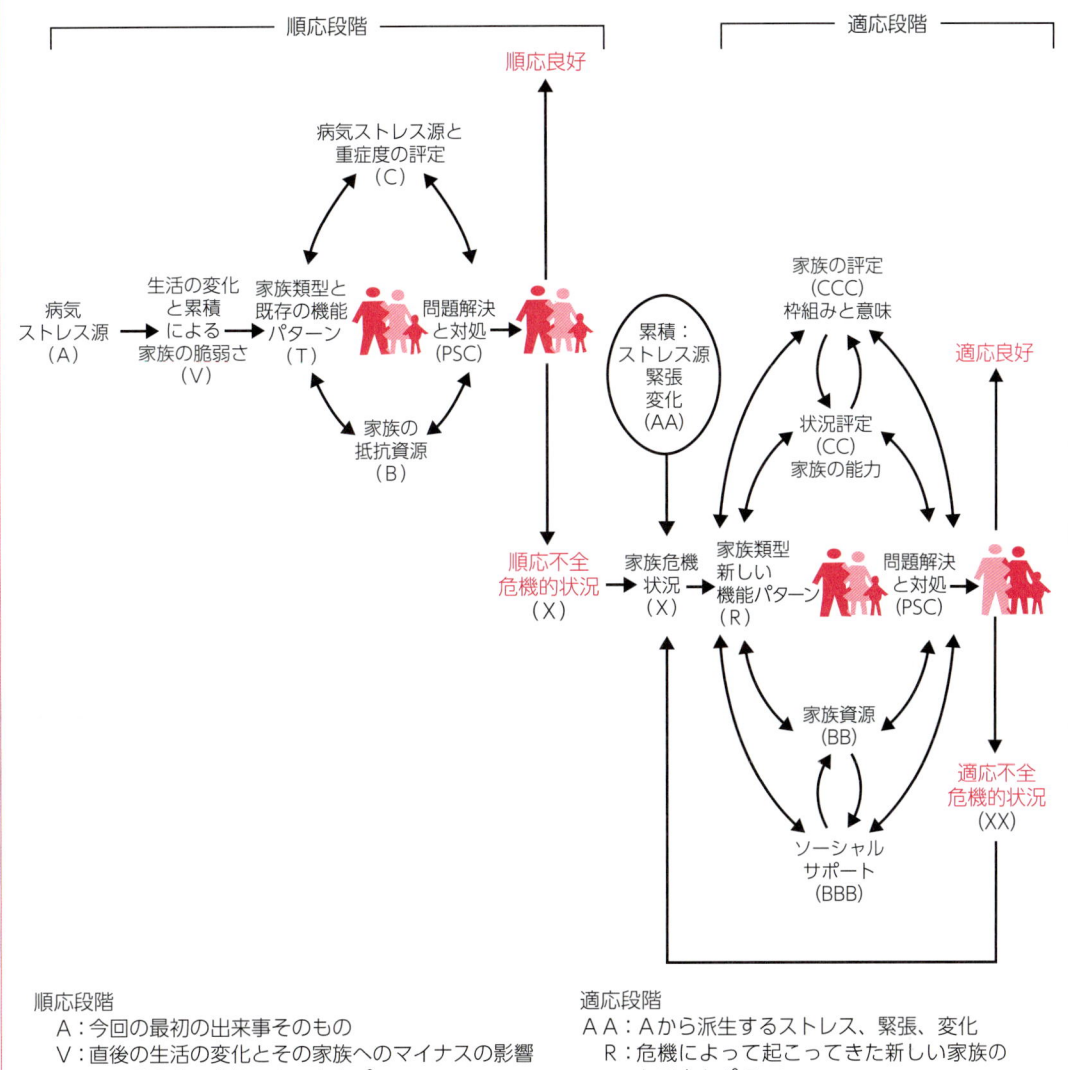

図 2-7 で示される内容：

順応段階
- 順応良好
- 病気ストレス源と重症度の評定（C）
- 病気ストレス源（A）
- 生活の変化と累積による家族の脆弱さ（V）
- 家族類型と既存の機能パターン（T）
- 問題解決と対処（PSC）
- 家族の抵抗資源（B）

適応段階
- 家族の評定（CCC）枠組みと意味
- 適応良好
- 累積：ストレス源緊張変化（AA）
- 状況評定（CC）家族の能力
- 順応不全危機的状況（X）
- 家族危機状況（X）
- 家族類型新しい機能パターン（R）
- 問題解決と対処（PSC）
- 家族資源（BB）
- 適応不全危機的状況（XX）
- ソーシャルサポート（BBB）

順応段階
A：今回の最初の出来事そのもの
V：直後の生活の変化とその家族へのマイナスの影響
T：Aの発生前の家族のあり方やパターン
B：もともとあった家族内の資源
C：Aに対する家族の最初のとらえ方や感じ方
PSC：家族が初期にとった対処行動
X：Aに対する順応不全と危機を脱出できない状況

適応段階
AA：Aから派生するストレス、緊張、変化
R：危機によって起こってきた新しい家族のあり方とパターン
BB：強化された家族内の資源
BBB：友人、専門家、家族会などの家族以外のサポート
CC：状況に対する家族の新しい見方
CCC：家族にもたらされた新しい意味・考え方
PSC：本格的に立ち直るための家族の対処行動
XX：対処行動の効果がなく起こった家族の大きな危機

図 2-7　家族ストレス，順応，適応の回復モデル（McCubbin, M.A. 鈴木和子訳）

（Carol B. Danielson, et. al：Families, Health, and Illness, Perspectives on Coping and Intervention, 23, Mosby-Year Book, Inc, 1993, より）

せず、家族の目標やルール、境界などの家族システムを変化させなければならない場合には、次の家族適応段階が始まる。

　この段階では、家族のストレス源・緊張、変化の累積（AA）による家族の危機状況（X）は、家族類型や新しく獲得した機能パターン（R）、拡大家族などを含む家族資源（BB）や地域のソーシャルサポート（BBB）、家族の状況評定や家族の能力（CC）、家

族にとっての意味や目標、優先順位の変化などの枠組みと意味の評定（CCC）、さらに疾患の知識やその管理の仕方を学ぶなどの問題解決や対処（PSC）と相互に作用する。

これらの家族の努力の結果、よい適応状態を達成できた場合、家族メンバーは各自の能力を最大限に発揮し、家族システムが機能し、地域の職場、学校、保健システムなどとの交流を達成するというニーズを満たすようになる。

また、マッカバン, M. A.[38]は、家族のストレス、順応、適応の回復モデルや初期のABCXモデル、マッカバンの二重ABCXモデルを看護の現場で実証する経験的な裏づけの積み重ねによって、次のようないくつかの命題が明らかになったとしている。

> **命題1**：家族の危機状態では、ストレス源、緊張、過渡期の家族の要求の大きさが、家族適応と関連し、これらは負の関係にある。
> **命題2**：家族の危機状態では、家族の凝集性、適応性、家族のハーディネス（耐久力）、家族の時間とルーティンなどの家族システムの力による家族のタイプが家族適応と関連し、これらは正の関係にある。
> **命題3**：家族の危機状態では、家族の肯定的認知は家族適応と関連し、これらは正の関係にある。
> **命題4**：家族の危機状態を乗り切るために家族が用いる対処や問題解決の方策の範囲と厚みは家族対処と関連し、これらは正の関係にある。

これらの家族のストレス対処の過程を理解することによって、家族看護の実践において、家族がどのような対処の過程をたどり、現在どのような対処状況であるかといったアセスメントが可能となる。

（2）事例への適用

この家族ストレス対処理論を、実際の事例における家族の対処過程により説明すると次の事例のようになる。

> **＜事例＞**
>
> Aさんは23歳の男性で、ある夜オートバイの運転中、車にぶつけられるという大事故に遭って救急車で病院に運ばれた。すぐに手術が行われたが、脊髄損傷で下半身麻痺という結果に終わってしまった。両親は、最後まで望みを捨てないでいたが、時間がたつにつれAさんが一生車椅子の生活になるという現実を認めないわけにはいかず、Aさんにどう説明してよいかと悩んでいた。
>
> 一方、Aさんのほうもうすうす事実に気がついていたが、最終的に医療チームによって説明がされたときには、Aさんだけではなく両親も大きなショックを受けた。特に母親は、なかなかAさんの不幸を受け入れることができず、うつ状態になり、自分を責めるなどの誤った対処行動が見られた。そのような母親の過剰な反応がAさんにとっては二次的なストレスとなり、胃潰瘍による大量吐血を起こしてしまった。

　家族は、このような危機の累積を経験し、これではいつまでたっても立ち直れないと思うようになり、母親は身近な友人や同じような経験をした人のサポートを積極的に求め始め、父親も専門家の助言を得てＡさんの障がいを徐々に受け入れて新たな生活設計を考えるようになった。そのような両親の姿を見て、Ａさん自身も積極的にリハビリに取り組むようになった。また、退院後の生活行動の自立を目指して、家族全体がそれぞれ自分の生活や役割を見直して新しい家族の機能パターンをつくろうとし始めた。

　この家族は、Ａさんの事故という重大なストレス源に対してこれまでの家族の機能や資源では解決できず、全く新しい機能パターンを獲得し、障がいに対する新しい見方（評定）や社会資源を獲得して危機を克服するという適応段階に入ったと考えることができる。

引用文献

1) Friedman, M. M. : Family Nursing, Theory and Practice, Appleton & Lange, p.8-9, 1992.

2) 前掲書 1)．p.9.

3) Wright, L. M., Watson, W, L., Bell, J. M. : Beliefs-The Heart of Healing in Families and Illness, Basic Books, New York, p.45, 1996.

4) Stuart, M. E., Whall, A. & Fawcett, J. : An Analysis of the Concept of Family ; Family Theory Development in Nursing, F. A. Davis Company, p.33, 1991.

5) World Health Organization : Community health nursing report of WHO expert committee. Technical Report Series No. 558, Geneva : WHO, 1974.

6) 前掲書 1)．p.9.

7) 島内　節：家族の生活と保健機能，家族ケア，地域看護学講座 2，医学書院，p.20，1994.

8) 森岡清美，望月　嵩：新しい家族社会学四訂版，培風館，p.12-15，1997.

9) 森岡清美：現代の家族変動をどうとらえるか，社会福祉研究，第 58 号，p.28-33，1993.

10) 厚生労働省：令和 4 年国民生活基礎調査の概況，2023．https://www.mhlw.go.jp/toukei/saikin/hw/k-tyosa/k-tyosa22/dl/02.pdf.（2023.11.15 最終閲覧）

11) 野々山久也，清水浩昭編著：家族社会学の分析視角，ミネルヴァ書房，p.309，2001.

12) 前掲書 8)．p.3-5.

13) 松原治郎：「家」第Ⅱ章，現代の家族，東京大学出版会，p.58-59，1978.

14) 上野雅和：5 節　産業社会の発達と家族観，講座家族 8，家族観の系譜，弘文堂，1974.

15) 大橋　薫：現代家族構造と機能，社会福祉研究，第 49 号，p.20-26，1990.

16) 前掲書 1)．p.75-77.

17) Smilkstein, G : Validity and Reliability of the family APGAR as a test of Family Function, The Journal of Family Practice, 15 (2), p.303-311, 1982.

18) Epstein, N. B. : The McMaster Model of Family Functioning, Journal of Marriage and Counselling, Oct. 1978.

19) 佐伯俊成ほか：Family Assessment Device（FAD）日本語版の信頼性と妥当性，精神科診断学，8 (2)，p.181-192，1997.

20) 野口裕二，斎藤学，手塚一朗ほか：FES（家族環境尺度）日本版の開発：その信頼性と妥当性の検討，家族療法研究，8 (2)，p.42-54，1991.

21) 森岡清美，青井和夫：ライフコースと世代，垣内出版，p.274，1985.

22) Feetham, S. L., Roberts, C. S. : Assessing Family Functioning Across Three Areas of Relationship, Nursing Research, 31 (4), p.231-235, 1982.

23) 法橋尚宏ほか：FFFS（Feetham　家族機能調査）日本語版Ⅰの開発とその有効性の検討，家族看護学研究，6 (1)，p.2-20，2000.

24) 野沢慎司：ネットワーク論的アプローチ，野々山久也・清水浩昭編著，家族社会学の分析視角，ミネルヴァ

書房，p.281-302，2001.

25）吉田あけみ，山根真理，杉井潤子編著：ネットワークとしての家族，ミネルヴァ書房，p.245-246，2005.

26）野々山久也，袖井孝子，篠崎正美編著：いま家族に何が起こっているのか，ミネルヴァ書房，p.64，1996.

27）稲葉昭英：家族の変化と家族問題の新たな動向，都市社会研究，2017.

28）春日キスヨ：「無縁社会」時代の介護を考える，講談社現代新書，2010.

29）芹沢俊介：家族という意志，岩波新書，2012.

30）春日井典子：家族ライフスタイル論的アプローチ，野々山久也・清水浩昭編著，家族社会学の分析視角，ミネルヴァ書房，p.303-323，2001.

31）遊佐安一郎：家族療法入門，星和書房，1984.

32）Friedman, M. M.：Family Nursing, Research, Theory & Practice, Appleton & Lange Fifth Edition, p.37, 2003.

33）Wright, L. M.：Trends in nursing of families, Journal of Advanced Nursing, 15, p.148-154, 1990.

34）Friedemann, M. L.：The concept of family nursing, Journal of Advanced Nursing, 14, p.211-216, 1989.

35）Anderson, K. H., Tomlinson, P. S.：The Family Health System as an Emerging Paradigmatic View for Nursing, IMAGE：Journal of Nursing Scholarship, 24（1）, p.57-63, 1992.

36）石原邦雄：家族と生活ストレス，放送大学教育振興会，p.85，2000.

37）石原邦雄編著：家族生活とストレス，垣内出版，p.35，1989.

38）McCubbin M. A.：Family Stress Theory and the Development of Nursing Knowledge About Family Adaptation, In The Nursing of Families（S. L. Feetham）, p.46-58, 1993.

第**3**章

家族看護過程

家族看護アセスメント

この章では、家族の看護に必要な情報を収集して家族像を形成し、看護上の問題を明らかにし、計画を立て、援助を実施し、評価するという家族を対象とした看護過程について解説する。

 情報を収集し家族像を形成する

1 家族像形成のための視点

健康問題を抱える家族の主体的な対応を促すという家族看護の目的を達成するために必要な情報とは、具体的にどのようなものだろうか。家族ストレス対処理論を基本的な枠組みとして考えてみると、家族像を形成するための視点として、以下の6つが浮かびあがってくる。

①この家族に、どのような出来事が降りかかり、それは、家族にどのような影響を与えるものなのか

②この家族の、その出来事に対応する力はどれほどか。強みは何か、弱みは何か

③この家族は、発達上のどの段階にあるのか

④この家族は過去にどのような危機にどのように対応してきたのか

⑤今現在、この家族は、その出来事にどのように対応しているのか

⑥家族なりの対応によって、家族は適応しているのか、あるいは不適応状態にあるのか

2 情報の内容

それでは前述した6つの視点によって家族像を形成するために、具体的にはどのような内容の情報を得たらよいのだろうか。図3-1 は、家族像の全体構造を、表3-1（p.64）は情報収集の内容を示したものである。

家族を看護するにあたって、前述①の家族にどのような出来事が降りかかり、それは、家族にどのような影響を与えるものなのかをまず知らなければならないのは、その家族に降りかかっている健康問題と、それが家族にどのような影響を与える性質の出来事なのかを援助者が十分に認識する必要があるからである。

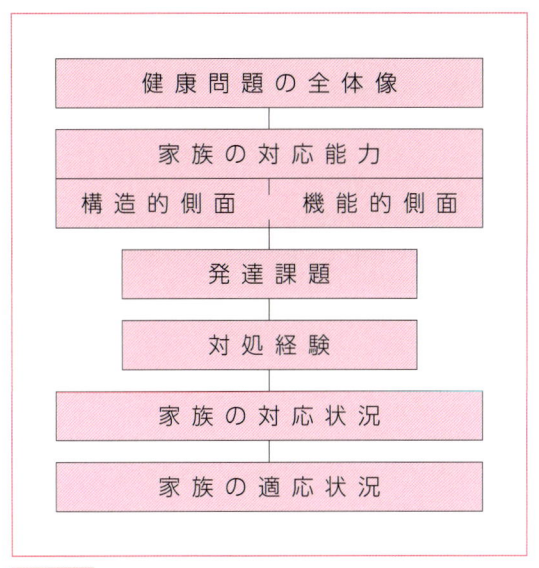

図 3-1 家族像の全体構造

（1）家族に降りかかった健康問題とそれが家族に与える影響

■退院支援において欠かせない視点

　入院した患者は、必ずやがては退院していく。そして、平均在院日数の短縮化がますます進み、在宅ケアが推進されている昨今においては、介護を必要とする状態で自宅に戻る事例がますます増えていくであろう。

　家族の誰かが、24時間介護を要する状態で自宅で療養することになったとしよう。介護する家族は、水分や栄養の確保、排泄、保清、与薬、痰の吸引、病状の観察など多くの介護技術を習得しなければならず、それだけでも介護者の精神的身体的疲労は深刻だと予測される。そして、家族の生活は、本人中心のリズムに変更せざるを得なくなる。仕事や家事などにも影響を来たし、それまでの自分の人生の夢や希望も断念せざるを得なくなるかも知れない。それに加えて、経済的な支え手が倒れれば、それまでの収入の道も閉ざされることになる。子どものいる家族であれば、子育てにも大きな影響が及ぶであろう。そして、訪問診療や訪問看護サービス等を活用すれば、外部のさまざまな専門家や機関と交渉するなど、家族に新たな役割が加わることになる。

　患者の健康問題は、家族の生活や人生に多大な影響を及ぼし、家族は自分たちがもてる知恵と力を総動員して、これらの影響に対処していかなければならない。

　看護者が、目の前に患者の身体的なケアに追われ、患者の病気が家族に及ぼす影響にまで想像力を働かせることができないと、退院後に必要となる介護の指導や社会資源の導入が遅れ、患者にも家族にも多大な不利益が及ぶことにもなりかねない。患者の健康問題を把握するだけではなく、それが家族にどのような影響を与える出来事なのかを常に意識しておきたい。

■病名や病状ではなく、家族中の生活者として患者を捉える

　それでは、どうしたら患者の健康問題が家族に与える影響を把握することができるのだろうか。まずは、患者を、「○号室の胃がんの終末期の患者さん」ではなく、「小学生の2人の子どもをもつ4人家族の中のがん終末期を迎えたお母さん」というよう

表 3-1 家族像を形成するための情報収集の内容

[1] 健康問題の全体像
　　①健康障害の種類 (診断名など)
　　②現在の患者の日常生活力 (生命維持力、ADL、セルフケア能力、社会生活能力)
　　③医師の治療方針
　　④予後・将来の予測
　　⑤家族内の役割を今後も遂行できる可能性
　　⑥経済的負担
[2] 家族の対応能力
A. 構造的側面
　　①家族構成 (家族成員の性、年齢、同居・別居の別、居住地)
　　②家族成員の年齢
　　③職業
　　④家族成員の健康状態 (体力、治療中の疾患)
　　⑤経済的状態
　　⑥生活習慣 (生活リズム、食生活、余暇や趣味、飲酒、喫煙)
　　⑦ケア技術を習得する力
　　⑧住宅環境 (間取り、広さ、設備)
　　⑨地域環境 (交通の便、保健福祉サービスの発達状況、地域の価値観)
B. 機能的側面
　　①家族内の情緒的関係 (愛着・反発、関心・無関心)
　　②コミュニケーション (会話の量、明瞭性、共感性、スキンシップ、ユーモア)
　　③役割構造 (役割分担の現状、家族内の協力や柔軟性)
　　④意思決定能力とスタイル (家族内のルールの存在・柔軟性、キーパーソン)
　　⑤家族の価値観 (生活信条、信仰)
　　⑥社会性 (社会的関心度、情報収集能力、外部社会との対話能力)
[3] 家族の発達課題 (育児、子どもの自立、老後の生活設計等)
[4] 過去の対処経験 (育児、家族成員の罹患、介護経験、家族成員の死等)
[5] 家族の対応状況
　　①患者・家族成員のセルフケア状況　②健康問題に対する認識
　　③対処意欲　　　④情緒反応 (不安、動揺、ストレス反応)
　　⑤認知的努力　　⑥意見調整　　　　⑦役割の獲得や役割分担の調整
　　⑧生活上の調整　⑨情報の収集　　　⑩社会資源の活用
[6] 家族の適応状況
　　①家族成員の心身の健康状態の変化
　　②家族の日常生活上の変化
　　③家族内の関係性の変化

に、家族の中の生活者として捉えることを勧めたい。○号室の胃がんの終末期患者ではなく、小学生の 2 人の子どもをもつ 4 人家族の中のがん終末期の母親と捉えれば、小学生の子どもを遺される夫の苦悩はいかばかりか、子どもたちは母親の病気をどのように理解しているのか、母親の入院中の家事を、どうやって家族でやりくりしているのか、どんなことに困っているのか、次々と疑問が浮かんでくるのではないだろうか。

■**具体的には、患者の健康問題の全体像を把握する**

　家族に降りかかっている出来事と、それが家族に与える影響は、以下の 6 点を把握することによって明らかになる。

①健康障害の種類（診断名など）

②現在の患者の日常生活力（生命維持力、ADL、セルフケア能力、社会生活活動能力など）

③医師の治療方針

④予後・将来の予測

⑤家族内の役割と今後も遂行できる可能性

⑥経済的負担

　なお、これらの情報は、看護者として自らが把握する情報ばかりではなく、医師やケースワーカーなど、他の職種から得る内容も多い。ともに患者・家族を支えるパートナーシップをより確かなものとするためにも、積極的に他の職種に働きかけ、これらの情報を把握しておくことが大切である。

（2）出来事に対する家族の対応能力

　次に、現在、その家族に降りかかっている出来事に対応する力を、家族がどの程度有しているのかを把握するための情報収集について述べる。家族の対応能力を知ることによって、先に述べた家族に降りかかった出来事が家族に及ぼす影響との関連で、その家族に対する援助の必要性とその内容を導き出すことができる。すなわち、入院中である現在のところ、家族に大きな問題が生じていなくても、在宅療養への移行後、家族に大きな影響が及ぶことが予測されるような事例では、在宅療養という課題を達成するに当たって、家族がどのような能力を有しているのかを知ることによって、今、提供すべき援助が明らかになる。

■**問題探しではなく、むしろ強みに注目する**

　なお、家族の対応能力を把握するにあたって、家族の弱みをみつけ出すのではなく、むしろ強みを発見し、その強みを活かそうとする姿勢を大切にしたい。どの家族にも、どこか不完全なところがあり、完璧な人間など存在しないように、また完璧な家族は存在しないのではないだろうか。一つの課題や目標に向かって家族と歩もうとするとき、弱みや問題を指摘して訂正を迫るのでなく、さまざまな問題を抱えながらも、その中に潜む家族の力を大切に、それをいっそう育み開花できるよう働きかけたい。そのためには、決して問題探しをするのではなく、むしろ強みに注目することが大切である。

　家族の強み（Family Strengths）とは、各々の家族がもつ潜在的な力や可能性を含む能力や要素[1]を指し、家族の内的強さを表す概念の一つとして、家族レジリエンス（Family Resilience）が注目されている。家族レジリエンスとは、逆境の中でもがきながらも耐え、困難な状況から立ち直り、さらに資源に満ちた状態になる能力[2]のことであり、家族のしなやかさを表している。こうした、困難な状況の中で発揮される能力は、家族自身がその存在に気づいていないことも多い。家族自身が自分たちの家族の強みを発見し、意味づけていくことができれば、それが家族の自信につながり、自分たち家族がもつ資源としてさらに有効に活用されていくであろう。そのためにも、看護者の家族の強みへの注目が重要となる。

■**弱みは強みにもなり得る**

　例えば、何らかの障がいを残して退院することが予測される患者の場合を考えてみよう。介護者となり得る家族成員の有無が、介護力を左右する大きな要素ではあるが、

昨今、独居の高齢者は増加している。同居家族がいない場合、それは家族の大きな弱みとも捉えられるが、それまで一人暮らしを続けてきたという事実には、患者自身が自立心が旺盛であったり、孤独に対する耐性が強かったり、あるいは、独居でも生活できるような近隣や知人とのネットワークを築いてきたという強みが隠されていることも多い。「家族の力が弱い」「独居だから無理」と決めつけてしまえば、そこから前に進むことはできない。一見、弱みととれる現象の中にも、強みがかくされていることを忘れず、柔軟に家族のありのままの姿を受け止めたい。

■家族の対応能力は構造的側面と機能的側面に注目する

ここでは、家族を一つのシステムとして捉え、形態などの構造的側面と、家族内部の機能状態に注目して、具体的な情報の内容を解説したい。

なお、家族の対応能力を把握する上で手がかりとなる情報の内容を全般的に述べるが、これらすべての情報が手に入らなければ家族の対応能力が把握できないというわけではない。実際、多忙を極める医療現場で、すべての情報を手に入れることは不可能であり、またすべての情報が必要だというわけではない。

例えば、すでに病院で看取ることが決定している終末期患者の家族であれば、外泊しない限り、住居環境や地域環境に関する情報は必要がないが、何らかの障がいを有した状態で自宅退院すると予測される患者の家族には、逆に住居環境や地域環境に関する情報がきわめて重要となる。その事例の状況に応じて、以下に述べる情報収集の内容を取捨選択することが必要である。

❶家族の構造的側面

家族の構造的側面に関する情報には、家族を形成している個々の家族成員の状況や住居、居住している地域社会に関するものが含まれる。

ア　家族構成

家族構成を知ることは、家族看護の第一歩である。まずは、最小限、同居家族のみについてでも、把握しておきたい。家族構成を知ることによって、介護者や副介護者の存在の有無など、患者を支えるマンパワーの現状をある程度知ることができる。

なお、昨今の家族の小規模化が進み、独居、高齢者の二人暮らし、一人親世帯も増えている。このような場合には、特に、別居家族についても把握しておくことが必要となる。

イ　家族成員の年齢

家族成員の年齢を知ることにより、家族の発達段階と、家族が抱える発達上の課題を知ることができる。また、家族成員の年齢によって、その家族成員に患者のケアに関して、どれほど期待を寄せることが可能かもおおよそ把握することができる。老老介護の時代に突入したわが国では、高齢者同士がお互いに介護し合っている例も多い。また、周産期や小児科領域では、10代の両親と出会うことも少なくない。高齢である家族成員、あるいは若年の両親にケアの指導をする際には、年齢に配慮した対応が必要となる。そのような意味からも、家族成員の年齢に注意を払うことが重要である。

ウ　職業

家族成員の職業を知ることにより、おおよその家族の経済的基盤を知ることができる。また、夜勤があったり、変則的な勤務形態である場合には、その家族の生活リズムを垣間見ることができ、家族成員の職業の実態を知ることによって、患者の介護や

ケアに費やすことのできる実質的な時間を把握することができる。また、職業を把握することによって、その家族の価値観をより理解することも可能であり、家族成員の理解力や、社会的な交渉能力も推察することができる。

なお、家族成員の中に医療者が存在する場合には、健康問題に関する専門的な知識を有するという意味では、大きな強みとなる。しかし、専門家であるがゆえに、家族の中で弱音を吐けなかったり、周囲から過度の期待を強いられてその家族成員が大きなストレスを抱え込むことも少なくない。このような場合には、医療者である家族成員が支援を必要としていることも少なくない。このように、家族成員の職業は、多くの示唆を与えてくれる情報である。

エ　健康状態

家族成員の健康状態に関する情報は、必ず得ておきたい情報である。具体的には、慢性疾患や治療の有無について把握することが大切である。特に、頻繁に面会に訪れる家族成員や退院後、介護や育児の中心になる家族成員の健康状態は、家族の対応能力を直接反映すると考えられる。

もちろん、患者以外にも健康問題を有する家族成員がいる場合には、家族が抱えるストレスはより大きなものになり、過重な負担が家族にかかることになる。しかし、患者以外の家族成員の健康問題に取り組んできた体験が、患者のケアに活かされることもあり、こうした意味では、それは弱みではなく強みともなる。

オ　経済状態

家族成員の健康問題は、多かれ少なかれ家族に経済的な影響を及ぼす。そして、家族によっては、医療費や介護に関わる費用の捻出が大きな負担になっている場合もある。こうした事例では、経済的な事情により、治療が中断されたり、介護サービスを減らさざるを得なくなることもある。その家族の経済状態は、健康問題への対応に大きく影響する要因である。

なお、経済的な事柄に関することは、医療者に言い出しにくく、悩みを抱え込んでいる事例も少なくない。こうした「言葉に出しにくい悩み」を早期に共有するためにも、看護者の家族の経済状態への着目が不可欠である。

カ　生活習慣

特に、2型糖尿病などの生活習慣病を有する患者が自宅退院する場合などでは、もともとの家族の生活習慣を知り、患者の自己管理を支える家族の力を把握しておくことが必要となる。

生活習慣病のコントロールは、患者の個人的な努力も必要であるが、もともとの家族の生活習慣の改善なしには良好な結果が得られないこともある。また、小児の慢性疾患の場合には、家族の生活習慣のありようが、患児に大きく影響を及ぼす。

このような事例においては、家族の生活習慣を詳しく把握することが大切である。

キ　ケア技術を習得する力

患者に何らかの介護やケアが必要となった場合、家族成員が必要なケア技術を習得できる条件を有しているかは、家族の対応能力を決定づける重要な要素である。具体的には、患者の病状や観察のポイント、必要とされるケアの方法を理解し、技術を身につけて実践するといった一連の過程をやりこなす力が家族にどの程度あるかを把握する。そのためには、家族の理解力、視力や聴力、指先の緻巧性などに着目する必要

がある。

ク　住宅環境

特に、患者が何らかの障がいを有した状態で自宅退院する場合には、住環境の把握が不可欠である。具体的には、患者が療養できるスペースが確保できるか、あるいは階段や屋内の段差の有無、浴室やトイレが患者にとって適した条件であるかどうかを把握することが必要となる。

心不全の悪化によって入院していた患者の住居がエレベーターのない古い集合住宅の4階であったために、階段の昇降が困難な患者が自宅退院を断念する場合などは、住宅環境が健康問題への対応に大きく影響を及ぼす例であろう。

ケ　地域環境

患者が居住している地域の交通の利便性や保健医療福祉等のサービスの整備状況は、家族の対応能力に影響する一つの要因である。

また、このような物理的な条件のみならず、その地域の文化的な要因も、健康問題を抱える家族の対応にさまざまな影響をもたらす。たとえば、家族成員を失ったグリーフワークのプロセスにおいては、悲しみなどのさまざまな感情を解放することが回復の助けになるといわれているが、「他人に感情をみせることをよしとしない」といった価値観が地域に根強い場合には、十分な感情の表出が阻害されてしまうこともある。一方、地域社会の中に、「お互い様」という意識が強く、困ったときにはお互いに助け合うネットワークが存在する場合には、家族にとってそれは力強い存在となる。

家族は、多かれ少なかれ、居住する場の地域性に影響を受けており、家族の言動や状況を理解するためには、地域環境に関する情報収集もまた必要である。

❷家族の機能的側面

家族の機能的側面に関する情報は、個々の家族成員に関する情報ではなく、家族成員間の情緒的関係性やコミュニケーション、相互理解、勢力構造など、家族内部の関係性に関する項目が含まれる。

ア　家族成員間の情緒的関係性

ここまで述べてきたような家族成員がもち合わせている体力や時間、住居環境、経済的な条件に限界を抱える家族であっても、以前から患者に対する愛着が深く、家族成員間の情緒的関係性が良好な場合には、家族自身の工夫や外部の支援によって問題を解決できる可能性が大きい。しかし、逆に家族成員が、以前から互いに憎しみ合っていたり、無関心である場合には、患者の健康問題に対応しようとする意欲ももてず、積極的な関わりも生まれず、家族の力を発揮させて問題に適切に対応することは困難となる。この家族成員間のもともとの情緒的関係性は、家族の対処能力の鍵を握る、きわめて大きな要因である。

具体的には、家族成員間における感情を愛着−反発という軸で捉え、以下の3つの観点から、家族内の情緒的関係性を理解する。

①誰と誰が、愛情、共感、好感などお互いに引きつけ合う愛着関係にあるのか
②誰と誰が、憎しみ、怒り、嫌悪といったお互いを遠ざける反発関係にあるのか
③誰と誰が、情緒を示さず、形式的な関係だけが維持されている無関心の関係にあるのか

●情緒的関係性の把握の方法

　さて、それではこの家族内の情緒的関係性を、どのような情報から把握すればよいのだろうか。例えば、入院している患者と娘との関係性を知るために、娘に「○○さんは、娘さんにとってどのようなお父様なんですか？」と問いかけるのも一つの手がかりになるであろう。「昔から、優しくて家族思いの父です」「頑固ですけど、憎めない父です」など、明確にプラスの感情が語られれば、両者の間に葛藤は認められないと判断できるであろう。問いかけに考え込んだり、言葉を濁したり、明確なマイナスの感情が語られる場合には、何らかの葛藤があることも否定できない。

　このように、直接的に関係性を問うこともできるが、実際の医療の場では、その家族成員の他の家族成員に対する態度や言動から把握することが多い。例えば、妻の入院に夫が付き添ってきたとしよう。夫が妻に対してどのように振る舞うのかは、常日頃の夫婦の関係性が反映される場面とも言える。このような意識のもとに夫婦の様子を見守っていたところ、病室に入る際に、夫が荷物を抱え、労るように妻の背後から歩調を合わせて寄り添っていたならば、ここには、夫と妻との間の暖かな愛着関係の存在が推察されるのではないだろうか。患者に、「優しいご主人ですね」と声をかけ、「昔から、いつも心配して労ってくれるんです」という反応が返ってくれば、それは看護者の推察を超えた家族の真実となる。

●情緒的関係性を把握することの難しさ

　このように、家族の情緒的関係性の把握は、家族成員の言動から推察することが多いが、必ずしも家族成員の感情と態度・言動が一致するとは限らない。愛情を感じていてもうまく表現できなかったり、医療者の前では感情を抑えた振る舞いをすることも少なくない。また、患者に激しく責め寄る言葉の裏に、深い愛情が裏打ちされていることもある。さらに、人の感情は刻々と変化するものであり、長年の家族としての生活で培われた情緒関係を、その一場面のみで決めつけてしまうことはできない。患者と家族成員が反発し合う関係にあると判断される場合であっても、それは、今、この状況において、そのような可能性が感じられるという程度の状況判断にとどめ、決して「関係が悪い家族」と決めつけないようにしたい。

●再び家族のもともとの情緒的関係性を理解することの意味

　このように、家族のもともと存在する情緒的関係性に関する判断は、目に見えるものではなく、その現れ方は多様であり、また変化するため、把握することには困難もある。しかし、看護者が家族成員の患者に対する言動に違和感を感じるような事例では、もともとの両者の関係性を知ることで、違和感も薄れ寄り添うことができるようなケースも多い。そして、家族の主体的な対応を促すためには、患者と家族成員が培ってきた愛着という財産を引き出し、具体的な行動につなげる援助が必要となり、誰が最も患者と良好な関係にあるのかを知り、援助の焦点を定めることも必要である。また逆に、患者との間に葛藤を抱える家族成員に不用意に介入して苦悩を与えることを防ぐ意味でも、もともとの家族の情緒的関係性を理解するように努めたい。

イ　コミュニケーション

　家族が、自分たちのもてる力を発揮して、直面している健康問題を解決していくためには、「今、どのようなことが起こっているのか」、「どのような方法を選択すべきか」、「誰が何をすべきか」を話し合ったり、不安や困惑といった感情を分かち合い、互

いに励まし合うことが必要となる。このような意思決定や役割分担、情緒的交流は、すべて家族成員間のコミュニケーションによって成立している。「話し合える家族」であるか否かは、誰かが病気や障がいを負うという出来事を家族が力を発揮して乗り越えていけるかどうかを左右する一つの要因である。

特に、病状が深刻な局面を迎えたときに、患者を含む家族成員が、病状を共有し合えるかどうか、患者と病状や今後の治療方法について話し合えるかどうかは、日頃の家族のコミュニケーションスタイルに依るところが大きい。その家族が、日頃から隠しごとをせず、何でも話し合って解決してきたのであれば、その強みがこの厳しい局面だからこそ発揮できるように働きかけたい。

具体的には、以下の視点によって、その家族のもともとのコミュニケーションのありようを捉える。

①明瞭性

考えていることや感じていることをためらうことなく、率直に明瞭に伝えられるか。家族内にタブーや秘密がなく、誰かが誰かの意見を先回りして代弁するといったことがなく、それぞれが自分の言葉で表現することを奨励されているか

②共感性

家族成員の表出した感情を共感をもって受け止められているか

③身体言語

言葉だけではなく、豊かな表情やさりげないスキンシップを交えた親密さが見られるか

ウ 役割構造

家族という集団を維持するために、家族成員は、日常生活上のさまざまな役割を互いに分担し合っている。具体的には、家族を経済的に支える役割、家事役割、子どもを養育する役割、家族内のストレスを緩和して家族としてのまとまりを支える役割、親族や近隣、地域のさまざまな機関と交渉する役割、先祖を祀る役割などがある。そして、家族内に健康問題が生じた場合には、これらに加えて、介護や療育という新たな役割が家族に加わることになる。そして、それに伴って、家族の役割分担を再編成することが求められる事態が生じることもある。

例えば、子どもが入院し、母親が病院で付き添うことになれば、それまで母親が果たしていた家事や他の子どもの育児が果たせなくなり、父親が食事の支度をしたり、他の子どもの身の回りの世話や保育園の送り迎えをせざるを得なくなる。もともと、父親も家事や育児を分担していた家族であれば、こうした役割の変化にもスムーズに対応でき、母親も安心して任せることができる。このように、家族内の役割変化に柔軟に対応できる家族は、健康問題が生じたときの対応力が高いと考えられる。

看護者としては、その家族がどのような役割をどのように分担しながら生活を営んできたのかに温かな関心を寄せ、お互いに役割を補い合ったり、必要に応じて役割を代替するといった柔軟性をどの程度もち合わせているのかを把握しておきたい。

エ 意思決定能力とスタイル

家族内に健康問題が発生したとき、家族に、治療や療養場所、介護の方法や家族の生活のあり方など重要な意思決定が求められることが多い。特に、患者に意識障害があったり、認知機能の低下がみられる場合には、代理意思決定という重い課題が家族

にのしかかってくる。そして、このような課題を一つずつクリアしていくにあたっては、もともとの家族の意思決定能力や意思決定のスタイルが大きく影響する。

この家族の意思決定能力やそのスタイルは、家族によってさまざまである。家族の中には、物事を成行きに任せ、自ら決定するという体験の乏しい家族もある。こうした家族には、意思決定の中心的人物がもともと不在となる。一方で、健康問題をはじめ、生活上の重要な事柄については、常に家族で話し合い、納得できる方法を選択してきたという家族もある。

また意思決定のスタイルに関しても、家族内で大きな影響力をもつ家族成員が、ほぼ一人で決断を下し、他の家族成員はその決定に従うという家族もあれば、何事も夫婦単位で決定してきたという家族もある。また、できるだけ子どもにも意見を求め、家族全員の合意を大切にしている家族もある。

家族に重大な意思決定が求められることの多い医療現場では、家族の意思決定支援は重要なテーマとなる。納得のいく意思決定を導くためには、「ご家族で話し合って決めて下さい」といった画一的なアプローチでは、効果が期待できないことも多い。これまでの家族の意思決定のありようをつかみ、その家族の意思決定能力に応じた支援を工夫する必要があるが、そのためにも、これまで家族は主体的に意思決定してきたのかどうか、意思決定の中心的な役割を果たすキーパーソンがいるのか否か、どのような意思決定スタイルであるのかを知る必要がある。

●キーパーソン再考

ここで、「キーパーソン」という言葉について改めて考えてみたい。医療現場においては、医療者間で、「キーパーソン」という言葉を耳にすることが多い。しかし、「キーパーソン」という言葉が用いられるとき、具体的にどのような人物を指しているのかは、用いる人によってさまざまである。ある人は、家族の意見をまとめ、最終的な判断を下す意思決定の中心人物を指しているのに対して、ある人は、介護や療育役割を中心的に果たす人物を指している場合もある、またある人は、患者の意思を代弁する人物を指していることもあり、またある人は、患者が最も信頼を寄せている人を指している場合もある。さらには、最もよく面会に訪れ、医療者と家族との窓口の役割を果たしている人を「キーパーソン」と呼んでいる場合もある。このように「キーパーソン」という言葉は、さまざまな意味合いに用いられており、ときに、混乱を来すこともある。日頃、何気なく使っている「キーパーソン」という言葉の意味合いを再考し、カンファレンスなどで話し合う場合には、「キーパーソン」とはどのような人を指すのか、スタッフ間で共通した認識をもっておくことが望ましい。

●家族の意思決定能力や意思決定スタイルの把握方法

それでは、実際にどのように家族の意思決定能力やそのスタイルを把握すればよいのだろうか。一つの方法として、過去の意思決定のありようを尋ねてみることを提案したい。例えば、他の医療機関から転院してきた患者に、「この病院でこの治療を受けることをどのようにお決めになったのですか？」と尋ねたところ、「自分で決めました。夫も子どもたちもすぐに賛成してくれました」という答えが返ってきたとしよう。そこからは、患者の健康問題に関する意思決定のキーパーソンは、患者自身にあり、家族成員は本人の意思を尊重するという意思決定スタイルをとっていると考えられる。また、「主人と相談して決めました。私一人じゃ決められないので。ずっと、主人

に相談して、主人がいいという方法を選んできました」という答えが返ってくれば、夫婦単位の意思決定スタイルであり、むしろ決定権は、夫にあることがわかる。

オ　家族の価値観

家族が健康問題に取り組もうとするとき、その家族の価値観が家族の具体的な対応に大きく影響することがある。例えば、重度の障がいをもって生まれた新生児の治療をめぐって、祖父母から、「こんな身体で生きていてもかわいそう」「世間体というものがある」といった発言が聞かれることがある。こうした発言の中には、障がいを否定的にのみ捉える価値観や、世間体を重視する価値観を読み取ることができる。

生まれ育った歴史の中で培われた価値観は、すぐに変えることはできない。しかし、障がいとともに生きる患者やその家族が、長い年月をかけて価値観の転換をはかっていくことも少なくない。患者や患児の存在を否定するような言動に出会い、看護者が戸惑うことも多いが、それは今の家族のもつ価値観としてまずはありのままを受け止めたい。

なお、家族の価値観といっても、核家族化が進み、世代を超えて一つの価値観が踏襲されることは少なくなっている。むしろ、世代間で価値観が異なり、世代間での葛藤が引き起こされることが多い。情報収集にあたっては、子ども世代、親世代、祖父母世代の価値観のズレが深刻なものとなっていないかに注目して、家族の価値観のありようを捉えたい。

カ　社会性

家族が健康問題に対応していくためには、医療や福祉サービス、あるいは近隣の人々の支援など、公的、私的を問わず、さまざまな社会資源の有効活用が不可欠である。そして、実際に、社会資源をうまく活用している家族もあれば、必要であるにもかかわらず、活用に至らない家族も存在する。そこには、もともと家族がもっている社会性が大きく左右している。より確実に、家族の社会資源の活用を促すためには、社会資源をうまく活用する家族の能力、つまり家族の社会性に関する情報収集が必要である。

具体的には以下の視点により把握する。

●近隣との関係性

家族の小規模化が進んだ現在、介護や療育が必要となった家族成員を抱える家族にとって、近隣の人々からの身近なサポートはますますその重要性を増している。しかし、以前から近隣の人々との密な関係性を築いている家族がいる一方で、ほどんど近所付き合いのない家族もある。このような家族の場合、家族成員が病気や障がいを負っているという情報も近隣に伝わりにくく、家族からも支援を求めにくい。以前からのその家族と近隣との関係性を把握することで、近隣から、どの程度のサポートが期待できるかが概ね把握できる。

●社会資源に関する情報収集能力

家族が社会的なサービスを活用しようとするとき、まず必要となるのは、どのようなサービスがあり、誰に相談したらよいのか、相談窓口はどこなのかといった情報を入手することである。インターネットの普及により、瞬時にこうした情報を入手できる家族もあれば、こうした情報へのアクセスが困難な家族もある。その家族の社会資源に関する情報収集能力は、社会資源活用を左右する大きな要因である。

●外部の人々との対話能力

　社会資源を導入するにあたっては、申請を行い、さまざまな手続きを経る一連のプロセスが必要となる。また、実際の導入後には、サービスのしくみを理解するとともに、自分たち家族の要望を相手に伝え、サービスにはさまざまな限界がある中で、お互いに折り合いをつけていくことが必要となる。こうしたプロセスに必要となるのは、家族の、外部のサービス提供者や提供機関との対話能力である。こうした対話能力が十分でない場合には、社会資源の窓口に辿り着いても、実際の活用に至らなかったり、活用しても家族が途中で打ち切ってしまうといった事態になりかねない。

　家族成員の職業やこれまで積み重ねてきた社会的経験などに注目し、家族の外部社会との対話能力を把握しておきたい。

（3）家族の発達段階と発達課題

　前章の家族発達理論の項で述べたように、家族は常に発達し続ける存在である。どのような健康問題を抱えているにせよ、その家族には、発達の途上で達成することが求められている課題がある。

　人々の価値観とライフスタイルの多様化が進み、家族のありようもまさに多様化している。家族発達理論で述べたような、各発達段階ごとの課題をどの家族にも適応させることは家族のニーズにそぐわない面もある。しかし、少なくとも養育期、学童期、分離期といった子育てに取り組んでいる家族にとっては、患者の世話と子育てとの両立が大きな課題となる。このことを忘れないためにも、各家族成員の年齢から家族の発達段階と発達課題を念頭に入れておきたい。

（4）家族の対処経験

　家族は、自分たち家族に生じた健康問題に取り組む体験を通じて、健康問題への対応方法を身につけたり、判断能力を高めたり、家族の絆を強めるなど、大きな成長を遂げていく。また反対に、健康問題にうまく対応できなかった過去の痛みが、家族の現在の問題への対応を消極的にさせている場合もある。つまり、その家族が過去において、どのような危機や問題に直面し、どのように乗り越えてきたのかを理解することは、その家族の現在抱えている問題に対する対応能力を理解する上で、大きく役立つと言える。看護者は、現在の家族のありように注目するだけではなく、過去から現在に至る家族の歴史にも暖かな関心を注ぎ、より家族を理解するよう努めたい。

（5）家族の健康問題に関する対応状況

　家族の健康問題に対する対応は、①深刻な危機に至らないよう対応する問題解決　②危機的状況への対処　③危機的状況が去った後の適応　の3つに分けられるが、ここでは、家族がこれまで行っていた対処のレパートリーではもはや対応しきれない危機状況に直面したときの家族対処に焦点を当て、家族の対応状況を知るための情報収集の内容について述べていきたい。

❶患者・家族成員のセルフケア状況

　健康問題を抱える家族の対応として、最も重要な意味をもつのは、患者自身のセルフケアである。患者自身が、意欲的に自身の健康問題に取り組み、セルフケアに努力

を払っていれば、家族もまた患者の支えになりたいという意欲が増し、健康問題に積極的に対応し続けることができる。しかし反対に、患者自身の闘病意欲が低下し、セルフケアに向かうことができなくなると、家族の不安は増し、「自分たちはこんなに頑張っているのに」という徒労感が募り、患者の健康問題への対応に負担を感じるようになる。家族看護を実践するとき、ともすると患者以外の家族により目が向きがちになることもあるが、患者のセルフケアこそがすべての基盤であり、患者のセルフケアへの支援は、それがすなわち家族支援につながることを忘れないようにしたい。

　患者のセルフケアの重要性は先に述べた通りであるが、もちろん他の家族成員のセルフケアも、家族に求められる大切な対処である。老老介護の実態が広く知られるわが国においては、介護者もまた何らかの健康問題を抱えていることが多い。患者によりよいケアを実施するためにも、介護や療育にあたる家族成員が、自分自身の健康の維持に努めておくことがきわめて重要である。そして、これ以上、家族が抱える健康問題を累積させないためにも、介護者、養育者のみならず、それ以外の家族成員のセルフケアも大切な対処である。看護者としては、常に、患者はもとより、他の家族成員各々が、どの程度、どのようにセルフケアに取り組んでいるのかに注目しておきたい。

❷健康問題に対する認識

　家族の健康問題に対する具体的な取り組みを決定づける要素の一つには、その健康問題を家族がどのように理解しているかという家族の健康問題に対する家族の認識がある。

　例えば、嚥下機能が低下し、誤嚥性肺炎の既往のある患者の家族に、医療者が経口摂取の危険性を説明し、経口摂取させないように再三伝えているにもかかわらず、介護者が、「何とか口から食べさせたい」と隠れるようにして経口摂取を熱心に進めている場合がある。このような事例では、医療者としては家族成員に経口摂取の危険性を十分に伝えているつもりであるが、「口から食べてもう一度元気になってもらいたい」「味わう喜びを取り上げたくない」という家族ならではの気持ちが、医療者からの説明を正面から受け止めることを半ば阻害してしまうこともある。医療者からの説明を受けた家族が、「今は口から食べさせるのは難しいといわれたけれど、全くダメだとは言われなかった」「今はダメでも、少しずつ食べられるようになるかもしれないと言われた」などと医療者が伝えたと感じている内容と、家族が受け取った内容に、微妙なズレが生じていることも少なくない。看護者としては、医師が行う病状説明の場に可能な限り同席し、どのような説明が行われたのかを把握するとともに、家族がどのように受け止めたのか、家族の理解状況を確認し、必要に応じて家族の認識の修正をはかっていきたい。

［家族の病状認識をどのように把握するか］

　医師からの病状説明の後には、家族がどのように理解したのかを把握することの大切さを述べてきたが、それでは実際にどのように問いかければ、家族の理解の実態をつかむことができるのだろうか。直接的には、「先生からの説明はわかりましたか？」という問いが考えられるが、このように問いかけた場合、多くは「はい」という答えが返ってきてしまい、それ以上、その話題に関する会話が続かなくなってしまうことが多い。「はい」「いいえ」と二者択一で答えるような質問ではなく、相手が自由に考えや

感情を語れるような質問を投げかけてみると、会話に広がりをもたせることができる。

　例えば、「先ほどの説明を聞いて、どのようにお感じになりましたか？」「何がいちばん、印象に残っておられますか？」「どうも腑に落ちない、よくわからなかったところは、どんなところでしたか？」また、「お家にお帰りになって、他のご家族の皆さんに、まず何をお伝えになりますか？」と問いかけるのも一つの方法である。

　また、面会の場面で、病状説明を受けた家族成員が、他の家族にどのようにそれを伝えているのかを把握することも、家族の病状理解の現状を理解することに役立つ。

❸家族の対処意欲

　家族が、自分たち家族内部に存在する健康問題に家族の力を発揮して対処するにあたって必要なのが対処意欲である。特に、患者の療養が長期化する場合、発病当初は高い対処意欲を保っていた家族も、次第に疲弊感が募り、努力しても患者に回復がみられず希望が見出せない現状から、次第に対処意欲が低下していく場合も少なくない。

　しかし、家族の中には、こうした気持ちの一方で、患者への対応に積極的になれないことに罪悪感を感じている場合も少なくない。そして、罪悪感がいっそう患者に関わることへの負担感を生み出し、対処意欲が低下するといった悪循環に陥ることもある。

　そしてこの家族の対処意欲の低下には、「誰も認めてくれる人がいない」「つらい気持ちをわかってくれる人がいない」、「むしろ責められるようでつらい」というサポートの不足が影響していることも多い。看護者としては、家族に十分なサポートを提供し、対処意欲を保持できるよう支援したい。

[面会の頻度で対処意欲を決めつけない]

　それでは、どのようにすれば家族の対処意欲を把握することができるのだろうか。看護者には、頻繁に入院中の患者の元に面会に訪れたり、患者のベッドサイドに付き添って、患者の世話をする家族成員が対処意欲が高いと映りがちで、逆に面会に訪れなかったり、患者と距離を取っている家族成員は対処意欲が低いと受け止めがちではないだろうか。しかし、患者が入院中だからこそ、日頃はできない雑事を片づけたり、退院後の介護に向けた準備に奔走していたり、あるいは、自分自身も十分に心身を休めていることもある。これらはすべて、患者の介護と家族の生活、自分自身のセルフケアとのバランスを取ろうとする家族の対処である。看護者が、面会の頻度によって、家族の対処意欲を査定してしまうと、その視線が家族に伝わり、家族に無理を強いてしまうことにもなりかねない。それは、家族の負担感を高め、ひいては対処意欲を低下させることにもなりかねない。少なくとも、面会の頻度のみで対処意欲を決めつけないようにしたい。

❹情緒的反応

　家族の健康問題への対応に、家族の認識が大きく影響を及ぼすことはすでに述べたが、認識という知的な理解のみならず、家族の情緒的反応もまた健康問題への対応に重大な影響をもたらす。

　例えば、先に述べたように、医療者としては家族成員に経口摂取の危険性を十分に伝えているつもりであるが、「口から食べてもう一度元気になってもらいたい」「味わう喜びを取り上げたくない」という家族ならではの気持が、医療者からの説明を正面から受け止めることを半ば阻害してしまうことがあることを紹介した。つまり家族

には、「患者がもはや、将来にわたって食べることができない状況になった」という事実を、認めたくない、受け入れたくないという気持ちがある。それはそこに、悲しみや驚き、なぜこうなってしまったのかという怒りやこれからどうなってしまうのだろうかという不安など、長年生活をともにしてきたり、情緒的な絆があるがゆえのさまざまな感情が存在するからである。医療者は、何度説明しても理解が得られない家族の反応を、「理解力が低い」と結論づけることもあるが、知的な理解力とは別に、こうした情緒的な反応が家族の現状理解を阻んでいる可能性について、常に検討する必要がある。

なお、これらは、多かれ少なかれ家族が体験する情緒的な反応であるが、その体験には、同じ家族内でも、家族成員によって大きな個人差がある。看護者としては、誰が最も情緒的な揺らぎを体験しているかを把握し、援助を必要としている家族成員を明らかにするよう努めたい。また逆に、比較的冷静なのは誰なのかを把握し、それを家族のもつ強みの理解につなげたい。

[情緒的反応をどのように捉えるか]

それでは、家族の情緒反応をどのように把握すればよいのだろうか。それぞれの家族成員の感情的な反応は、言動からある程度推察することができる。例えば、病状説明の場で泣いている家族成員がいれば、ショックや悲しみの感情で包まれていると推察できる。しかし、さまざまな感情を体験していても、表出しない、あるいはできない家族成員もあり、また、家族成員が、看護者が推察した感情とは、実は全く異なった体験をしている場合もある。そして、実際には、自分が悲しいのか、切ないのか、悔しいのか、怒りを感じているのか、家族成員自身が、自分でもうまく言葉にできないことも少なくない。このように、そのときどきの相手の感情を理解することは難しい課題ではあるが、相手の言動をもとに看護者が推察した相手の感情は、あくまでも推察の域を出ないことを忘れないようにしたい。そして、可能な限り、「…このようなお気持ちですか？」「こんなお気持ちもあるのではないかと思いますが…」と問いかけ、感情を語ってもらうことを大切にしたい。それは、看護者の対象理解の手段のみならず、相手にとっては、自分の感情を語ることで自己を客観的にみつめ、気持ちの整理を進めるという援助にもつながる。

❺認知的努力

健康問題への家族の取り組みのプロセスには、家族がどのように工夫し努力をしても、なおストレスが持続し、さらに事態の悪化が避けられない局面が存在する。このように、自分たちの力で状況を変えることができないときに、特に家族の助けとなるのは、状況に対する見方を変える努力、すなわち、認知的努力である。

ある、妻の介護を長年続ける夫は、「老老の介護は二度目の蜜月」と短歌に詠み、「認知症は神様のプレゼント」だと語る介護者もある。これらは、直面する介護を肯定的に捉え、そこに意味を見出そうとする家族の認知的な努力だと言える。ストレスが避けられない局面で、それを受容し、むしろそこに価値をおいて積極的に解釈できるのは、その家族がもつ一つの力でもある。看護者としては、このような家族の強みに目を向け、それをさらに大切に育む姿勢をもち続けたい。

❻意見調整

家族が健康問題に取り組もうとするとき、その家族がもつ潜在的な力を発揮できる

かどうかを握る鍵は、家族の意見調整のあり方による。

　具体的には、まず患者自身が何を望んでいるのか、どうしたいのか、自分の意思を家族に伝え、それを受けた他の家族成員が、患者の意思を汲み、自分の健康や生活を大きく犠牲にすることのない範囲でそれに応えることができたとき、家族の支えによって患者の力が大きく発揮されるであろう。また、そのような患者の変化に、家族成員も手応えを感じ、いっそう意欲的に患者の健康問題に取り組むことができ、お互いに支え合う関係を築くことができる。また、患者の意思が表出されない状況においては、家族成員間で患者の意思を推察し合い、今後の治療や療養場所、介護や療育の方法について意見を交わし合い、それぞれの家族成員が納得の上で健康問題に取り組むことができたとき、家族成員間にも互いに支え合う関係性が生まれる。

　逆に、限られた家族成員のみが患者に関する情報を握り、それを共有し合うことなく、独りで対応しようとすれば、他の家族成員の協力が得られず特定の家族成員に負担が集中するばかりか、家族内に秘密が生まれ、情報が与えられない家族成員の疎外感が募り、家族内に新たな緊張が生まれることもある。

　家族が、お互いに協力し合い、支え合う関係性を育むことができるか否かは、現状を共有し合い、率直に意見を述べ合い、ともに選択肢を検討して納得のいく決定を下す家族の意見調整のプロセスによるところが大きい。看護者としては、患者の健康問題をきっかけとして、少なくとも新たな緊張が家族に生まれないよう、そして、可能な限りその家族がもつ潜在的な発揮されるよう、特に意見調整のありようには関心を払っておきたい。

[まずは患者の健康問題を広く家族内で共有しているのかを尋ねておく]

　具体的な家族の意見調整の現状を把握するためには、まずは患者の健康問題を広く家族内で共有しているのかを尋ねておきたい。入院時や在宅療養の開始直後に、家族構成を尋ねながら、「今回、○○さんが入院なさったことをどなたがご存知なのですか？」「今回、○○さんがご自宅で療養されることになったのをご存じなのはどなたですか？」と投げかけてみるのも一つの方法である。特に、家族の発達段階の養育期、学童期、分離期にある家族では、親やきょうだいの深刻な病状を子どもに伝えるチャンスを失しており、そのことに患者も他の家族成員も悩んでいることが多い。また、患者の高齢の親が健在である場合には、高齢となった親に迷惑をかけたくないという気持ちから、深刻な病状を伝えるチャンスを失しており、かえって年老いた親の疎外感を強化している場合も少なくない。患者の病状や今後の見通しを、誰にいつ、どのように伝えるかは、家族のそれまでの関係性や価値観等に依るところが大きく、患者を含む家族の意見が尊重されなければならないが、少なくともより早期にこのようなことを話題にし、患者・家族成員とともに考える関係性を築いておきたい。

❼役割の獲得や役割分担の調整

　家族の誰かが病気や障がいによってセルフケアが阻害された場合、家族には、患者の介護や療育といった新たな役割の獲得が求められる。また、このような直接的なケア以外にも、医療者と今後のことを話し合ったり、社会資源活用のために情報収集し、窓口に出向いて交渉するといった社会的な役割もまた家族に求められることが多い。つまり、それまでにはなかったさまざまなや役割が求められ、家族はその役割を獲得するといった課題に直面する。

そして、こうした新たな役割を含んだ家族の生活が長期的に安定していくためには、家族成員の誰かにのみ役割が集中するのではなく、そのときどきに応じて誰もが役割を補完し合えるような柔軟な役割分担のあり方が必要となる。家族の小規模化が進んだわが国においては、男性が一家の大黒柱、女性は家事、育児、介護といった伝統的な性的役割分担では、現実的に家族の生活自体が成り立たないことが多い。長期間の介護や療育に取り組んでいる家族の中には、さまざまな試行錯誤の末に「そのとき、そこにいて、できる人が家事も介護も育児もする」といった柔軟な役割分担が定着していることが少なくない。これらは、体験の中から獲得した家族の強みであると言える。

［援助者の性的役割分担に対する意識を吟味する］

　先に述べたように、母親も父親も、夫も妻も、性差の別なく、「そのときにそこにいてできる人が介護も育児もする」といった役割分担の柔軟性が家族の一つの強みだと述べた。しかし一方で、医療の場では、育児指導は母親に、介護の技術的な指導は、妻や娘など女性を優先して行う風潮があるのではないだろうか。そこには、「男性には無理」「男性には抵抗があるに違いない」という援助者自身の性的役割分担に対する意識が少なからず影響していると考えられる。誰もが介護や療育に積極的に参加し、そのときどきに応じて助け合える条件を育むためにも、今一度、自分たち自身の性的役割分担に対する意識を吟味しておきたい。

［家族による介護技術に完璧を求めない］

　患者が在宅療養に移行することが明らかな場合や、すでに在宅医療の場で家族と関わっている場合に、家族に関して、看護者が最も関心を向けるのは、家族の介護や療育を含めたケア技術の獲得状況であろう。24時間医療者が患者の健康状態を観察し必要なケアを提供している入院治療の場から離れて、家族による観察とケアが主となる自宅療養に戻るにあたり、患者に必要なケアを確実に提供してもらいたいと看護者が家族に寄せる期待も高くなりがちである。しかし、医療の場とは異なり、家庭は生活の場である。介護にあたる家族成員は、家庭内においても、社会的にもさまざまな役割を担い、限られた体力、時間の中で患者にケアを提供することとなる。医療者が家族の行うケア技術に完璧を求めようとすると、それが家族成員にはストレスとなり、家族全体に緊張を生み出すことにもなりかねない。そして、患者が家庭で過ごすことの本来的な意味は、家族成員との暖かな情緒的な交流にあるのではないだろうか。患者に対する直接的なケアは、外部のサービス利用によってまかなえるが、患者が家族の中で愛され、自分が存在するに値する大切な存在であるという感覚は、家族成員との交流の中で生まれるものである。医療者にとって安心できる完璧なケア技術を家族成員に求め過ぎることによって、家族成員のケア提供者としての視線が強化され、いつしか母親、父親、あるいは夫や妻として、患者を愛おしむという視点が薄れていくことも考えられる。

　生まれながらにして重度の障がいをもったわが子を療育していた母親が、児の死後、「吸引その他のケア技術は完璧にマスターしたけれど、普通のお母さんのように、あの子を愛していただろうか…、ただのお母さんとして、もっとあの子を愛したかった」と語ったことがあった。家族には、医療者とは異なる役割があり、家族としてのニーズがある。家族の介護役割の獲得の現状を把握にするにあたって、医療者が行っているケア技術を基準として、「できている家族」「できない家族」と評価することのないよ

う努めたい。

❽生活上の調整

　家族の誰かが病気や障がいを負い、介護や療育が必要な状態になるに伴い、家族には介護役割をはじめとするさまざまな役割が降りかかってくる。そして、これらの役割の遂行には、多くの生活上の調整が必要になる。

　例えば、病院に面会に訪れたり、介護の時間を確保するためには、家事を効率的に片付けたり、当面の医療費の確保のために経済的な調整が必要になることもある。子育て中の家族であれば、誰かに子どもを預けたり、職場に事情を話し、勤務形態を変更してもらうことが必要になることもあるだろう。また一方で、大変なときだからこそ、あえて家族で旅行をするなどして気分転換をはかったり、誕生日を祝うなど、家族とともに楽しむ時間をつくり出すことが必要になる場合もある。

　これらは、家族が健康問題に対応する際に必要となる家族の対処である。看護者としては、その家族が介護とそれ以外の生活とのバランスをどのように取りながら現在まで乗り切ってきたのか、家族のもてる力に関心を注ぎ、家族なりの工夫や努力を理解しておきたい。

❾情報収集

　情報化社会と言われて久しい現在、さまざまな健康や介護に関する情報が溢れ、インターネットの普及によってこのような情報に容易にアクセスできる時代となった。そして、納得のいく治療方法を自ら選択するために、セカンドオピニオン、サードオピニオンを積極的に活用する患者・家族成員も増えている。

　しかし、このような情報収集の方法をもたない人々、情報収集の方法が知らされていない人々も数多く存在し、情報収集能力には大きな格差が生まれている。

　健康問題に取り組む家族にとって、疾患や治療に関する情報や、社会資源に関する情報は、家族が現状理解を深め、今後の見通しをもち、さらには自分たちが何をなすべきなのか具体的な方策を知る上で欠かすことができない。また、他の患者や家族の闘病や介護に関する情報を得ることで、療養や介護の具体的なヒントを得たり、患者・家族成員の孤独感が軽減され、情緒的な支えを得ることができる。

　このように、情報は家族にとって有益である一方、情報に振り回され、混乱し、気持ちがかえってかき乱されるというマイナスの影響をもたらすこともある。看護者としては、その家族が情報収集の方法を把握しているのか、どのようにして情報を収集しているのか、得た情報は家族にとって助けになっているのか、どのようにして情報を選び取っているのかに注目して、家族の情報収集の現状を把握しておきたい。

❿社会資源の活用状況

　家族が健康問題に取り組もうとするとき、家族のみで対応をはかろうとするのではなく、さまざまな社会資源を自分たち家族の問題解決のために有効に活用することは、重要な家族の対処である。

　看護者としては、その家族が、
　①どのようなサービスを活用しているのか
　②受けているサービスに対する満足度はどれほどか
　③今後、サービスを活用する意思はあるか
などについて常に把握しておきたい。

なお、社会資源の中には、近隣や友人・知人からの支えなどインフォーマルなサポートも含まれる。また、患者会や家族会といったセルフヘルプグループとのつながりが、患者や家族成員の大きな支えになっていることも少なくない。公的サービスのみならず、広くこのような社会資源とのつながりについても把握しておきたい。

（6）家族の適応状況

　家族の健康問題へのさまざまな取り組みの結果、その家族が適応状態に至っているのか、不適応状態にあるのか、あるいは大きな成長を遂げて高い適応状態に至っているのか、低い水準での適応状態であるのかを、①家族成員の健康状態の変化　②家族の日常生活の変化　③家族内の関係性の変化　によって把握する。

❶家族成員の健康状態の変化

　家族内の健康問題に取り組む過程で、家族成員にストレスによる身体的・精神的健康問題が発生したり、悪化がみられないかを捉える。例えば、患者を介護する家族成員が、腰痛や疲労感、食欲不振を訴えたり、介護に対する負担感や先行きの強い不安、抑うつ感情を抱いたりする場合には、過剰に適応しようとするあまり、結果的には不適応状態に陥っていると考えられる。

❷家族成員の日常生活上の変化

　健康問題に取り組むことによって、家族の日々の生活に大きな歪みが生じていないかを捉える。具体的には、①家族の生活リズム　②家族の生活の質　の2つの視点で検討する（表3-2）。

❸家族内の関係性の変化

　患者とその他の家族成員、あるいは他の家族成員間の関係性や深刻な緊張や葛藤が生じていないかを検討する。

表3-2　家族の日常生活をアセスメントする視点

1.　家族の生活リズム	家族全員の生活リズムに健康障害につながるような乱れはないか

- 24時間のタイムスケジュールを明らかにし、睡眠や食事といった健康を維持するために最低限必要な時間が確保されているか、自分自身のために使える時間がどの程度あるのかを客観的に捉える。
- 睡眠時間が十分に確保されていなかったり、息抜きの時間もない現状であれば、たとえその時点で家族に健康への影響が生じていなくても、その生活は極めて不安定な状態であると判断せざるを得ない。患者の回復を願う家族の気持ちが強いがゆえに、家族成員が無理な生活を送っていても負担感を自覚していない場合も多く、こうした客観的なアセスメントが重要となる。

2.　家族の生活の質	質は低下していないか

- 家族の食生活、団らん、余暇の過ごし方、消費生活といった家族内部の生活と、職場での付き合いや近隣・友人との交際といった家族の社会生活の変化を捉え、家族対処の一方で、家族の生活が犠牲となり、家族の生活の質が低下していないかを査定する。
- 家族の抱える問題の程度や時期によっては、家族の生活が犠牲となり、一時的に家族の生活の質に低下を来すことは避けられない。しかし、それが長期にわたって続いている場合には、家族の精神的・身体的健康に影響が及び、家族としてのまとまりを欠く結果にもなりかねない。看護者は、その家族が対処過程のどの時期にあるのかを考え、問題の性質を考慮しながら家族の生活の質の低下が、許容できる範囲のものであるか否かを判断する。

例えば、それまで良好な関係性を保っていたとしても、患者の発病を契機にして、家族成員が心配のあまり患者に過度に干渉する態度を取り、それを負担に感じる患者との間で緊張が高まることもある。また、介護する妻が、夫の支えが得られないと感じて不満を抱き、夫は妻が自分の努力を認めてくれないと怒りを感じ、両者の間に葛藤が生じる場合もある。このような関係性の歪みは、家族がもつ力を打ち消し、ますますストレスを累積させてしまうことにつながりかねない。このようなことが家族に生じていないかどうかに関心を注ぎ、援助の必要性を見逃さないようにしたい。

3 情報収集とアセスメントの方法

（1）個々の家族成員に関心を注ぐ

一単位としての家族を理解するためには、当然のことながら、その家族を構成する個々の家族成員に関心を向け、理解することが基本となる。特に、個々の家族成員の健康状態は、家族の対応能力を知る意味でも、また適応状態を把握して援助の必要性を判断する意味でも、掴んでおきたい情報である。現実的には、看護者がすべての家族成員に会えるわけではないが、だからといって、始めからその家族成員を視野から除外してしまうのではなく、会えない場合には、他の家族成員から間接的に情報を得るなどの工夫を重ねることが必要となる。

（2）個々から得た情報を家族の生活と関係性に再統合しズレに注目する

個々の家族成員に関心を注ぐことの大切さを述べてきたが、個々の家族成員に関する情報をどれほど詳細に把握しても、それだけでは一つの家族の姿は浮かび上がって来ない。

例えば、障がいをもち、ケアを必要とするわが子の世話は慣れている妻に任せ、夫は、仕事に精力をつぎ込み経済的に一家を支えるのが自分の役割だと考えているとしよう。しかし妻は、そんな夫が仕事に逃げているように感じ、積極的に育児に参加して欲しいと希望していたとしたら、それはこの家族にとって、何を意味するのだろうか。つまりそれは、夫の役割意識と妻の夫への役割期待にズレが生じており、両者の葛藤がいずれ顕在化する可能性があると判断できるのではないだろうか。

また同様に、例えば妻と子どもたちは、子どもの学校生活を中心とした生活リズムで、毎日午後7時頃に夕食をとり、早めに就寝するのに対して、夫はほぼ毎日深夜に近い帰宅だとしよう。個々の情報を個別に解釈すれば、妻と子どもたちの生活には何の問題もないと考えられるが、家族の生活としてこれらの情報を再統合してみると、そこには生活リズムのズレがあり、父親と他の家族成員との間のコミュニケーションや情緒的交流が十分にはかれない可能性が浮かび上がる。

このようにして、家族成員個々の情報を家族の関係性や家族の生活に再統合することによって、家族としての理解が可能になる。

4 情報収集の留意点

家族を看護するためには、これまで述べてきたような家族を理解するための情報が必要となる。しかし一方で、こうした情報は、患者や家族成員のプライバシーに関する極めて個人的な情報である。家族に関する情報収集は、家族のプライバシーに立ち

入ることによって、患者・家族成員の感情を傷つけ、看護者との関係性を悪化させる危険性と常に隣り合わせである。そのようなことから、ここでは家族に関する情報を収集する際の留意点について述べておきたい。

(1) ケアとしての情報収集であること

当然のことながら、看護者が患者・家族成員に行うすべての働きかけには、「看護」という意図が貫かれていなければならない。そして、情報収集においても、もちろんこの原則は変わることはない。つまり、患者や家族成員にとっては、看護者からの問いかけによって、自分たちの悩みや抱える問題をともに考えてくれる援助者が存在することがわかった、話したことで胸のつかえが取れたと感じ、安心感がもたらされたり、あるいは、看護者に話すことで、自分の考えや気持ちを再確認できた、自分たち家族の問題が整理されたと感じる機会でなければならない。

例えば、患者が救急搬送された場合を考えてみよう。患者に意識低下がみられる場合には、当然のことながら家族成員から情報を収集することになる。しかし、付き添っている家族成員も、突然の出来事を前に混乱し、情緒的な危機状態にあることが多い。このような場合に、家族成員から情報を聴取することで、かえってそれが相手にはストレスとなり、さらに混乱させてしまうのではないかと看護者が躊躇する気持ちを抱くこともあるのではないだろうか。

しかし、情報収集に当たって、「これから○○さんの治療に関して大切なことをお尋ねしますね。協力していただけますか」と声をかければ、「自分は何もできない、してやれない」と考えていた家族成員も、自分が患者にできる役割を見出し、家族成員のコントロール感覚を高めることができる。つまり、こうした声かけ一つで、単なる情報収集が相手にとってはケアになる。治療や看護に必要性から情報収集が必要だという看護者のニーズばかりではなく、それを相手のケアにどう生かすかを常に念頭に置きながら、情報収集にあたりたい。

(2) 基盤となるのは相手から相談してくれる関係づくり

情報収集において重要なのは、看護者から問いかけなくても、患者や家族成員が、困っていることや不安や疑問、あるいは家族の状況を看護者に話せる関係をいかに形成するかであろう。そのためには、看護者が、相手が「話してみようかな」と思えるような雰囲気をどれほど醸し出せているかがポイントとなる。具体的には、常日頃から患者の家族に関心を寄せ、家族成員と会ったときには、挨拶すること、声をかけること、少なくとも視線を合わせてアイコンタクトを取ることを常に心がけておきたい。こうした看護者の意図的な行為が相手に伝わり、相手も看護者に好感や好意を抱き、それが「話しやすさ」につながるのではないだろうか。日頃から家族には関心を寄せることもなく過ごしていて、業務上の必要性が生じたときに、にわかに家族から情報を得ようとしても、多くの場合はうまくはいかない。情報収集においても、やはり基盤となるのは、家族成員への関心に基づいた何気ないかかわりの意図的な積み重ねにあることを強調しておきたい。

（3）不用意にプライバシーに立ち入らない

　人は、誰しも他人には知られたくないことがあり、家族の中でも他の家族成員とは共有できない秘密を抱えている場合もある。それは、その人にとって、自分の存在をかけて守っていきたいと考えるほど、大きな意味をもつこともある。

　昨今、内縁関係や子どもを連れた再婚同士のカップルなど、家族の形態も多様化している。ある家族にとってみれば、家族構成を尋ねられること自体に心理的な抵抗が伴う場合もある。また、家族成員の中に、精神障がい者など、社会的にみて負の印象を伴う病気や障がいを抱えている者がいる家族にも、家族成員の健康状態を尋ねられることには抵抗感が伴う可能性がある。さらには、現在失業中であったり、子どもがニートである場合にも、家族成員の職業を尋ねられたくないという気持ちを抱いている場合もある。このように、看護者にとってみれば、差し障りのない範囲の情報のように感じても、ある家族にとっては、それは触れられたくない内容である可能性があることを十分に認識しておくことが重要である。

　そして、家族の情報収集にあたっては、そのような相手のプライバシーに関わることの重さを十分に認識し、情報収集することによって相手に不利益が及ばないような配慮と慎重な対応が必要である。

　なお、2005年4月には個人情報保護法が全面施行され、日本看護協会によって、「看護記録および診療情報の取り扱いに関する指針」（以下、指針とする）が策定されている。この指針をもとに、家族に関する情報を収集する場合の留意点について整理しておきたい。

❶情報収集の目的を明確にする

　先の指針では、情報収集の際は利用目的を特定することが明示されており、さらに、不必要な情報収集や個人的理由（個人的興味・関心、心配だから知っておきたい等の理由）による情報へのアクセスをしてはならない（5-2-1）[3]と記されている。

　情報の利用目的を特定するためには、これから得ようとする情報が何のために必要なのか、なぜ必要であるのかを、看護者自身が明確にしておくことが不可欠となる。例えば、患者が救命搬送され、生命の危機状態にある場合には、自宅の間取りや段差などの住居環境に関する情報は必要ないが、患者が歩行障がいを有した状態で自宅への退院が予定されている場合には、住居環境に関する情報が重要な意味をもつ。

　そもそも、情報は、家族が抱える問題を特定し、必要な援助を導き出すために収集するのであり、情報収集は、目的指向的なプロセスである。病棟や訪問看護ステーションで使用している情報収集用のフォーマットに従って、ただ漫然とそのフォーマットを埋めるために情報収集するということがあってはならない。

❷情報は段階的に把握する

　患者の病状も、家族の抱える問題や課題は、常に流動的である。例えば、救急搬送され、当初は生命危機状態にあった患者も、やがてその段階を脱し、手術が可能になり、やがてリハビリテーションへと治療も推移していく。そして、当初は激しい情緒的な混乱状態を切り抜けることに専心していた家族も、手術にまつわる意思決定が求められたり、自宅退院への準備を進めるなど、取り組む課題も変化していくであろう。そして、そのときどきによって、当然、必要となる情報も変化していく。

　先に述べたように、看護者が行う情報収集は、まさにそのものが援助でなければな

らない。そのためにも、そのときどきの家族のニーズに応じた段階的な情報収集が大切であると言える。家族のニーズを汲み取ることなく、フォーマットを埋めるためだけの一方的な情報収集、ましてや、看護者ではなく個人的な興味や関心から情報を得ようとすることは、家族を混乱させ、ときに不信感を与え、看護者と家族との関係性にマイナスの影響を与えることが少なくない。

❸情報収集の目的を伝える

先の指針では、情報収集のあり方として「利用目的を特定し、患者および情報提供者に明示すること（5-2-1）」[3]とある。

特に、直接的な診療契約関係にはない患者以外の他の家族成員に関する情報を得る場合には、事前に、なぜそれが必要なのかの説明がないと、それが患者の治療とどのような関係があるのかと患者や家族成員が不審に思うのは当然の反応とも言える。これから得ようとする情報が、具体的にどんな利益となって患者・家族成員に還元されるのかを、端的明瞭に伝えたい。

例えば、「ご家族の方にも負担のない介護の方法を一緒に考えたいので、介護されるご家族の方のことをうかがってもよろしいですか」「ご家族の方皆さんが納得できる方法を選べるようお手伝いしていきたいと思います。最初に、ご家族のことをお尋ねしてもよろしいですか」と伝えるのも一つの方法である。

❹プライバシーが保たれる環境で情報を収集する

家族構成や患者や家族成員の年齢、職業、これらすべてが重要な個人情報であり、その意味づけは、個々によって異なる。したがって、情報収集は、他の患者や家族に知られることのない環境下で行うことが重要である。

廊下での立ち話しや、大部屋のベッドサイドでこのような個人情報に関わることを尋ねても、患者・家族成員は、周りのことが気になって話す気にはなれないのではないだろうか。そして、このような看護者の振る舞いは、配慮のなさとして相手に受け止められ、むしろ「話したくない」という心理的な抵抗を生む結果となる。個人情報を大切に取り扱うことは、相手を尊重することでもある。相手のプライバシーを守るための十分な配慮を具体的に示すことで、相手の看護者に対する信頼も生まれ、意味のある情報を得ることができる。

❺利益と不利益を示し相手の情報開示に関する意思決定を促す

先の指針では、同じく情報収集のあり方について、「情報提供を拒むことができることを説明する（5-2-1）」[3]とある。

つまり、どこまで、どのような情報を開示するかは患者・家族成員の意思決定に依るのであり、そこに医療者のパターナリズムが働くことがあってはならない。本来、個人情報は患者・家族成員本人のものであって、本人の権利でコントロールされるべきものである。

この自己コントロール権を尊重することは、情報収集以前の援助の基本であろう。

5　家族像を形成する際の留意点―判断を適切なものにするために

家族を対象とした看護過程では、さまざまな情報からその家族の全体像、すなわち家族像を形成していくが、それは、看護者の認識というフィルターを通して情報を取捨選択し、情報の意味を推察していく過程でもある。看護者の判断が加わる以上、患

者・家族成員にとっての真実と大きく異なった家族像を形成してしまう危険性もある。そこでこの項では、家族像を形成するにあたって、可能な限り看護者の判断を適切なものとするための留意点について述べる。

（1）多様性を認め自己の家族に関する価値観を吟味する

看護者も、家族の中で育てられ、家族との関わりをもち、多くは家庭生活を営んでいる。自分が生まれ育った家族から、あるいは、現在の家族の営みから多大な影響を受け、看護者一人ひとりが、「これが家族」、「父親はこうあるべき、母親はこう」といった価値観や家族に対するイメージをもっている。そして、家族に対して抱いているイメージや価値観は、その人によって千差万別である。しかし、目の前の家族が、自己の抱いている家族のイメージとは大きくかけ離れ、自分が大切にしている価値観と異なった言動がみられたとき、自己の価値観というフィルターに気づかずに家族をみると、当事者にとっては問題ではない事柄も、あたかも問題であるように映りがちとなるのではないだろうか。

わが国の家族は、その形態においても、ライフスタイルや価値観、また家族内の役割分担のありようにおいても、まさに多様化が著しい。家族を家族たらしめているのは、お互いに家族であると自覚している情緒的な親密さのみであろう。そして、どのような家族であっても、そこに家族としての絆が存在する限り、生じた健康問題に家族として対応していく潜在的な力を秘めているのではないだろうか。そして家族が望んでいることは、援助者の価値観の枠組みに自分たち家族が押し込められることではなく、自分たち家族の独自のあり方が認められ、尊重されることであろう。

家族像を形成する過程では、看護者の判断が介在する以上、自己の価値観というフィルターを無にすることは不可能である。だからこそ、家族の多様性を認め、少なくとも自分がどのような価値観をもっており、どのように家族を判断する傾向にあるのかを常に吟味し、意識化しておくことが大切である。

（2）相手に確かめる

児のNICUに入院中に、母親の面会の足が遠のきがちになっていた事例について看護者は、母親は児が受け入れられず、面会によって母親に自責感や不安が募るため、児との距離を置いているのではないかと考え、母親に確かめてみたところ、母親は、面会に行っても児に何もしてあげられることもなく、むしろ医療者の邪魔になるのではないと感じて面会を控えていたという事例があった。もしも母親に確かめてみなければ、看護者は「自責感に悩み不安が強い母親」「赤ちゃんを受け入れられない母親」というレッテルを貼り、母親が積極的に自分の役割を求めていることや、医療者の動きを視野に入れて気遣っているといったプラスの側面を見逃していたであろう。

このように、看護者の推察は、常に相手の認識とはかけ離れている可能性があり、看護者の一方的な独りよがりの判断ではなく、「相手に確かめる」という作業が不可欠である。そしてそれは、単に判断を適切なものにするという意味合いだけではなく、確かめること、問いかけること自体が、看護者と対象との関係性を育み、それが一つの援助につながっていく。先の事例では、「面会に来ると、お母さんが自分を責めてつらくなっちゃうんじゃないかって心配してたの」という看護者の言葉に、母親は、「心

配してくれてありがとう。つらくなったときには相談するね」と応え、母親と看護者との関係性はより密接なものとなった。

　得た情報を相手にフィードバックしてその意味を確認することを、常に心がけておきたい。

（3）決めつけずに柔軟に修正する

　それぞれに異なった個性をもつ複数の家族成員から成る家族は、実にさまざまな顔をもっている。そして、患者の病状の変化に伴って、家族もまた変化し続ける存在である。患者の病状が比較的安定しているときの家族と、病状が悪化したときの家族では異なった様相をみせ、また患者が入院中のときと、自宅退院後でも、家族のありようは異なっている。つまり、そのときに看護者が捉えている家族は、その家族のほんの一面であり、看護者が描いている家族像は、常に修正を迫られていると言える。言い換えるならば看護者は、自らのアセスメントによって、ほんの仮説をつかんだに過ぎず、相手に問いかけたり仮説に基づいた援助を提供し、本当にその判断が正しかったかどうかを検証し、より確かな家族像を明確にして効果的な援助を模索していくのである。

　「この家族はこうである」「こうに違いない」と決めつけ、自らの判断に固執していたのでは、その後の援助を発展させることはできない。そればかりか、家族と看護者との関係性にズレが生じ、両者の関係性は乖離していくであろう。多様な側面をもち、刻々と変化する家族に応じて、自己の家族像を柔軟に修正していく姿勢が求められる。

（4）他のスタッフや職種とともに検討する

　家族が多面性をもち、常に変化する存在であればこそ、自らの家族との接点のみならず、他者が得ている情報を含めた総合的な判断が重要となる。担当医はもちろんのこと、病棟の看護師と訪問看護師、あるいは地域の保健師とがお互いに情報を交換し合ったり、福祉関係のスタッフと連絡を取り合うことも有効である。

　そして、事例によっては、患者や他の家族成員の同意のもとに、職場の上司や学校の担任、養護教諭らとも話し合うことが必要となる場合もある。それによって家族を総合的に理解できるばかりではなく、患者を含めた家族を中心としたヘルスケアのネットワークを形成することができる。つまりそれは、同じ援助の目標に向かって多くの職種がそれぞれの専門性を生かしながらその家族への援助を効果的に展開する基盤づくりにつながる。看護者は、援助の一貫としても、常に他職種から情報を得る開かれた姿勢をもっていたい。

　なお、多くの職種間で患者や家族成員の情報を共有する場合に、個人情報の保護には一層の留意が必要となる。もしも情報が第三者の知るところとなり、患者や家族成員が不当な社会的評価を受けるようなことがあってはならない。情報共有にあたっては、その目的を十分に説明し、当事者の承諾を得ることが不可欠である。

2 看護上の問題を明確化する

　必要な情報を収集し、家族像を形成したならば、次に、その家族はどの程度援助を必要としているのか、そして、必要としているならば、家族が抱えているのはどのような問題なのかを明らかにする。

　以下に、その方法について具体的に述べたい。

1 第1段階：援助の必要性を判断する

　健康問題を抱えている家族のすべての家族が同程度の援助を必要としているわけではない。積極的な介入が必要な家族もあれば、今現在のところ家族が効果的に対応できており、援助を必要としていない場合もある。マンパワーには限りがある医療現場で、より効率的に家族看護を展開するためには、援助を必要としている家族を特定することが求められている。具体的には、以下の2点で援助を必要としている家族を把握する。

（1）家族の適応状態に注目する

　家族の適応状態に注目し、深刻な不適応状態が生じていないかを把握する。言うまでもなく、家族成員の健康状態や日常生活、家族成員間の人間関係に大きな問題が生じていればいるほど援助の必要性は高いと言える。

（2）今後辿るであろう患者の変化と家族の対応能力とのバランスを検討する

　例えば、高齢の糖尿病患者が自宅で意識障害を来し入院したとしよう。入院後、血糖降下薬の内服からインスリン注射に切り替えることによって、血糖のコントロールは良好となり、患者の状態は安定し、妻も安心している。今現在は、患者、妻ともに問題は生じておらず、適応状態にあると考えられる。しかし、今後自宅退院が予定されているが、患者の視力は低下し、妻にも右上肢の痺れがあり、インスリン注射を行うことは難しい状況にある。つまり、今後患者に、自宅で安全にインスリン注射を継続するという課題を達成するために必要な家族の対応能力が整っていないと考えられる。このような場合には、今現在、不適応に至っていなくとも、今後、不適応状態に至る可能性は高い。このような場合には、近い将来の家族が不適応状態に陥らないための予防的な援助が必要となる。

2 第2段階：問題とその背景を明らかにし、問題の全体像を明らかにする

　その家族に援助が必要であると判断されたならば、次には、具体的にどのような問題があり、それはなぜ生じているのか問題の背景を探り、問題の全体像を明らかにする。

　事例をもとに考えてみよう。

＜事例＞糖尿病の母親と長女

Ａさん：一人暮らしの 66 歳の女性。夫は 20 年前に交通事故により死亡。長女は独身でＡさん宅から車で 1 時間半程度の距離で一人暮らしをしている。Ａさんには、72 歳になる施設入所中の姉がいるが、遠方でここ 2 年ほど交流はない。

15 年前に職場の検診で糖尿病を指摘され、近くの医院から、経口血糖降下薬の投与を受けていた。そして 1 年半前に、突然自宅で右足の力が入らなくなり、脳出血との診断で入院治療を受けた。入院中に食事指導を受け、退院後しばらくは、血糖コントロールは良好であった。現在、麻痺はほぼ回復し、一つひとつの動作に時間がかかるものの、日常生活に支障はない。しかし、HbA1c が 10.8%と高い値を示しており、身長は 146 cm、体重 70 kg、BMI は 32.8 kg/m^2 で退院後、体重が 10 kg 増加。それに伴って、膝の痛みを訴え、運動の必要性は理解しているものの、身体を動かすことが億劫になっている。

Ａさんは、元来社交的で手芸や陶芸、俳句など趣味も多彩。友人を自宅に招いたり、外出するなど付き合いの機会も多かったが、退院後はそのような気分にもなれず、現在は、ほとんどテレビを観て自宅で過ごす毎日。月に一度の受診と、週末に長女が車でスーパーマーケットに買い物に連れて行ってくれるのがほぼ唯一の外出の機会となっている。

Ａさんは、この 1 年間に体重が増加したこと、血糖コントロールが再び悪化したことについて、「頭ではわかっていても、落ち込んだりイライラしたときには、ついつい食べ物に手が伸びてしまって、いったん食べ始めると止められなくなってしまうんです」「食べた後は、すごく落ち込んで後悔するんですけど、やっぱりムシャクシャしたときには、食べてしまうんです」「何て我慢が足りないんだろう、自分がイヤでしょうがいないけど、食べてるときには、そんなことも忘れていられるからついつい食べちゃって」「娘はよくやってくれるけど、ときどき息が詰まりそうになる」「娘にいつも叱られてばっかり。情けないです」と話している。

なおＡさんは、前回の入院中に、介護保険サービスの活用を勧められたが、退院後、日常生活にほぼ支障がない状態にまで回復したため、要介護認定調査を受けていない。

長女：38 歳。会計事務所に勤務。残業も多く多忙であるが、退院後、週に 1～2 回程度、Ａさん宅を訪れ、買い物や他の家事を手伝っており、受診の際にもＡさんに同行している。長女は「几帳面な性格で、何でもきちんとしていないと気が済まない」と語り、Ａさんが困らないよう、1 週間分の献立を考え、食材は 1 回の食事に使う分量を量って冷蔵庫に収納している。この 1 年半、長女はほとんどの休日を実家通いに費やしており、「さすがに疲れが抜けない」「気持ちにゆとりがない」と話している。

受診時長女は、血糖値などのデータを詳しく医師に尋ね、高い値を前に、「母には決まった量以外、食べちゃダメだといつも言っているんですけど…」と困惑した表情を見せ、「先生や看護師さんからも厳しく言って下さい」と話している。そして面

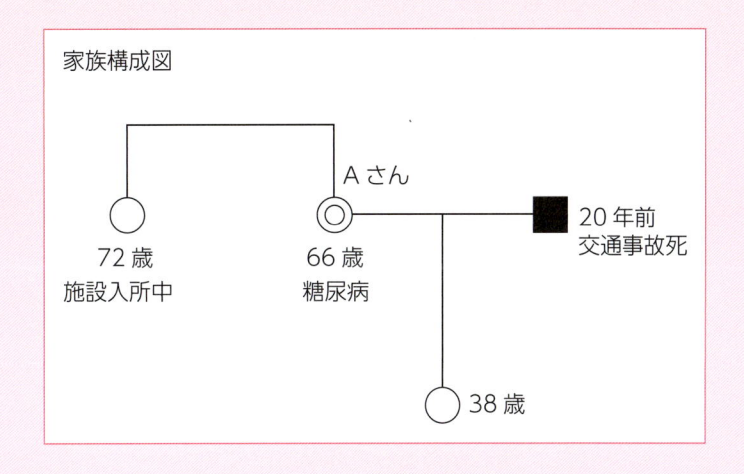

接の場では、むしろ痩せ形で、キビキビと家事をこなしていたAさんの若い頃の様子を語り、「こんな母親じゃなかったのに情けない」「とてもお母さん一人に任せておけない」「このままではまた倒れるのではないかと仕事も手につかない」「私にとってはたった一人の親。いつまでも元気でいてもらいたい」「まだ介護が必要な年じゃないのに」「世の中には、自分が頑張ってもどうにもならない病気もあるのに、糖尿病は、自分で気をつけさえすれば元気になれる病気。本当に情けない」「こんなに私が努力しているのにこれでは何にもならない！」と一気にまくしたて、「お母さんは意思が弱いの、甘えているのよ！」とAさんに強く攻め寄った場面もあった。しかし一方で、「娘にこんなに言われる母もかわいそうだと思うんです。私も、もう言わないでおこうと思うんだけど、でも、そのときになるとうまく気持ちが納められずに言わなくちゃいられなくなるんです」「言ってから、いつもあ～言わなきゃよかったって落ち込むんですけどね」とため息をついている。

　Aさんは、「娘は、本当によくやってくれる」「だからこの子には、ずっと言われっ放しなんです」とうつむき、「わかってはいるんだけどね…こう責められると、余計にイライラしちゃってね」と苦笑。「イライラして、余計に食べ物に手が伸びちゃう？」という看護師の問いかけに、わずかにうなずいていた。

　この事例について、家族の看護上の問題を考えてみよう。それには、現在、どのような不適応状態にあるのか、あるいは、将来起こり得る不適応状態を把握する必要がある。
　まずはAさんから検討してみよう。
　Aさんは、
　　①血糖コントロールの乱れ
　　②著しい体重増加
　　③膝関節痛の出現
　　④活動性の低下
　　⑤気分の落ち込み

といった問題を抱え、不適応状態にあると考えられる。そして、このままでは、糖尿病の合併症がさらに進行する危険性も抱えている。

そして、長女もまた、

①疲労の蓄積

②自己管理ができない母親に対する苛立ち

③母親がまた倒れてしまうのではないかという不安

④母親を責めてしまう自分自身に対する気分の落ち込み

を感じている。つまり、Ａさんも長女も、それぞれに不適応状態にあり、援助を必要としていると言える。

看護者としては、このような不適応状態が是正されるように働きかけたいところであるが、そのためには、なぜこのような不適応状態が生じているのか、その背景をさらに検討し、明らかになった背景要因にアプローチすることが必要となる。そこで、次に、なぜこのような不適応状態が生じているのか、個々の家族成員ごとに問題の背景を明らかにして、問題とその背景から、看護上の問題の全体像を明確にする。

まずＡさんになぜ上記のような不適応状態が生じているのか、その主たる背景には、イライラしたときには自分でも食べることをコントロールできない「むちゃ食い」があると考えられる。それではさらに、なぜＡさんは、「むちゃ食い」という対処に走っているのかをＡさんの発言の中から検討してみると、そこには、

①それ以外にストレスを発散させる方法がない

②自分は意思が弱く、自分で自分をコントロールできないという自己効力感の低下

③娘に支配されているようで息が詰まると感じるストレス

が存在すると考えられる。

また、長女は現在、細々と母親の世話を焼き、ときに責めるという対処を続けているが、それによって疲れが取れずに疲労が蓄積し、これほど自分が努力しているのにそれに応えてくれない母親への苛立ちが一層募り、一方で、母親が再度倒れてしまうのではないかという不安を募らせていると考えられる。それではさらに、なぜ長女はこれほどまでに細々と母親の世話を焼き、母親を責めてしまうのだろうか。長女の発言の中から検討してみると、そこには、

①母親に対する強い愛着

②生来の几帳面な性格

③母親は自己管理できないという認識

④自分がいなければもっと事態は悪くなるという認識

⑤責めたくなる気持ちをコントロールする方法がみつからない

という要因が存在すると考えられる。

つまり、図 3-2 のように、Ａさんの抱える問題を木に例えるならば、心身や生活に生じているさまざまな問題は、目に見える葉っぱの部分であり、それらを下支えしている対処があり、さらには、その対処を生み出している要因が存在している。そしてそれらが、互いに関連し合いながら、より問題が強化されていることがわかる。そして、家族は、家族成員が互いに影響を及ぼし合うシステムであることを考えると、長女がＡさんに細かく世話を焼き、「むちゃ食い」を責めることによってＡさんのストレスが高まり、Ａさんはますますむちゃ食いに走り、長女に責められることでＡさんは

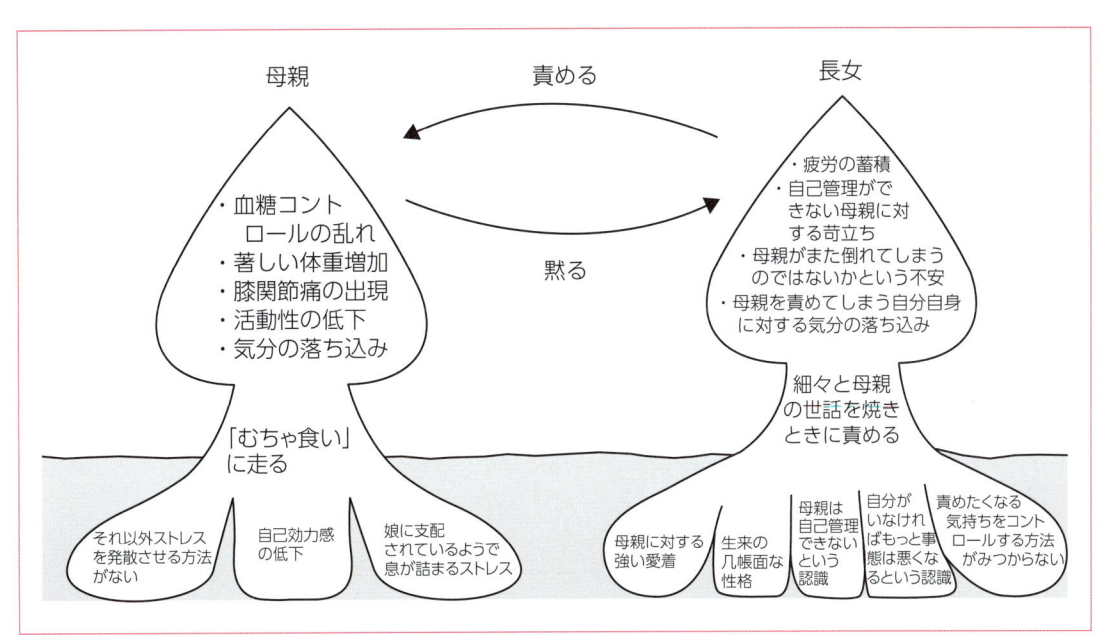

図 3-2 家族（Aさんと長女）の看護上の問題の全体像

何も言えなくなり黙ってしまう。すると長女はAさんをいっそう責めてしまうという悪循環が形成されていると考えられる。

　こうしたさまざま要因が絡まり合って、家族の問題が生じているのであり、的確な家族援助を導くためには、このような看護上の問題の全体像を俯瞰的に捉えることが重要である。

2 家族を対象とした看護計画の立案

　看護診断によって、その家族の問題の全体像が明らかになったならば、何を目標に、誰にどう働きかけるのか、計画を立案する段階に入る。

1 仮説を設定する

　まず最初に、家族の問題の全体像から、いくつかの仮説を設定する。一つの家族を対象とした援助仮説は、大きく①家族成員間の関係性に関する仮説と、②個々の家族成員に関する仮説の二つに大別して考えることができる。
　先の事例については、以下のような仮説が設定される。

1 家族成員間の関係性に関する仮説

①もしも長女の、Ａさんに細かく世話を焼きＡさんを責めるという対処が是正されれば、Ａさんのストレスは軽減され、むちゃ食いに走るという対処も少なくなるであろう
②もしもＡさんのむちゃ食いに走るという対処が是正されれば、長女の、Ａさんに細かく世話を焼き、Ａさんを責めることも少なくなるであろう

2 Ａさん個人に関する仮説

①もしもＡさんが、それ以外のストレスの発散方法を見出すことができれば、Ａさんのむちゃ食いに走るという対処は是正されるであろう
②もしもＡさんの、自己効力感の低下が是正されれば、Ａさんのむちゃ食いに走るという対処は是正されるであろう
③もしもＡさんの、娘に支配されているようで息が詰まると感じるストレスが軽減されれば、Ａさんのむちゃ食いに走るという対処は是正されるであろう

3 長女に関する援助仮説

①もしも長女の、母親は自己管理できないという認識が変化すれば、長女の、Ａさんに細かく世話を焼き、Ａさんを責めるという対処も是正されるであろう
②もしも長女の、自分がいなければもっと事態は悪くなるという判断に変化が生じれば、長女の、Ａさんに細かく世話を焼き、Ａさんを責めるという対処も是正されるであろう
③もしも長女の、Ａさんを責めたくなる気持ちをコントロールする方法が見出せれば、

Ａさんに細かく世話を焼きＡさんを責めるという対処も是正されるだろう

　このように、先の段階で明らかにした問題の全体像から、仮説を設定し、誰の何が変化すれば、どのような効果が期待できるのかを明らかにする。これらの仮説は、看護計画立案の最も基本的な枠組みである。

2 目標を設定する

1 長期目標と短期目標に分ける

　目標は、大きく長期目標と短期目標に分けて設定する。長期目標は、家族と看護者が到達したいと願う究極の目標であり、最終到達点である。先の事例で言うならば、「Ａさんが糖尿病のコントロールに自信がもて、長女がそれを安心して見守ることができる」ことが、長期目標だと言える。一方、短期目標は、長期目標を実現するために、ここ数日、ここ数週間、あるいは月単位で実現させる到達点である。短期目標には、当然、全体像から導いた仮説の内容がおおよそ含まれることになる。例えば、先の事例では、短期目標に含まれる内容として以下のものが考えられる。

① Ａさんのむちゃ食いの回数が減る
② Ａさんが、上手なストレスの発散方法をみつけることができる
③ Ａさんが、糖尿病のコントロールに関して、「何とかやれそうだ」という感覚がもてる
④ Ａさんが、長女へのストレスを感じることが少なくなる
⑤ 長女が、世話を焼きすぎず、Ａさんとの適切な距離を保つことができる
⑥ 長女が、Ａさんは自己管理ができるという感覚をもつことができる
⑦ 長女が、自分がいなくてもＡさんはやっていけるという感覚がもてる
⑧ 長女が、Ａさんを責めたくなる気持ちをコントロールできる方法を見出せる

2 家族と目標を共有する

（1）将来描いている目標を尋ねる

　目標は、看護者など援助する側が一方的に設定するのではなく、患者、家族成員自身が達成への動機づけが高まり、一つの希望となるような現実的な目標がもてるよう働きかけたい。それは、患者自身のセルフケア能力を引き出し、家族としてのセルフケア機能を高めることにつながる。そして、患者、家族成員とともに設定した目標を共有し、お互いの力を発揮し合って、目標達成に向けて協働できたとき、お互いのパートナーシップはいっそう強固なものとなる。

　具体的には、「今後、どのようになれるといいですか？」と患者、家族成員それぞれに、将来描いている目標を尋ねることから始まるであろう。すぐに「血糖値を安定させたい」「歩けるようになりたい」「独りでトイレに行けるようになって欲しい」など、明確な目標が返ってくる場合もあるが、中には、「もう、どうしようもない」「特にないです」と目標自体を描けない状態にある場合も少なくない。このような場合には、目

標そのものを描けるよう、働きかけることが必要となる。

（2）仮説を投げかけて目標を引き出す

　患者・家族成員が、将来の目標を現実的に描くことが困難な場合には、相手が目標を見出す手がかりとして、看護者が把握している仮説を患者・家族成員に投げかけてみるのも一つの方法である。例えば、先の事例では、「Aさんに合ったストレスの発散方法がみつかると、ついつい食べ物に手が伸びてしまう今の困りごとも減ってくるような気がしますが、いかがでしょうか」と看護者の仮説を提示してみる。これによって、目標の設定がより現実味を帯びたものとなり、患者、家族成員自身が描く「こうありたい」という姿が表出される場合もある。

　なお、目標は、他者から与えられたものではなく、患者、家族成員自らが望むものでなければ意味がない。看護者の仮説の提示は、あくまでも患者・家族成員が将来に目を転じ、目標を見出す一つのきっかけづくりにとどめ、看護者自らが考える目標に相手を強く引き込むことのないよう注意したい。

（3）現実的に達成可能な目標となるよう意見をすり合わせる

　目標、特に短期目標は、現実的に達成可能であることが求められる。患者、家族成員の状況から判断して、到底達成不可能であると思われる目標は、取り組む動機づけが得られないばかりか、達成できなかったという失敗体験が蓄積され、患者、家族成員の自己効力感の低下を招きかねない。いつまでに何を達成するのか、一歩一歩、確かな歩みを積み重ねられるよう、現実的な目標を設定したい。

　例えば、先の事例では、Aさんが、「発作的に食べてしまうクセをなくしたい」という目標を語ったとしよう。それは、Aさんの自己管理への意欲を示す発言であり、まずはAさん自身が目標を設定できたことを賞賛したい。その上で例えば、「どのくらいの期間、まずは頑張れそうですか？」と問いかけ、1週間なのか、あるいは10日なのか、相手が現実的に可能だと思える期間を設定するのも効果的である。

　なお、患者、家族成員が、医療者にとっては達成不可能であると思われる目標を望む場合も少なくない。例えば、患者の状況から判断して、自立歩行は困難だと思われるのに対して、家族が、「独りでトイレに行けるようになってもらいたい」と強く願う場合もある。このような場合、看護者は、家族の病状認識が不十分であり、医師から再度説明を受ける必要があると判断しがちである。もちろん、病状説明が十分に理解されていない場合もあるが、理解はできても、万が一の可能性を信じたいと願うのが家族であろう。そして、「いつか歩けるようになるかも知れない」という希望が、リハビリテーションの支えになることも多い。家族が抱く目標を否定せず、それは長期目標として共有しつつ、「それでは将来的に歩けることができるようになることを目標に、とりあえずこの1週間、ベッドの端に座れるようになることを目標にしてはどうでしょうか」と現実的な短期目標を設定し、家族の希望を支えつつ、今、可能な事柄に焦点を当てて患者、家族成員の力が発揮されるよう目標をすり合わせていきたい。将来のわずかな希望を保持しつつ、現実的な目標に取り組む過程の中で、やがて患者、家族成員は、自らの長期目標をより現実的なものに修正していくのではないだろうか。

3　対策をともに検討する

　長期目標、短期目標が明らかになったならば、その目標の達成のために、患者が成すべきこと、家族成員が成すべきこと、そして、それを看護者がどのように支援するのかを具体的に明らかにする。

　例えば、仮にAさんが、「この1週間、発作的に食べてしまうことのないようにしたい」という短期目標を共有したとしよう。そのためには、Aさん自身がどのような工夫や努力を払うのか、そしてAさんは長女や看護者に何を望むのか、また、長女はAさんをどのように支援するのか、看護者は何ができるのかを話し合って対策案をともに検討する。こうした過程は、対策案を作成するという意味合いのみならず、患者、家族成員が自ら問題に取り組むことを促し、共通の目標に向かって患者と家族成員がお互いの意見を交換し合うなど、家族間の意見調整の場ともなる。したがって、対策案をともに検討すること自体が、大切な家族援助の機会となる。

（1）問題を外在化する

　こうした患者や家族成員が直面する問題を話し合うときに有効なのが、問題を外在化するという手法である。

　例えばAさんは、落ち込んだりイライラしたときについつい食べ物に手が伸びてしまい、いったん食べ始めると止められなくなってしまうという自分の行動を止めたいと考えている。このような自分の行動に困惑し、止められない自分を恥ずかしく思い、食べた後にひどく落ち込むAさんと、「なぜ止められないのでしょうか」「どうしたら止められるでしょうか」と話し合うと、Aさんは、まるで自分が責められているように感じ、下を向き、口を噤んでしまうのではないだろうか。しかし、Aさんの中に、「くいしん坊」、「むちゃ食いクン」がいると捉え、Aさん、長女と看護者で、「一緒にAさんの中のむちゃ食いクン退治をしましょう」とともに解決を目指していけば、Aさんは自尊心を傷つけられることなく、また自分の困った行動を、距離をとって見つめることができるのではないだろうか。この外在化や後段に述べる例外を探す手法は、家族療法の歴史的展開の中で生まれた解決指向アプローチ[4,5]（ソリューション・フォーカスト・アプローチ）の一つの手法であるが、こうした手法を日常の患者、家族成員とのかかわりの中にうまく生かして、解決を支援していきたい。

（2）例外を探す

　例えば、長女が、「イライラしてつい母を責めてしまう自分のクセを直したい」と短期目標を挙げたとしよう。具体的な対応策を考えるとき、「それでは、どのようなときにイライラして責めてしまうのですか」と問いかけたならば、「母が食事療法を守らないとき」「母がむちゃ食いをしたのをみつけたとき」という答えが返ってくることが予測される。このような答えを引き出した先にあるのは、「Aさんのむちゃ食いが直らない限りは仕方がない」という結論であろう。しかしそれではAさんのみに責任を覆い被せてしまうことになり、長女が主体的に取り組む道は閉ざされてしまう。

　長女は確かに、イライラして母親を責めてしまうことも多いが、常に母親を責めているわけではなく、たとえAさんの自己管理が不十分だとしても、母親を責めないで

支えていることもあるのではないだろうか。「責めてしまう」ときの状況を問いただすのではなく、「責めずにいられるとき」の状況を詳しく尋ねてみると、そこに今後の問題解決に向けた鍵が隠されていることも多い。「自分に余裕のあるときには、あまり厳しく責めないように思います」と答えが返ってくるようであれば、「自分が余裕があるとき」とはどういう状況なのかを引き出し、そのような状況をなるべくつくり出す努力をすることが、長女にとって最も取り組みやすい方法だと言える。

このように、相手が正したいと考えている問題が起こらない例外に着目し、その例外がより多く起きるよう促していくことも一つの方法である。

（3）看護者の考える対策案を提案する

こうして、患者、家族成員それぞれが、自分たちの目標の実現に向けて取り組むことを検討し対策案を明らかにしていくが、具体的な対策案を明確にする段階では、看護者側からの専門家としての提案も重要である。

例えば、Aさんは、むちゃ食い以外にストレスを発散する方法がなく、長女と距離が取れず、ますますストレスが増強するという悪循環にあると考えられる。そしてAさんは、現在、友人や近隣の人々など、他者とのかかわりがほとんどない状況にある。外部とのかかわりのない閉鎖された環境が、ますますAさんのストレスの発散を妨げていると考えられる。Aさんのストレスの発散の機会となり、長女との距離を保つためにも、可能な限り外部との接触をより豊かなものにする必要があると考えられる。Aさんは、現在、友人や知人との関わりを億劫に感じているようであるが、元来Aさんが多趣味で社交的であることは、一つの強みでもある。Aさんが自宅に閉じこもらず、外部に自分の居場所をみつけるとともに、そこで食事療法の指導や管理が受けられれば、Aさんのストレス発散につながり、むちゃ食いに走る回数も減っていくのではないだろうか。そして安心できる外部のサポートが存在することで、長女も安心し、「自分がいなければ事態はもっと悪くなる」という認識にも変化が生まれ、長女もAさんと距離を保てるようになるのではないだろうか。

看護者としては、要介護認定を受け、デイサービスや訪問看護や訪問栄養指導などの外部サービスを活用するよう働きかけることが必要であろう。

（4）看護者自らが何を成すべきかを明らかにする

患者、家族成員が、目標達成に向けてどのような行動を起こすか、継続するかが明らかになったならば、看護者自らが具体的にどのようにそれを支援するのか、具体的な行動を計画する。

例えば先の事例で言うならば、Aさんの「むちゃ食いクン」を退治し、長女の「イライラして母親を責め立てる」行動を修正するために、デイサービス等の外部サービスの活用をすることとなったとしよう。Aさん、長女が要介護認定の調査を市町村の窓口に申請し、可能な限り早期にサービスを受けられるような支援が必要であろう。また、Aさんや長女の希望に応じたデイサービスが受けられるよう、医師やケアマネジャーとの連携も欠かせない。こうした支援を、誰がどのように実施するのかは、その医療機関のシステムによって異なるが、モレやオチがないよう、計画を立案し、Aさん、長女に十分に説明し共有しておきたい。

なお、こうした一方で、月に一度の受診の際に、看護者としてどのような支援を継続していくのかも具体的に明らかにしておく必要がある。Ａさんの血糖コントロールの状況を血液検査でモニタリングしつつ、その間の様子をＡさんと長女と話し合い、新たな問題が生じていれば、対策を話し合うこと、このような支援を積み重ねて目標の達成まで、継続的にかかわることを、Ａさんと長女に伝え、共有しておくことが必要であろう。

3 渡辺式家族アセスメント／支援モデルの概要

　これまで、家族看護アセスメントや家族看護診断の方法について述べてきたが、家族に関するさまざまな情報から家族の全体像やニーズを導き出し、援助方法を導き出すための家族アセスメントモデルが、国内外で開発されている。ここでは、第 2 章で解説した家族適応の二重 ABCX モデルを主たる概念枠組みにした渡辺式家族アセスメント／支援モデルについて詳述する。

1 渡辺式家族アセスメント／支援モデルとは

　渡辺式家族アセスメント／支援モデルとは、援助者が、対象者（患者、療養者、利用者、当事者等を含む。以下対象者とする）・家族成員との関わりに困った場面や時期に、いったい何が起こっていたのか、ことの全容を明らかにし、援助の方策を導き出すための援助者の思考過程をモデル化したものである。

2 渡辺式家族アセスメント／支援モデルの開発の経緯

　開発者のひとりである渡辺は、1997 年から、主に看護職を対象としたコンサルテーション活動を実施してきた。関わりに困難を感じた事例の相談が増えるにつけ、援助者がもっている対象者・家族に関する膨大な情報をどのように整理したら、悩んでいる問題の核心に行き着くことができるのか、情報を整理して、起こっている現象の全体像を明らかにするツールの必要性を痛感するようになった。こうして生まれたのが渡辺式家族アセスメント／支援モデルである。

3 渡辺式家族アセスメント／支援モデルの 3 つの特徴

1 援助に行き詰まりを感じた場面や時期を特定した分析ツールである

　このモデルは、援助者が関わりに困難を感じている、あるいは過去に感じていた事例を分析するためのツールであり、分析の焦点は、援助者が感じている（た）、対象者や家族成員との「行き詰まった関係性」に焦点が当てられる。そして、これらの関係性

は、常に流動的であり、変化していくプロセスである。

　同じ事例であっても、例えば入院直後の対象者・家族成員の関係性と、退院前の対象者・家族成員との関係性は異なっていることがあり、漠然とその事例全体を取り上げても、「あのとき、どのように援助すべきだったのか」を捉えることはできない。どの事例の、どの時期、どの場面のことを検討するのか、時期や場面を特定して取り組むことが、このモデルの特徴の一つである。

2　援助者自身をも分析対象とする

　広く対人援助職が対象者や家族をアセスメントする場合、通常その対象となるのは、援助を受ける側の人々に限定されている。しかし、援助者がかかわりに困難を感じている現象は、対象者や家族成員単独で生じているのではなく、援助者との関係性の中で生じている。したがって、援助に行き詰まりを感じている場面に何らかの変化を起こそうとするならば、まずは援助者側の変化が必要となる。

　このようなことから、本モデルは、援助者自身をも分析対象としている。

3　個々の理解から関係性へと視点を拡げるツールである

　本モデルは、援助者が、対象者・家族成員とのかかわりに困った場面や時期に、いったい何が起こっていたのか、ことの全容を明らかにしていく思考過程を示している。そしてその思考のプロセスは、対象者、個々の家族成員、援助者といった個々を理解することから始まり、二者関係を明らかにし、そして全体の関係性を浮き彫りにするという段階を経ていく。

4　渡辺式家族アセスメント／支援モデルの思考過程を可視化したシート

1　構成

　渡辺式家族アセスメント／支援モデルによる思考過程を可視化するシートが開発されている[6]。具体的には、①事例情報シート、②人間関係見える化シート、③支援方策、実施、評価シートであり、これを活用することにより、情報収集からアセスメント、計画立案、実施、評価という一連の看護過程が記録できる。

　なお、これら3部構成のシートの中でも、本モデルの柱となるのは、「渡辺式」シートⅡ：人間関係見える化シートである。このシートに沿って検討を深めることにより、行き詰まりを感じていたその場面、その時期に、いったい何が起こっていたのかを俯瞰することが可能となる。

2　シートの活用方法

　このシートは、対象者・家族にかかわっている（た）チームメンバーで、思考過程を共有するためのシートである。したがって、事例検討会やカンファレンス、あるいは、コンサルテーションの場での活用が効果的である。

5 渡辺式家族アセスメント／支援モデルの思考過程

本モデルにおいては、以下の5つのステップを経て事例を分析する。

ステップ1：検討場面の明確化
    検討場面・時期と分析対象を決める
ステップ2：対象者・家族成員・援助者の言い分（ストーリー）を検討する
ステップ3：対象者・家族成員・援助者の関係性を検討する
ステップ4：パワーバランスと心理的距離を検討する
ステップ5：これまでの分析をもとに、支援方法を考える

6 事例を用いた解説

先に述べた5つのステップの実際を、事例で解説する。

1 事例紹介

（1）家族構成（図3-3）

91歳の夫（M男さん・要介護2）と86歳の妻（Y子さん・要介護5）の二人暮らし。5年前に、それまで夫婦で暮らしていた自宅からサービス付き高齢者向け住宅に転居していたが、3年前に妻が脳梗塞で倒れ、現在の医療対応型有料老人ホームに入居した。しばらく夫は、サービス付き高齢者向け住宅で独り暮らしをしていたが、車いす生活となり誤嚥性肺炎を繰り返すなど体力低下がみられ、1週間前に妻と同じ施設に入居した。現在夫婦は、同一施設の別々の部屋に入居中である。

二人の間には、長女、次女の二人の娘がいる。長女（60歳代）は、車で30分の隣市在住。フルタイムの仕事をしており、家庭がある。ケアマネジャーとの窓口になるなど、M男さん、Y子さんのキーパーソンを務めている。次女は、電車で4～5時間の

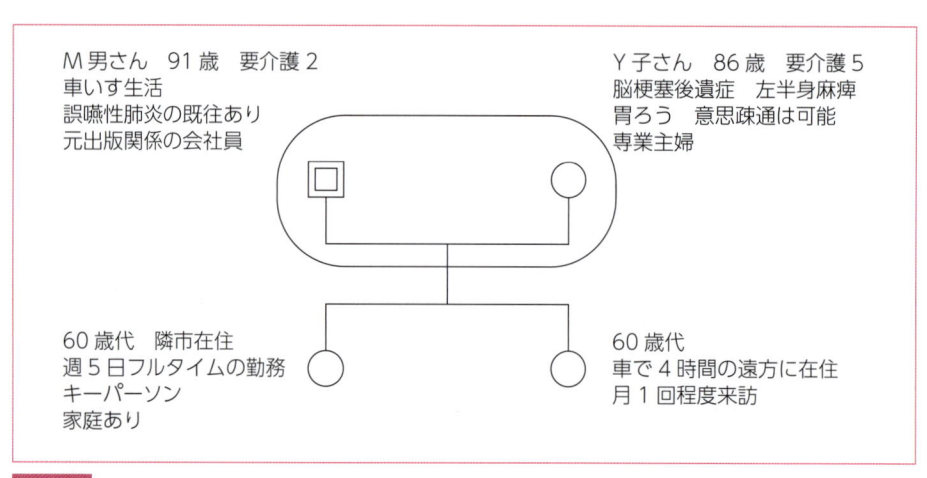

M男さん　91歳　要介護2
車いす生活
誤嚥性肺炎の既往あり
元出版関係の会社員

Y子さん　86歳　要介護5
脳梗塞後遺症　左半身麻痺
胃ろう　意思疎通は可能
専業主婦

60歳代　隣市在住
週5日フルタイムの勤務
キーパーソン
家庭あり

60歳代
車で4時間の遠方に在住
月1回程度来訪

図3-3　家族構成

遠方に居住。月に1回程度は両親の元を訪れている。

❶ M男さん

　長女によれば、若い頃から怒りのコントロールが苦手であったとのこと。長女が物心ついたときから、妻への言葉の暴力が絶えず、亭主関白そのものであった。出版関係という元の職業柄、読書が唯一の趣味であったが、それも最近では「本を読んでも頭に入ってこない」とのこと。もともと、人付き合いが苦手で、集団の中にいることを好まない。酒好きで、今も晩酌を欠かさない。

　妻の脳梗塞発症に伴い、はじめて夫婦が別々に暮らすこととなった。「寂しい」「気分がふさぐ」と娘たちに事あるごとに訴え、妻の施設が空くのを待っての入所であった。

❷ Y子さん

　21歳で結婚。以来、夫の言葉の暴力を受け続けてきたとのこと。夫の暴言に対しては、半ば諦め、受け流すように対応してきたという。専業主婦であった。

　3年前に脳梗塞で倒れ、急性期病院、回復期リハビリテーション病院を経て、現在の施設に入居となった。脳梗塞の後遺症により左半身の麻痺がある。食事は、昼食のみ経口摂取であり、朝、夕は、胃ろうからの注入である。意識レベルは変動が大きいが、調子のよいときには、ほぼ支障なくコミュニケーションを交わすことができる。

　入所後は、若い介護スタッフとの触れ合いをとても喜び、穏やかに過ごしていた。今回の夫の入居に関しては、「まぁ仕方がないね…」と話し、夫の入居後は、「疲れる…」とぐったりした様子がみられる。

（2）対応に困った場面

　M男さんの入所後1週目の昼食場面でのことであった。ある看護師が、Y子さんと他の入所者の2人を受け持ち、交互に食事の介助をしていた。

　それを見たM男さんは、「何をボヤボヤしとるんだ！そんなことじゃ、Y子が食べられんじゃないか。バカモノ！」と大声で担当看護師を怒鳴りつけた。他の入所者の視線が一斉に集まり、食欲を失くして食事を切り上げる人もいた。看護師は、驚いて身体を固くしたY子さんの肩をさすり、Y子さんはひきつった表情で看護師にしがみつくような仕草を見せた。看護師も、他のスタッフも、咄嗟のことにどう声をかけたらよいのか言葉がみつからなかった。

　これに先立つこと数日前も、食事介助中にY子さんがむせた場面があった。M男さんは、「オイ！」とすかさず看護師を睨みつけ、看護師は対応に困惑。スタッフの中には、威圧的な雰囲気を醸し出すM男さんに苦手意識が募っている。

　その日の午後、スタッフでカンファレンスをもち、特に今後のM男さんの対応について話し合うことにした。M男さんもY子さんも、人生の最晩年、残された日々を穏やかに過ごしてもらうには、どうしたらよいのか、特にこのようなことが今後も繰り返されることも考えられ、具体的な対応について明らかにしたいというスタッフの気持ちが高まっていた。

（3）分析の実際

❶ステップ1：検討場面の明確化　検討場面・時期と分析対象を決める

　検討場面は、入所後1週間目、M男さんが食堂で看護師を怒鳴りつけた場面とした。

　分析対象は、看護師（その場にいたスタッフを含む）、M男さん、Y子さんの3者とした。

❷ステップ2：対象者・家族成員・援助者の言い分（ストーリー）を検討する

　それぞれの言い分（ストーリー）は、困りごと、対処、背景の3点から検討する。すなわち、その人がそのとき、何に困り、どう対処したのか、その対処を生み出している背景は何なのかをその人の立場に立って検討し、そうせざるを得なかった各人の言い分（ストーリー）を考える。

　特に背景においては、身体的、精神的、経済的なそのときの状況の他、その人物のパーソナリティー、これまでの生き方、あるいは家族の発達段階や長年にわたる家族のパワーバランスや役割意識、社会性などの視点から検討することで、その人物の言い分（ストーリー）がより豊かに浮かび上がってくる。

ア．M男さん

困りごと：Y子さんを看護師が大切に扱っていないと感じること

対処：看護師を怒鳴りつける

背景：・新しい環境に移ったことでのストレス

　　　・妻以外のことに関心が向かない、やることがない

　　　・怒りのコントロールが苦手だというもともとのパーソナリティー

　　　・夫として、妻を守らなければならないという役割意識

　　　・妻の体調を気遣う気持ち

　　　・あとどれくらい妻といられるのか、妻を失ったら生きていけないというほどの強い不安

　　　・他の入所者など、全く周囲のことが見えていない

こうしたことから、M男さんの以下のような言い分（ストーリー）が明らかになった。

　つまり、Y子さんが大切に扱われていないと感じたM男さんは、新しい環境に移ったことによるストレスや、妻以外に関心が向かない現状、あるいは、もともとのパーソナリティー、さらには、夫としての役割意識や妻に対する愛着、先行きの不安や怒り、不安に裏打ちされた視野の狭さなどが相まって、看護師を怒鳴りつけるという対処になった。

イ．Y子さん

困りごと：夫が人前で怒鳴り皆を困惑させたこと

　　　　　怒鳴る夫に対する恐怖感

対処：看護師に助けを求める

背景：それ以外に身を守るすべがない

　　　夫の暴言に受け身の姿勢を貫いてきた長年の夫婦関係

こうしたことから、Y子さんの、以下のような言い分（ストーリー）が明らかになった。

　つまりY子さんは、夫が人前で怒鳴り、恐怖感を感じるとともに、皆を困惑させたことにも困っており、その場でそれ以外、自分の身を守るすべがなく、夫の暴言に受け身で耐えてきた長年の夫婦関係から、夫に抗議するそぶりはみせず、看護師に助けを求めるという対処を行った。

ウ．看護師

困りごと：M男さんが突然怒鳴ったこと

対処：Y子さんを守り怒鳴られたことについては無言でやり過ごす

背景：Y子さんを守らなければという気持ち

　　　咄嗟にどう声をかければいいかわからなかった

　　　下手に言葉をかけて怒りをかいたくないという気持ち

　　　とにかく入所者の食事を優先させなければという判断

　　　タイミングを失ってしまった

こうしたことから、看護師らスタッフの、以下のような言い分（ストーリー）が明らかになった。

　つまり看護師らスタッフは、M男さんが突然怒鳴ったことに困っていたが、しがみつくような仕草をみせたY子さんを守らなければならないし、咄嗟にどう声をかけたらよいのかわからず、また下手に言葉をかけて怒りを買いたくないという気持ちもあり、とにかく入所者の食事を優先させなければならないという気持ちが先に立つにつれ、タイミングを失して、Y子さんを守りつつ、M男さんには無言でやり過ごすという対処となった。

❸ステップ3：対象者・家族成員・援助者の関係性を検討する

　ステップ2までは、分析の対象とした個々の登場人物の立場になりきり、それぞれの言い分を検討したが、ステップ3では、個々の登場人物全体を俯瞰し、それぞれの関係性を検討する。

　この検討場面における3者の関係性は、図 3-4 のように表すことができる。

　すなわち、M男さんとスタッフとの関係性は、M男さんが「怒鳴る」、スタッフが「やり過ごす」という関係であり、看護師がやり過ごしているので、M男さんの「怒鳴る」という行動には歯止めがかからず、両者は悪循環である。

　また、M男さんとY子さんとの関係性は、M男さんがY子さんを脅かし、驚き困惑したY子さんはM男さんから逃げをうつ関係性である。M男さんとY子さんの関係性も悪循環に陥っていると考えられる。

　さらに、看護師とY子さんの関係をみると、Y子さんは看護師に身をゆだね、看護師はY子さんを護ろうとし、Y子さんとスタッフは、「求める−応じる」という両者が強まる関係にあった。

　すなわち、ステップ3の関係性の分析からは、M男さんと看護師、M男さんとY子さんの間に悪循環がみられ、これらの悪循環を是正する必要がある。支援を考える

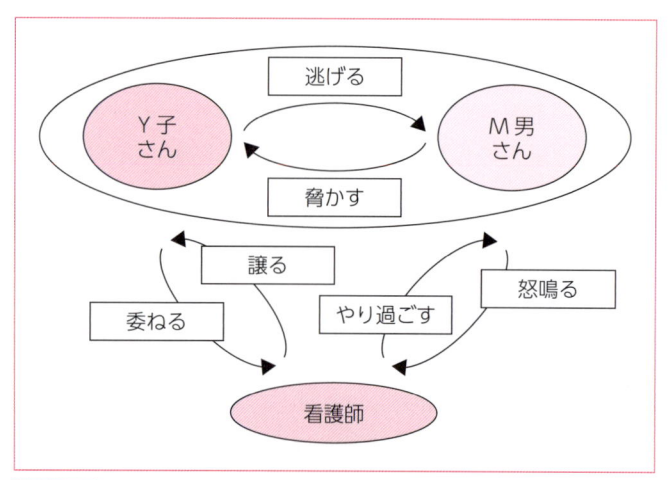

図3-4 M男さん・Y子さん・看護師の関係性

ためには、まずは、この状況を生み出している看護師が、M男さんとの間の悪循環を是正するにはどうしたらよいのかを検討する必要がある。そこで、さらに詳細にM男さんと看護師との関係性を詳細に検討するため、ステップ4の検討に入る。

❹ステップ4：パワーバランスと心理的距離を検討する

　援助者と家族成員、家族成員間の悪循環を望ましい関係性へと是正をはかるためには、両者にどのような関係性の歪みがあるのをさらに検討する必要がある。そこで、互いに尊重し合って共通の課題達成を目指していく本来のパートナーシップを基本とし、そこからどのように逸脱しているのかをパワーバランスと心理的距離の両者から検討するのがステップ4である。

ア．パワーバランス（図3-5）

　ここで言うパワーとは、その個人が課題を解決するために相手に向けている、関心や期待、信頼感、好意やときに敵意などを含む情緒的エネルギーを指す。

　パートナーシップが形成されている場合には、両者のエネルギーのレベルが適正なラインで釣り合っているが、相手をコントロールしようというエネルギーが双方高い場合は、抗争関係に、また両者が低い場合には、諦めの気持ちから課題の先送りが起こり、課題の解決には至らない。また、一方のエネルギーが高く、一方のエネルギーが低いなど、両者が不均衡である場合には、支配・被支配の関係性となり、やはり適切な課題の解決には至らない。

　なお、エネルギーが高いように感じられる場合も、それが課題を解決する建設的なエネルギーではなく、内心の不安をカモフラージュする負のパワーであることも少なくない。このような「見せかけのパワー」と「課題に向き合うパワー」を分けて考えることが大切である。

イ．心理的距離

　対象者・家族成員と援助者がパートナーシップを築くためには、互いの間に、適切な心理的な距離を保持しておくことが重要となる。この心理的距離が適切に保てず、

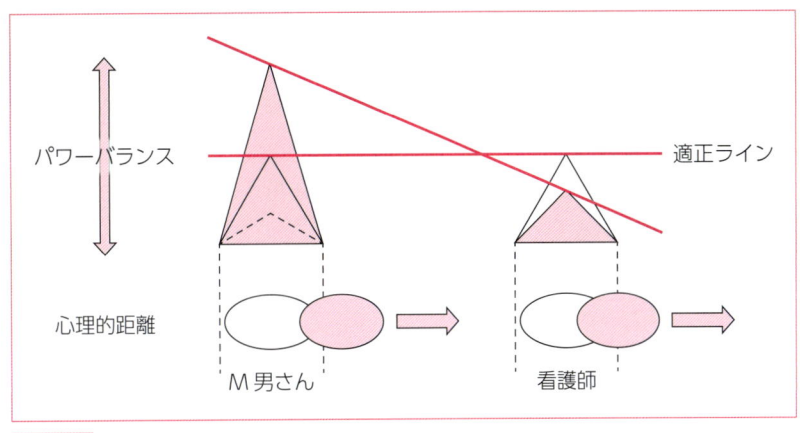

図3-5 M男さんと看護師とのパワーバランスと心理的距離

近づき過ぎてしまう場合には、相手にストレスや圧迫感を与え、また遠ざかっている場合には、関係そのものが成立し難い。そしてこの心理的距離は、遠ざかったり近づいたり、常に流動的である。

　この検討場面におけるM男さんと看護師とのパワーバランスと心理的距離は、図3-5のようである。すなわち、M男さんのパワーが高いが、それは内心の不安を示したみせかけのパワーであり、課題を解決しようとするパワーはむしろ低くなっている。一方で、看護師は突然M男さんに怒鳴られ、戸惑い、狼狽して、M男さんに向けるパワーは低くなっていたと考えられる。
　また、心理的な距離においてはM男さんが看護師に迫り、看護師はM男さんからむしろ遠ざかろうとする変化が生じていたと考えられる。

❺ステップ5：これまでの分析をもとに、支援方法を考える
ア．支援の方向性
　これまでの分析をもとに、支援の方向性を検討すると、大きな支援の方向性としては、

a．M男さんと看護師の悪循環の是正をねらいとして、パワーバランスと心理的距離の乱れを整える
b．パートナーシップを再構築し、改めて課題を共有し今後の方向性を話し合う
という大きな二つの柱が明らかになる。

　そして、変化を引き起こすにあたっては、「相手を変える」ことよりも、常に援助者側が先に変化し、その影響によって相手の変化を引き起こすことを原則とする。

イ．具体的な援助方策
　このような援助の方向性に沿って、具体的な援助方策を考えると、

a．M男さんと看護師の悪循環の是正をねらいとして、パワーバランスと心理的距離の乱れを整えるためには、
ⅰ．看護師のパワーを上げる

ⅱ．M男さんの見せかけのパワーを下げる

ことが必要となる。

ⅰ．ⅱ．それぞれについて、具体的には、以下のような方策が考えられる。

ⅰ．看護師のパワーを上げるために

・家族と起こった出来事を共有し、M男さんとY子さんの穏やかな日常のための対応を相談する

・居合わせたスタッフで、困惑した感情を受け止め合う

・M男さんの激高しやすい性質を、「生き方のクセ」「生きるエネルギーの現れ」だと見方を変える

・M男さんは妻を守りたい一心であり、怒りは攻撃ではなく不安の訴えだと受け止め方を変える

・入所間もないストレスがM男さんの苛立ちを強めたのではないかと予測を立ててみる

・スタッフの動揺を敏感に感じるY子さんに、不安や心配を抱かせないようにしようと視点をY子さんに移し、姿勢を立て直す

ⅱ．M男さんの見せかけのパワーを下げるために

ステップ2で検討した、M男さんの「看護師を怒鳴りつける」という対処の背景に注目し、その中でも、支援によって変化させることが可能なものに働きかけることが必要となる。

すなわち

・Y子さんを夫として守らなければならないというM男さんの気持ちを受け止める

例）「いつも奥さんのことを心配していらっしゃるんですね」

　　　「気になりますよね。奥様のこと」

　　　「奥様への愛情、本当にすごいです！」

・M男さんの怒りをユーモアで受け止める

例）「あらら、ずいぶん大きな声が出ましたね」

　　　「発声練習、完了ですね」

・M男さんが周囲の状況に目が向くように働きかける

　　　「まぁ、少し落ち着きましょうか。みなさんもびっくりしてますよ」

・M男さんの気持ちが収まったところで、Y子さんの嚥下機能の応じた食事介助の
　ペースを大切にしていることを伝える

b．パートナーシップを再構築し、改めて課題を共有し今後の方向性を話し合う

以下のことをM男さんと話し合う

・入所してから現在に至るまで、改めて気になっていることや不自由を感じていることはないか

・食事のときのテーブルに座る位置について

・M男さんのY子さんへの関心の集中を他に分散させるための日中の過ごし方について

＜実施状況とその後の経過＞

　その後も M 男さんは、何度か看護師の Y 子さんへの対応が悪いと声を荒げることがあった。しかしその都度、スタッフが声をかけ、いら立ちや不安を受け止め、ユーモアで緊張を緩和する関わりを続け、M 男さんの怒りをやり過ごすことはなくなった。日中、退屈だと訴える M 男さんにデイサービスを勧め、週 3 回、施設外へ通うようになり、M 男さんは週単位での生活リズムもできてきた。また、食事時は Y 子さんの様子が一部始終見える位置よりも離れてゆっくり食事を摂りたいと希望したため、Y 子さんとは離れた位置に座るようになった。M 男さんがデイサービスに通い、食事時も離れていることで両者の物理的な距離がとれ、Y 子さんは始終 M 男さんに監視されているような緊張感から解放された。Y 子さんの食事量も増え、表情も和らいで、夫婦で穏やかに過ごす時間も増えていった。3 ヵ月後、M 男さんも Y 子さんも、「今の生活に慣れ、夫婦でここで最後の時間を穏やかに過ごしていけそうだ」と語った。

　M 男さんから言葉の暴力を受け、その都度「やり過ごす」という対処を繰り返してきた Y 子さんは、M 男さんから一時的に離れて医療対応型有料老人ホームに入所し、M 男さんと離れたことで、穏やかな生活を送ることができていた。しかし、M 男さんの入所によって、長年の夫婦の関係性が再びあらわになり緊張が生じたが、看護師らスタッフが M 男さんのパワーを下げ、M 男さんの生活を整えたことにより、両者の距離が程よく調整され、夫婦の関係性を良好に保つことができるようになった。看護師らスタッフの介入は、夫婦としての完結を支える支援でもあったと考えられる。

家族看護方法

　立案された看護計画に添って、次は援助を行う段階に入る。

　具体的な援助方法を述べる前に、援助に対する基本的な考え方を整理しておきたい。それは、家族のセルフケア機能を高めるという看護援助の目的を達成していく主体は家族自身であって、援助する看護者ではないということである。つまり、看護者が家族を変化させるのではなく、家族自身が変化していくような条件を整えることが看護者の役割なのである。

　家族のセルフケア機能とは、その家族が主体的に健康問題に取り組まないかぎり獲得できないものであり、家族になり変わって他者が家族を操作したところで、それは一時的な変化であり、真の意味で家族のセルフケア機能を向上させることはできない。

　この家族の主体的な問題への取り組みは、深刻な問題を抱えている家族ほど長い時間と道のりを必要とし、看護者が家族を目的地まで連れていった方が早いと思われる場合も多い。しかし、どんなに深刻な問題を抱え、力の弱い家族であっても、家族が自ら道を切り開き、自分たちのもてる能力を最大限に活用して、自分たちの力で目標を達成してこそ、問題に取り組んだその体験がセルフケア機能の向上に生かされていくのである。

　看護者がレールを敷いてしまったのでは、せっかくの家族の成長の機会を看護者自ら奪い取ってしまうようなものである。家族が道に迷い、立ち止まってしまうことがあったとしても、その家族の歩調に合わせ、パートナーとしてともに歩んでいくのが看護者の役割である。そしてそれが、真に家族を尊重するということなのである。家族を変えようとしてはならないし、変えることなどできないことを、忘れないようにしたい。

　さて、そうした援助に対する基本的な考え方を確認した上で、具体的な援助方法を解説したい。第1章で述べたように、家族援助は、個人に焦点を当てた援助から家族成員間の関係性に焦点を定めた援助へ、そして家族単位の社会性に焦点を定めた援助へと、次第に広がっていくのであり、それが家族援助の特徴でもあった。ここでは、このような特徴をふまえて、援助を、①個々の家族成員に働きかける援助、②家族成員間の関係性に働きかける援助、③家族単位の社会性に働きかける援助に分けて解説する。

1 **家族成員に対する援助**

　個々の家族成員に働きかける援助は、家族のセルフケア行動に必要な基本的な条件を個々に整える援助と、家族のセルフケア行動自体を促す援助に分けられる。

1 家族成員にセルフケア行動を促す

　これは、家族が発達課題を達成したり、健康問題に対応しようとする場合に、それが容易になされるように家族の力をつけていく援助である。

　例えばここで、手術後不安定な状態が続く幼児の家族に対する援助を考えてみよう。まず患児への十分なケアによって、患児自身のセルフケアを促すことは言うまでもない。そして、それに加えて、両親が最も良好な条件でこの問題に対応できるよう、両親の健康が損なわれることのないよう、健康管理上の助言を行うことが必要となる。それは、睡眠や質のよい食事の確保といった日常生活の質を維持する援助に発展し、問題が長期化すれば、両親が患児の世話を続けながらも、夫婦で楽しむ時間を確保することによって、気分転換をはかり、児の問題への対応に対する意欲を高める援助も必要となってくる。

　このように、家族成員個々に対して、健康管理のための助言をしたり、必要に応じて身体的ケアも提供しながら、家族成員個々の健康レベルの維持、向上に努めたり、患者・家族成員の日常生活が少しでも満足できるものであるように具体的な助言を行って、健康問題への対応に必要な基本的な条件を整えていく。

　また、家族が発達課題を達成したり、健康問題に対応しようとする場合に、それが容易になされるように家族の条件を整える前述の援助と並行して、セルフケア行動自体を促すための具体的な援助が家族成員個々に対して必要となる。それは家族成員個々の、①認識に働きかける援助、②情緒に働きかける援助、③意欲に働きかける援助に分けられる。

2 認識を深める

　個々の家族成員の認識に働きかける援助は、健康的なライフスタイルや発達課題の獲得、あるいは健康問題への対応に必要な基本的知識や技術を提示する教育的働きかけと、経験から自分たち家族にとって何が大切なのかを学びとり、具体的な対応方法を獲得していく学習過程を促進する援助に大別できる。

　個々の家族成員に対する教育的働きかけは、看護のあらゆる領域で最も多く用いられている家族援助方法である。具体的には以下の内容が含まれる。

(1) 家族が病状や障がいを理解できるように説明する

　家族が健康問題に適切に対応するためには、家族にとってのストレス源である健康問題の理解が不可欠である。例えば、精神疾患をもつ患者の家族の場合、患者自身はもちろんのこと、家族も「自分たちの育て方が悪かった」のでも「悪霊がとりついた」のでもなく、それはひとつの病気であり、対応の仕方によって十分コントロール可能であることを認識してはじめて家族の対処が促されるのである。

また、終末期患者をもつ家族では、患者も家族成員もともに近づきつつある死別に対する心の準備をするためには、どのようなプロセスを辿って死を迎えるのかといった、疾患や症状の理解が必要となる。

　看護者は、表面に現れている症状や行動の変化が、患者の身体内部のどのような変化から生じるものであるかを、家族の理解力に応じてわかりやすく示し、患者・家族成員の病状や障がいに対する理解を促していく。

（2）家族の課題と役割を提示する

　家族の発達課題の達成を促す際に、家族に発達課題を意識化させたり、家族が実際にどのような役割を果たせばよいかを示す援助である。具体的には、以下の二つが含まれる。

　一つは、これから親になろうとする若いカップルに対する両親学級や、子育て後の夫婦の老後をテーマにした中高年セミナーなど、発達課題の転換期における、次の発達課題の達成を目指した教育的働きかけである。

　もう一つは、健康問題を抱える家族が、健康問題への対応をはかりつつも、家族の発達課題を達成できるように援助する教育的働きかけである。例えば、慢性疾患をもつ児を育てる家族の場合、児のケアに専心するあまり密着した親子関係が長期にわたって続く傾向がみられるが、疾病があろうとも、可能な限り児の自立を促し、全体としての家族の発達課題が達成されるよう援助しなければならない。

（3）介護技術を指導する

　患者が介護を要する状態になった場合には、単に家族が日常生活上の工夫をするというだけでは対応が困難となり、介護に必要な介護技術の修得が必要となる。介護技術といっても、食事介助や清拭といった家族が比較的取り組みやすいものから、医療器具の消毒や操作、病状の観察など、特別な知識や技術を必要とするものまでさまざまである。

　家族が後者のような特別な知識や技術を必要とする介護技術を修得し行うことは、多かれ少なかれ家族にとってはストレスフルな体験となる。看護者はこのような家族の心理的背景に注意を払い、例えば退院間近の限られた時間であわてて一方的な指導をするということのないよう、先を見越した日々の意図的な援助が必要となる。

（4）家族の学習過程をサポートする

　家族成員が、看護者の教育的働きかけによって、問題の対応に必要な基本的知識や技術を獲得したからといって、すぐに適切なセルフケア行動がとれるわけではない。家族は、失敗を繰り返しながらもその体験の中から、基本的な知識を土台にして、自分たち家族にとって最も適したやり方を学びとり、獲得していくのである。看護者はこのプロセスを家族とともに歩み、家族が健康問題に対応していく体験を通して、真の家族のセルフケア機能が向上し、家族としての成長を遂げられるよう援助していく。これは、最終的には家族の価値観の変化を促す援助につながる。

　例えば、同じ体験をしても、ある家族ではそれが重大なストレスになるのに、他の家族ではさほどでもないということがよくある。その理由の一つは、家族が何に価値

をおくかという判断の基準が異なるためで、家族自らがストレスを軽減させていくためには、家族自身の価値判断を変革していくことが必要となる。具体的に考えてみる。

■認知症高齢者を抱える家族

認知症高齢者を抱えるBさん一家は、高齢者が近所を大声で歌を歌いながら徘徊することに閉口し、できるだけ外へ出さないようにしていた。しかしそれでもわずかなスキをついて出かけてしまうので、それがたいへんなストレスになっていた。家族は、だらしない服装で、大声で歌を歌うことをみっともないことだと感じ、外へ出て家の中のことをあれこれ喋って、もし他の人が信じたら、それこそ恥をかいてしまうと思っていた。

一方同じように高齢者が大声で歌を歌いながら近所を徘徊するCさんの一家は、最初はBさん一家のようにストレスを感じていたが、今はさほど苦にはならず、かえって歌を歌ってくれるので、迷子になっても見つけやすいし、第一怒りっぽかったりする認知症よりもずっといいと考えるようにしていた。そして、外へ出て歌を歌うと何ともいい表情をするので、ときどきは散歩に付き合っているうちに、最初は恥ずかしい気持ちもあったけれど、次第に平気になってきたと語っていた。

さて、認知症高齢者が歌を歌いながら徘徊するという出来事によるストレスの感じ方が、B家では強く、C家ではほとんどないことがわかる。そして、高齢者の行動に対する感じ方が、一方では「みっともないこと」と否定的に捉えられているのに対して、一方では「かえっていいこと」と肯定的に受けとめられ、両者に大きな違いがみられる。この違いはどこからくるのだろうか。Cさん一家も、最初は「恥ずかしいこと」と世間体を気にしていたが、「かえっていいこともある」とか、「本人が楽しそうだからいいのではないか」と家族自身の考え方や、視点を意識的に変化させている。これは、世間体という社会からの評価を重んじる視点から、本人や自分自身の生活を優先させるという視点へと、家族の価値観が変化したことを示している。

特に、家族に生じた健康問題が解決困難で、長期間にわたって継続していく場合には、その問題を解消しようとするのではなく、その問題に対する見方を変えて、ストレスであった出来事に調和していく家族対処が必要となる。それは究極的には、家族の価値観の変革が要求されることが多い。これは知識の提示といった教育的働きかけではなく、「こんな見方もできる」と考え方のヒントを与えたり、自分たちの考え方がすべてではないという家族の気づきを大切に育てて、変化のプロセスをともに歩んでいく看護者の援助が重要となる。

3　情緒の安定をはかる

家族がセルフケア機能を発揮して具体的な行動を起こすには、病気の知識や対応方法を知り、相手を理解するといった認識レベルでの条件が整うだけでは不十分である。「わかってはいるけれど、もう一つ気持ちがのらない」ということをよく経験するように、認識と情緒の両側面の条件が揃って初めて、家族のセルフケア機能が発揮される。

この個々の家族成員の情緒に働きかける援助は、次のようなものである。

（1）不安な気持ちを受けとめる

家族のセルフケア機能を高めていくためには、まず家族が情緒的に安定した状態で

あることが不可欠である。患者・家族成員が、不安や恐怖に苛まれていたり、孤立感や疎外感を感じていては、問題に対する冷静な判断や行動は期待できない。例えば、精神疾患をもつ患者の家族の場合を考えてみよう。家族は、自分たちの育て方が悪かったからこのような状態になってしまったのではないかと自責感に苛まれ、患者は働いて自立することはできないのではないかと将来を悲観したり、世間体を気にするあまり、孤立感を強めていることも多い。特に初発患者の家族の不安は非常に強い。これらの家族の不安な気持ちを受けとめることによって、はじめて家族は、安心して対処へと向かうことができる。

（2）家族の苦労をねぎらう

このような家族が、現状を冷静に判断し、問題を解決するためのセルフケア機能を発揮するためには、家族のこの不安な気持ちを十分に傾聴し、家族の苦労を受けとめたり、ねぎらうことが必要となる。具体的には、家族は悩みを訴えるエネルギーさえも失っている場合もあるので、ときには積極的に面接の機会を設け、家族の気持ちを傾聴することが必要となる。このとき看護者は看護者としての自分の立場を一時的に離れ、対面している家族の気持ちの中に身をおいて、家族の苦しさ、悲しみを家族の立場で追体験し、看護者が追体験していること、少なくともしようとしている看護者の姿勢が家族に伝わるように家族に返していくことが重要である。家族が、「この人は自分たちのことをわかってくれる」「わかってくれようとしている」と感じたとき、自分たちが支えられていると実感し、安心感を得るのである。

（3）看護者は家族のパートナーであることを伝える

家族が患者の病状を悪化させていると感じる場合や、家族が、看護者の期待する患者への役割を果たしていないと感じる場合などでは、知らず知らずのうちに看護者は家族にマイナスの感情を抱きがちである。しかし、そのような家族ほど内面に傷を負い、援助を必要としているのである。まず家族の気持ちをときほぐし、安心させていく援助が必要であり、家族を責めても何も生まれないことを忘れないようにしたい。そのためにも、つねに看護者は、家族のパートナーであることを伝えることが重要である。

4　意欲を高める

健康問題の予防のためにも、すでに生じている健康問題に対応するためにも、その課題や問題に取り組む意欲を高めていくことが必要となる。

（1）家族の行っていることの意義を評価する

これまで、健康問題に懸命に立ち向かっていた家族も、長期化するにしたがって疲れ、次第に諦めの気持ちが強くなり、ときには問題を自分たちとは切り離すことによって、家族としてのまとまりを保とうとする場合もある。これは、望みや期待をかけ、努力しても意図した成果が得られない体験を繰り返すことによって、問題そのものを遠ざけて身を守ろうとする一つの家族の対処である。そこには、家族のぎりぎりの決断があり、追いつめられた家族は、「これでよかったんだ」と思う気持ちと、「本当に

よかったのだろうか」と疑問に思う気持ちの間を揺れ動いている。

　このような場合、看護者に求められるのは、この家族の両価的な気持ちを受けとめ、家族に妥当性のある希望を提示したり、現実的な対応方法を再検討することによって、家族の可能性を引き出す努力である。患者にはまるで無関心であるかのように見える家族であっても、そう振る舞うことによって患者に何もできない自らの無力感を防衛している場合も多い。看護者自身が家族の可能性を信じるという立場で、あきらめずにしかも決して押しつけることなく、根気よく家族の気持ちに働きかけていくことが重要である。そして、わずかな変化であっても、その家族なりの工夫や努力を評価し、家族に返していくことがさらに家族の意欲を生んでいく。家族の健康問題に対応する意欲を高めるために、このようなポジティブ・フィードバックを意図的に繰り返していく。

（2）家族の目標を設定する

　どのようなきびしい条件であっても、人はある一定の目標があると、自ずともてる力を最大限に発揮するものである。家族もどんな小さなことであっても、それが達成可能な目標であれば励みになったり、意欲が高まる。例えば、「次の面会のときまでに、ご家族で退院の方法を話し合ってみて下さい」というような目標を設定すると、これまであまり具体的に退院後のことを考えることがなかった家族が話し合ったり、考えることになり、退院後の生活設計に一歩踏み出すというような場合がある。しかし、家族の対処の現状や心の準備状態を十分に考慮して、その家族なりの目標を提示することが重要であり、あまりかけ離れた目標では逆効果になることは言うまでもない。

（3）療養者のよい変化を伝える

　家族は、大なり小なり今抱えている健康問題について努力を積み重ねているが、いつも一緒にいると患者の小さな変化や改善の兆しには気がつかないことが多い。しかし、看護者は、常に病状などを観察する過程で最初に気がついたよい変化を家族に知らせることができる立場にいる。それによって家族は自分たちの努力をきちんと評価してもらったと感じて意欲がさらに高まるのである。

2　家族の関係性に働きかける援助

1　家族のコミュニケーションを促進する

　家族の健康問題の対応にとって、家族内のコミュニケーションがいかに大切かはすでに述べた。わが国では、家族成員が自分の考えを明瞭に表現せず、あうんの呼吸や以心伝心を重視するという独特の「察しの文化」が根強い。日々の生活においてはそれが最も適した家族のコミュニケーションの方法であっても、ひとたび健康問題が生じると、家族にはさまざまな意思決定が迫られ、察するだけではなく、お互いが心を開いて、感情や認識をありのままに伝え合う明瞭なコミュニケーションが必要となる。家族がこのような明瞭なコミュニケーションを実現していくための援助としては、以

下のことが挙げられる。

（1）自己表現を促す

　患者の健康問題は、それが身体的な問題であっても、患者自身の心にさまざまな影響をもたらす。特に家族に対しては、迷惑をかけているという気持ちを強く抱きがちで、患者自身の望みや希望を表現することを控えてしまう傾向がある。患者が表現しないことから、家族が患者の希望をつかみかねていたり、自分たちの推測で、患者の希望とは全く異なった方向に歩みだし、結果的に両者が満足のいかない結果に終わることも多い。患者が何か希望を抱きつつも、それを家族に伝えることを躊躇しているような場合には、思いきってそれを伝えることを促すような看護援助が必要となる。

　具体的には、「もし私が○○さんの家族だったら、どうして本当の気持ちを言ってくれないのかって逆に悲しくなっちゃうんじゃないかしら」と家族の気持ちを代弁したり、「家族は困るって決めてしまっているけど、案外家族はその方がいいって感じてくださるんじゃないかしら」などと、患者の発想が変わるような投げかけをしていく。一方、家族にも、患者の願いが当面は実現できない場合には、決して無理をしないでそのことを伝えるよう働きかけていく。看護者が「患者さんはこう言っています」「家族はこう言っています」と家族成員間の代弁をしてしまえば問題は簡単だが、それでは患者も家族も看護者を頼りにするばかりで、家族自身のコミュニケーションの能力はいつまでたっても向上しない。終末期で家族に時間が残されていない場合や、患者にコミュニケーション障害があるといった特殊な場合を除いては、たとえ時間はかかっても、お互いの要求、感情をありのままに表現していくよう、側面から促していくことが重要である。

（2）コミュニケーションの方法を助言する

　コミュニケーションの方法上の助言が必要となるのは、一つは患者に言語障がいがありコミュニケーションを図るのに特別な工夫が必要な場合である。そして、もう一つは、このような障害がないのにどうもうまく会話自体が進展しない場合である。前者の場合には、焦らせずリラックスした雰囲気を整えることや、聞き取りにくい発音の特徴を教えたり、カードや筆談の活用など、その家族に最も適した方法を助言する。また、後者の場合には、例えば自分の意見を言う前に相手はどう思うのかを問いかけてみることや、相手の言葉を繰り返し、そこから自分の言葉をつなげることなど具体的な助言を行う。特に、精神疾患をもつ患者の家族は、患者とうまくコミュニケーションできないことに大きな悩みがあり、まるで腫れ物にさわるようなぎこちない対応が、逆に患者の疎外感や不安を高めている場合も多い。このような場合には、コミュニケーションの方法上の助言がきわめて重要となる。

（3）コミュニケーションの場をつくる

　例えば、家族に重大な決定が迫られており、家族で話し合うことが必要であるにもかかわらず、そのような場をもつことができない場合には、話し合いの場を提供することも一つの援助である。看護者が家庭に出向く場合と病院や施設に家族が来所する場合があるが、いずれにしても大切なことは、看護者はあくまでも話し合いの機会を

提供するのであって、看護者が家族を説得したり、話をまとめていってはならないということである。その場における看護者の役割は、それぞれの家族員の意見をありのままに引き出したり、家族の判断の基準となるような情報を提供することであり、家族に代わって判断を下すことではないことを強調しておきたい。

2 家族成員の相互理解を助ける

（1）互いに何を望んでいるのかを考える機会をつくる

　家族のセルフケアに関する基本的な知識や技術を身につけても、患者や他の家族成員が何を求めており、どうしたいと考えているのかを互いに理解していなければ、その知識や技術を本来の目的のために使いこなすことはできない。例えば、年老いて足腰が弱ってきた両親を息子夫婦が引き取って世話をしたとしよう。もしも両親が、不自由ながらも夫婦2人の生活を全うしたいと考えているなら、2人のためにどんなに快適な部屋を用意し、どんなに行き届いた世話をしたとしても、両親の生活は満たされないものになり、結果的に息子夫婦にもやりきれない思いが残るであろう。息子夫婦が両親の立場に身をおいて相手の気持ちを理解し、かつ両親のことが心配でたまらない自分たち夫婦の気持ちも自覚する。そして、両親も息子夫婦の気持ちを息子夫婦の立場で理解する。そして、いったい今どうすることが自分たち家族にとっての最良の選択であるのかを双方が合意してはじめて、家族の知識や技術が家族のセルフケア機能のために活かされるのである。

（2）他の家族成員の思いを代弁する

　この家族の相互理解は、知識や技術の提示といった教育的働きかけではなく、看護者が相手の気持ちを代弁したり、「もしあなたが患者の立場だったら…」あるいは、「もしあなたが家族の立場だったら…」というような言葉かけにより双方に考えるきっかけを与えるという援助によって可能になる。しかし相手の気持ちを相手の立場で理解し合うことは、一朝一夕にできることではない。ときには、相手にとってよかれと思ってしたことが、かえって悪い結果をもたらすことも多い。しかし家族はこの失敗から相手を深く理解していくのであり、看護者は失敗させないことに心を砕くのではなく、うまくいかなかった体験を家族の成長の糧としていけるよう援助しなければならない。

3 役割分担の調整を助ける

　家族が健康問題に対応することで、例えば介護のような新たな役割が加わると、家族は家族全体の役割の再編成を行って、それに適応していかなければならない。その経過で、家族内に役割の配分をめぐる葛藤が生じたり、著しい不均衡が生まれて特定の家族成員に過度の負担がかかったりすることも多い。看護者は、こうした不均衡状態を家族自らが是正していけるよう援助を行う。

（1）役割分担について考える機会をつくる

　実際に、患者に付き添う家族をみると、交替もなく病院で夜間もずっと患者の元に付き添っていたり、帰宅するものの、それは患者が眠っているわずかな時間で、しか

も掃除や洗濯など家事をこなしてくるといった無理な生活を続けている場合も少なくない。こうした場合には、例えば時間を区切っての介護の交替や、夜間の付き添いの代行などを別居家族の協力も含めて提案し、その家庭の事情に合わせてどうしたらそれが可能になるかを家族とともに考える機会をつくる。

（2）役割分担について助言する

　介護している家族成員自身が、自分が一人で世話をする他はないと半ば諦めていたり、完璧な妻や嫁であろうとするあまり、すぐには介護の役割分担を勧める看護者の提案が受け入れられない場合もある。しかし、他の家族成員の可能性を少しでも引き出し、介護を体験することはその家族成員にもプラスになるという立場で諦めずに根気よく働きかけていく。特に、在宅で長期に介護を継続している家族の場合、ある特定の家族成員の負担がきわめて大きいことはわかっていても、家族がそれをなかなか是正することができない場合が多い。それは、例えば夫が介護を手伝っていたら働けなくなってしまうとか、長男の妻が手伝ったら子どもの世話ができない、もし保育園に預けて介護を手伝っていたら経済的に大変などと、微妙なバランスの上に成り立っている現在の生活を変化させることによって、家族の他の生活に多くの影響が及ぶと考えているからである。しかし、実際には、家族の他の生活とのバランスをとりつつ特定の家族成員に集中した介護を分散させていくことが可能な場合もあり、その接点を家族とどう探っていけるかが援助の鍵となる。

4　情緒的関係性を調整する

　家族の健康問題の対応能力に、家族成員間の情緒関係が大きく影響することはすでに述べた。実際に家族成員同士が無関心であっては、家族内で励まし合って健康問題に対応していくことはできないし、また反対に、患者と家族成員が適度な心理的距離が保てない場合も、家族のセルフケア機能の発揮は困難となる。看護者は、その家族のセルフケア機能が十分に発揮できるよう、家族の情緒的な関係性の調整を図っていく。

　具体的には、以下のことが重要となる。

（1）家族の絆を意識できるように働きかける

　例えば、家族員の誰かが大手術を受けるといった危機的な状況に立ち向かおうとする家族がいるとしよう。まず必要となるのは、自分たち家族が支え合って気持ちを一つにすれば、きっとこの困難な状況にも打ち勝っていけるという精神的なよりどころである。しかし、これは例えば夫婦で働いて貯めた貯金や買い揃えた家具のように形に見えるものとは異なり、実体がないがゆえに実際にそれを確認することは困難である。家族の日々の営みのなかでは、さりげない表現でお互いの愛情を確認し合っている家族でも、危機的な状況を前にすると相手を思いやる余裕を失い、それまで培ってきた家族の絆がいちばん必要なときに、うまく発揮されない場合も少なくない。

　また、家族が強い絆で結ばれ、支え合って対処している家族でも、実際には確かな絆で結ばれているにもかかわらず、困難な状況を前にして、ほんの些細な行き違いから一時的に気持ちがバラバラになってしまうことも多い。したがって、看護者が家族

との関わりの場面で、家族の絆の強さを感じたならば、それを家族に意図的に表現し、家族自身が確認してさらにお互いの情緒的な絆を強めていくような援助が必要である。

（2）情緒的交流の場を提供する

家族の絆は最初から確立されているものではなく、家族が情緒的に触れ合う体験の過程で獲得されていくものである。したがって、家族がお互いの絆を強めるためには、情緒的交流の機会を提供したり、家族自らが機会をつくり出すような助言が必要となる。

例えば低出生体重児をもつ家族の看護においては、面会をフリーにして、両親が可能な限り児に触れ、まぎれもなく親子であることを実感できるような援助が工夫されている。また、長期入院を要する慢性疾患の子どもをもつ家族でも、心ゆくまで子どもが両親に甘え、両親も周囲を気にすることなく子どもを抱きしめられるような面会時の環境整備が工夫されている。これは病気の子どもをもつ家族に限ったことではない。例えば成人や高齢者の終末期患者をもつ家族の場合でも、点滴や医療器具が装着されていて、家族が患者に触れることさえおびえてしまうような場合には、看護者が見守りながら、身体を拭いてもらうなど、患者との最後のスキンシップがはかれるよう配慮したり、患者と家族が思い出を語り合うようなきっかけを看護者が意図的につくって、家族の絆を確かめ合ってもらうなどの援助が行われている。また、要介護高齢者を抱える家族の場合でも、その家族の一日のサイクルの中に、家族と高齢者が触れ合える団らんの場が、高齢者、家族員双方に負担なく自然にもてるように助言したり、提案したりしている。

このような援助を繰り返すことによって、家族は情緒的な結びつきを強めて健康問題を家族で共有し、家族が一つにまとまって問題への対応をはかっていくのである。

（3）ときには心理的距離をおくことを勧める

なお、家族の情緒的交流を促進するばかりが援助ではなく、逆にあまりに近すぎる両者の関係から、お互いに適度に距離がとれるように調整していくことが必要な場合もある。他のどのような方法でも心理的距離を確立できない場合には、物理的に距離をおき、両者が自分自身を立て直すプロセスが必要な場合もある。このような場合も、無理矢理両者を引き離したり、両者の間に壁として立ちはだかるというのではなく、物理的に距離をおくことを提案し、「離れてみる」という課題を、家族が一つの挑戦だと受けとめ、試みることを決断するプロセス自体をともに歩んでいくことが重要である。

5 意思決定を促す

家族が健康問題に対応するプロセスにおいて、しばしば家族は、治療方法の選択や療養場所、社会資源の選択や別居家族も含め、家族内で誰がどのような役割を担うかなどの重大な意思決定を迫られる。中には、患者が乳幼児であったり、意識障害や認知機能の低下によって、患者が自らの意思を判断できない・あるいは表明されない場合もあり、このような場合には、家族に代理意思決定が求められることになる（第7章

参照）。そして、すべての家族成員の意見が一致するとは限らず、意見が対立することも少なくない。

家族の意思決定は、時に倫理的な問題をも提示し、患者・家族成員、そして関わる医療者の、それぞれの考えや感情が交錯する中で、限られた期限内に納得の上で合意を形成するという難しい課題を内包している。しかし、意思決定は、家族の主体的な健康問題への取り組みの根幹を成す大切な対処であり、家族を看護する上で重要な課題でもある。

さて、このように家族看護においては、重要な課題となる家族の意思決定支援であるが、実際の医療やケアの現場では、どのような問題が起きているのだろうか。

実際の医療やケアの現場において、家族の意思決定に関する看護者の悩みとして多く聞かれるのは、患者、家族成員、あるいは家族成員間で意見が対立しており、治療やケアの方向性についての結論が出ないといった、家族システム内の合意形成上の困難と、家族の合意形成は成されているものの、家族全体の総意は、医療者にとっては強い違和感が残るといった、家族—医療者間の合意形成過程に関する困難がある。このように、システムとしての家族の意思決定は、①家族システム内の合意形成と、家族と外部システム（医療システム）との間での②家族—医療者間の合意過程の二つの側面[7]がある。以下、この2点について、支援のポイントについて解説する。

（1）家族システム内の合意形成

長戸ら[8]は、家族の合意形成を支える技術の中核として、①家族の意思決定を支える技術群と、②家族の力を保持する技術群の二つを提示している。そして、家族の意思決定を支える技術群から、意思決定を支えるための5つのステップの達成目標[9]を明らかにしている。その5つのステップとは、以下の内容から構成される。

ステップ1：状況や課題を明らかにすることを目指す
ステップ2：意思決定の方向を見出すことを目指す
ステップ3：具体策を検討することを目指す
ステップ4：決定に向かうことを目指す
ステップ5：決定や合意を強化することを目指す

すなわち、合意形成に参加する個々の家族成員が、合意を必要とする状況や課題について適切な現実認識がもて、何を大切にして意思決定していくのか、方向性が見出せるよう働きかけ、現実的な選択肢を比較検討した上で、家族成員個々の意見をすり合わせ、互いに譲歩できる点については譲歩し、家族の総意としての新たな選択肢をつくりあげていけるよう支援する。そして、決定・合意したことを確認するなどして、決定や合意を強化していく。家族内の合意を形成するためには、家族が今、どのようなプロセスにいるのか、自分たちでプロセスを進んでいくことができているのか、ステップの進行を妨げているものは何かなどをモニタリングし[10]、各ステップを踏みながら意思決定できるよう働きかける。

なお、家族成員それぞれが真剣に悩み、話し合い、感情的な対立が生じたとしてもそれを乗り越えて合意を形成していくプロセスは、多くのエネルギーを要する体験である。家族が大切な意思決定を前に、疲弊し、投げやりになったり、流れに任せると

いう消極的な姿勢にならないよう、合意を形成しようとする家族の努力を認め、ねぎらい力づけ、ともに考え悩む姿勢を示して家族との連帯感を形成し、家族としての自信を高めるといった、合意形成のための家族の力を保持する技術[8]も、合意形成への看護支援として必須となる。

（2）家族―医療者間の合意形成：共同意思決定

　家族の意思決定に際して、医療者は、患者の病状や今後辿るであろう経過、そして、具体的な選択肢に関する情報を家族に説明し、その情報に基づいて家族は家族成員間での話し合いを進め、合意を形成していく。このときに医療者側から提供される情報は、その患者の病態生理学的データに着目したものであり、医学的にみて一般的に最善と考えられる選択肢である。しかし、思想信条、価値観、好み、人生観、死生観等をもち、個別で多様な人生を送るその人にとっての最善は、それだけで判断できるものではなく、医学的な効果の意味を、その人にとっての視点から捉え直すことが必要となる。つまり、医療者側からの医学的な情報と、患者・家族側からの、患者の価値観・死生観・人生計画等の本人らしさに関わる情報を持ち寄り、それらをすり合わせて、合意を形成し、ともに意思決定を下すことが大切である[11, 12]。

　そして、このような、患者・家族側と医療者の共同意思決定は、そのプロセスこそが家族支援につながる[12]。特に患者の意思が明確に表明されない場合では、患者本人の生命に直結する決定を下さなければならないという家族側の重圧を軽減し、ともに悩み、ともに考える医療者の存在は、意思決定に取り組む家族の力を引き出すことにつながるであろう。また、医療者が患者・家族の語りに耳を傾け、患者のこれまでの生き方やその人らしさ、これまで患者と家族が紡いできた物語に関心を向け、それらを尊重して最善の方策を見出そうとする姿勢は、患者・家族の納得した結論を下す大きな支えとなるであろう。

　看護者は、特にこのような支援を必要としている事例を見定め、タイムリーに患者・家族と医療者の話し合いの場を設け、有効な話し合いが進むよう話し合いの舵取り役を果たすなど、関係者が、ともに考え悩み、ともに納得を生むコミュニケーションの実現のために、その役割を果たすことが求められている。

3　家族単位の社会性に働きかける援助

1　生活上の調整をする

（1）介護以外の生活を見直すことを勧める

　健康問題に対応している家族は、介護以外の仕事や本来の生活を犠牲にしていることが多い。しかし、介護が長期化するにつれて、家族が自分の生活を見直して生活設計を再度立て直す必要に迫られることが少なくない。こうした場合には、生活の工夫の余地はないかなどを見直すことを勧め、具体的に改善のための策を提案する。

（2）家族成員の生きがいを尊重する

　家族の生活は、介護だけで成り立っているわけではなく、それぞれの家族成員は自分の仕事や趣味などの生きがいがある。その生きがいを犠牲にすることなく介護ができることが理想である。そういう視点で介護と本来の生活とを無理なく調和させるような助言を行うことが必要である。

（3）家族の発達課題が達成できているかを評価する

　家族には、それぞれ現在、達成すべき発達課題がある。それが十分に達成できているのかどうかを検討し、そのための条件づくりに助言を行うことが大切である。例えば、子どもの自立という発達課題をもつ時期の家族が介護という問題を抱えた場合、子どもの自立のための親としての対応をないがしろにしてしまうことがある。看護者は、そのような家族に子どもの自立という発達課題の大切さを喚起し、それと介護の両立ができるように助言を行う。

2　社会資源を調整する

　例えば高齢者介護一つをとってみても、家族がその健康問題から受ける影響は、家族生活のさまざまな領域に及び、家族だけで多様な問題に対応していくのは困難である。家族内の限られた資源で対応しようとすることによって本来の家族のセルフケア機能が損なわれないように、社会資源の活用を図っていく必要がある。しかし家族は、実際にどこにどのようなサービスが用意されているのかといった情報に乏しく、必要であるにもかかわらず、用意されたサービスを活用できない場合も多い。そこで、家族と社会資源をつなぐ看護者の援助が必要となる。

（1）社会資源を紹介する

　家族が介護を遂行するためには社会資源を上手に利用することが必要となるが、看護者はその家族に最も適した社会資源を考えて紹介するケアコーディネーターの役割をとることが必要となる。また、家族の居住地域で利用できる社会資源の状況を十分に把握して、その家族にとって最も有効な社会資源を紹介することが重要である。

（2）社会資源の導入について家族の意思決定を促す

　しかし、遮二無二に資源を導入するのではなく、その資源に対する家族側の受け入れを見極めた上で紹介することが重要である。そのために、家族の意思を尊重し、どのような資源を導入するか決定することが看護者の役割となる。

　具体的には家族の希望するサービスの内容を尊重し、必要とする社会資源とサービスの量を家族と相談しながら決定する。そして家族に手続きの方法などを教え、可能な限り家族で活用のために必要な行動がとれるように促していく。具体的な手続きなどは、看護者、あるいは他のスタッフが代行した方が早い場合も多いが、家族自身で行えるよう条件を整え、主体的な取り組みを実現させていく細かな援助プロセスが、家族の社会化を促していくのであり、結果として家族の問題解決能力の向上につながるのである。

3 環境へ働きかける

　家族は、その家族が日々の生活を送っている外界から多大な影響を受け、その環境を変化させることによって、より健康的な生活を実現している。看護者は家族自身が、自らのニーズと環境との調和をうまくはかれるよう援助しなければならない。具体的には以下の点が重要となる。

（1）生活環境を調整する

　家族の生活の場、すなわち住環境は家族成員の健康に多くの影響を及ぼす。例えば、ハウスダストがアレルギー疾患の原因になっていることはすでに知られていることであるし、高齢者の家庭内での転倒やけがは、段差や照明、家具の配置を配慮することによってかなり防ぐことができる。看護者は、その家族の物理的環境に、健康を阻害する条件がないかどうかを判断して、具体的な助言を行っていく。この際に注意しなければならないのは、住居は単に寝起きをする場所にとどまらず、家族にとっては一つのテリトリーであり、自己の一部といっていいほどに強い愛着を伴う対象であるという点である。

　例えば健康上望ましくないように見える家具の配置であっても、その家族にとっては、一つひとつの家具に家族の思い出が染み込んでいるのであり、その配置が、家族には最も快い心理的空間を提供している場合もある。したがって、住環境を整える助言は、こうした家族の心理的影響を考慮し、慎重に進める必要がある。すなわち、家族にとって受け入れやすい、細かな工夫への助言を積み重ね、それまでの住まい方を大きく変更するような決断はさまざまな工夫を重ねた体験の中から、家族自らが決断していくよう促していくのが原則である。

（2）主治医との仲介をする

　健康問題に取り組む家族にとって最も重要な位置を占めているのが、患者の治療を担当している主治医である。まずは、家族が納得のいくまで主治医に説明を求め、家族の意思と判断で対応の方法を選択してはじめて、真の意味での家族の主体的な問題への取り組みが可能になるのである。

　そこで看護者としては、家族が自ら医師に必要な説明を求めるよう促していくことが必要となる。しかし実際には、医師と患者・家族は必ずしも対等の関係とは限らず、家族から直接医師に納得のいく説明を求めることが困難な場合もある。そうした場合には、家族の主体性を促しつつ一時的に看護者が医師と患者の仲介役をとり、家族の気持ちを代弁したり、医師の説明をさらにわかりやすく補うといった援助も必要となる。

（3）近隣との関係を強化する

　物理的な住環境ばかりではなく、近隣との付き合いといった、社会的な環境との関係を促進していくことが必要となる場合も多い。具体的には、幼い子どもを育てる家族同士が支え合ったり、高齢者の介護をする家族が、隣人に買い物や短時間の留守番を頼むといったことが、家族の育児や介護をサポートする上で重要な役割を果たして

いる。このような近所付き合いは、核家族化、家族の小規模化が進んだ現代において
きわめて大切な意味をもっている。

　看護者は、その家族の近隣社会との付き合いの実態を捉え、必要なサポートを求め
たり、逆に支えたりすることがどの程度できているのかを判断し、その家族の社会化
の機能を促していく。具体的には、必要なのに気軽に援助を求められないならば、援
助を受ける側にも援助する側にも負担なく支え合いが実現する方法を、模索していく。
時には、その地域で家族の支えになってくれそうな人材を紹介し、家族と近隣社会を
結びつける仲介役も果たしていく。

（4）家族会などの組織を紹介する

　家族は、同じ病気をもつ家族の組織である家族会などに参加することで健康問題へ
の対応方法を学んだり、同じ苦しみをもつ人々と体験を共有することで家族として成
長することができる。現在、全国に多くの疾患別の家族会が組織されているが、その
ような組織に加入し、先輩から知恵を借りたり、また行政に働きかけたりすることは、
家族にとって大きな力を得ることでもある。看護者は、家族会のような組織を紹介し、
家族がより広い知識や対応技術を獲得できるように援助することができる。

4 ケアマネジメント

　昨今、わが国でも限りある社会資源を有効に活用して家族が健康問題に対応するこ
とを助けるケアマネジメントの必要性が高まってきている。そのためには、最も身近
な援助者としての看護者が家族に対するケアマネジメントの役割を担うことが求めら
れている。このケアマネジメントという概念や役割は、もともと主に保健師によって担
われてきたものであり、家族という単位の社会性を高める援助をより組織的、効果的
に行うもので家族看護の一つの応用であると解釈することができる。

1 家族に対してケアの窓口となる

　健康問題に直面している家族は、自分たちを取り囲む地域や社会との交流を通して
生活が支えられていることを少なからず実感せざるを得ない。具体的にはいろいろな
ソーシャルサポートを得なければならないが、そのとき、いつも窓口になってくれる
看護者の存在があることにより、さまざまなニーズを表出でき、最も自分たちに必要
なケアを獲得したり、またケアの内容を実状に合わせて変更したりできる。施設内看
護ではプライマリーケアが浸透してきているように、地域でも家族を担当する窓口が
必須である。

2 ケアに必要なあらゆる関連職種と連携をとり、ケア体制を確立する

　看護者は単に家族に社会資源を導入するのみでなく、導入後、真に家族のニーズに
合致したサービスが提供されるよう、他職種や他機関に働きかけていく責任を負って
いる。具体的には、病棟の看護師から訪問看護師やヘルパーに、あるいは訪問看護師

や地域の保健師から病棟看護師に、その家族のケアが一貫した看護目標に向かって継続的に過不足なく提供されるよう、家族の看護上の情報を共有し合う。実際に連絡票を用いて情報を共有し合い、成果を上げているケースが各地から報告されている。そして、多くの看護者、職種が家族に関わることによって、その家族の見方にも幅が出てくるのであり、多くの情報を統合して、さらに家族のニーズに合ったケア体制が確立できる。

このように看護者は、その家族が、自分たちに最も適したサービスをタイミングよく活用できるよう促し、一方でより一層のサービスの充実を目指してサービス提供者間のチームワークを形成していく。これによってはじめて社会資源のコーディネートという役割が果たせるのである。なお、このような個別の事例を積み重ねることによって、地区住民の社会資源に対するニーズをつかみ、最終的にはより質の高いケアシステムをつくり出していくのも看護者の役割である。

3 経過に合わせてケア体制を再検討する

家族が抱えている健康問題は、社会資源やサービスを導入すれば、すぐに解決するものばかりではなく、慢性の経過をたどり、長期療養を要する場合には、病態はときに応じて変化していくことが多い。ケアマネジメントを担う看護者はそのような経過を常に観察しながら、その変化に合わせてケア体制を常時、再検討して、そのとき最も適したサービスや社会資源を家族に紹介し、導入して家族のニーズにタイムリーに応える必要がある。

以上、あらゆる対象に共通する家族援助方法を、家族成員に対する援助、家族成員間の関係性に働きかける援助、家族単位の社会性に働きかける援助、の3段階に分けて解説してきた。それらを表にまとめたものが表3-3である。

表 3-3 あらゆる対象に共通の家族援助方法

1. 家族成員に対する援助方法	2. 家族成員間の関係性に働きかける援助方法	3. 家族単位の社会性に働きかける援助方法
1）家族成員のセルフケアを促す 　①療養者のセルフケア意識、行動を促す 　②介護者のセルフケア意識、行動を促す 　③その他の家族成員のセルフケア意識、行動を促す 2）認識を深める 　①家族が病状や障害を理解できるように説明する 　②家族の課題と役割を提示する 　③家族に可能なケアを提示する 　④家族の学習過程をサポートする 3）情緒の安定をはかる 　①不安な気持ちを受け止める 　②家族の苦労を労う 　③看護者は家族のパートナーであることを伝える 4）意欲を高める 　①家族が行っていることの意義を評価する 　②家族の目標を設定する 　③療養者のよい変化を伝える	1）コミュニケーションを促進する 　①自己表現を促す 　②コミュニケーションの方法を助言する 　③コミュニケーションの場をつくる 2）相互理解を助ける 　①互いに何を望んでいるのかを考える機会をつくる 　②他の家族成員の思いを代弁する 3）役割分担の調整を助ける 　①役割分担について考える機会をつくる 　②役割分担について助言する 　③役割分担の方法について評価する 4）情緒的関係性を調整する 　①家族の絆を意識させる 　②情緒的交流の場を提供する 　③時には心理的な距離をおくことを勧める 5）家族の意思決定を促す 　①意思決定に必要な情報を提供する 　②意思決定のために話し合いを勧める	1）生活上の調整をする 　①介護以外の生活の見直しを勧める 　②家族成員の生きがいを尊重する 　③家族の発達課題を達成できているかを評価する 2）社会資源を調整する 　①社会資源を紹介する 　②社会資源の導入についての家族の意思決定を促す 3）環境へ働きかける 　①生活環境を調整する 　②主治医との仲介をする 　③近隣との関係を強化する 　④家族会などの組織を紹介する 4）ケアマネジメント 　①家族に対してケアの窓口となる 　②ケアに必要なあらゆる関連職種と連携をとり、ケア体制を確立する 　③経過に合わせてケア体制を再検討する

5 家族看護評価

　家族をアセスメントし、看護診断に基づいた看護計画に添って援助を行ったならば、看護者はその援助が、家族のセルフケア機能を高める上で有効であったか否かを自ら評価できなければならない。この援助を評価することによってはじめて、継続的でより質の高いサービスの提供が保証できるのである。友人や知人の行うサポートとは異なり、看護者は評価を行わなければ家族に専門職としての責任を果たしたとは言えない。

1 評価の目的

　実際に家族への援助に対する評価は、どのような場合に行われるのだろうか。大別して以下の二つの場合が考えられる。

①その事例に対する援助の継続を前提として、現在の看護目標や援助方法が適切であるかを客観的に判断し、看護計画を修正するために行う場合。

②退院等で事例への援助が終結した後に、どの程度初期の看護目標が達成されたのかを判断し、その事例から有効であった援助方法を一般化して他の事例にも役立てていこうとする場合。

　この両者に共通するのは、評価がその事例の次の援助、他の事例の援助に活かしていくために行われる点である。つまり評価の目的は、その事例、他の事例に対する家族援助を進展させることにある。逆に言えば、<u>次の援助に活かせるものでなければ評価とは言えない</u>ことを最初に確認しておきたい。なおこの両者は別個のものではなく、援助しながらそれに対する家族の反応を捉え評価する①の評価を日々積み重ねることによって、②の事例の振り返りとしての評価も適切にできるようになる。ここでは両者を、一直線上につながっているものとして捉え、具体的な評価方法を述べる。

2 評価の方法

1 行った援助を客観的に示す

　評価というと、家族が援助によってどう変化したのかに目が向きがちであるが、まず最初に行わなければならないのは、<u>看護者である自分はどこまで援助することができているのか、つまり何ができて何ができていないのかを客観的に振り返ってみる</u>こ

とである。自らの行った援助を冷静に見つめることなしに、単に家族の変化のみを追い求めても、自分自身が行った援助との関連において家族の変化を捉えることができなければ、どんな援助が有効であったのかや、なぜ家族によい変化が生じないのかを適切に判断することができず、次の援助に何も活かすことができない。それでは評価を行ったとは言えない。セルフケア機能の向上を目指した条件整備がどの程度できたのかといった看護者の援助の質的・量的な分析をまず行い、その上で、それによってもたらされた家族の変化を捉えておくことが不可欠である。

2 家族に生じた変化を捉える

（1）看護者－患者・家族成員の援助関係における変化

家族援助の基本は、看護者と家族との関係が確立されているかにあり、まず最初にこの点について評価する。すなわち、患者・家族成員が、看護者を自分たちの援助者として認識し、患者ばかりでなく、他の家族成員とも等しく信頼関係が結べているのかどうか、特に、必要な場合には、家族が看護者にいつでも援助を求めてくる関係が確立されているのか否かを捉える。

（2）健康問題や発達課題における変化（短期目標の達成状況）

看護者と家族との関係性を捉えた上で、次は家族の問題に対する対応状況の変化を細かく評価する。

看護計画を策定するプロセスでは、家族のアセスメントから家族のニーズを判断し、援助仮説を設定して、長期目標、短期目標を設定してきた。この家族の健康問題や発達課題に対する対応の変化は、家族・看護者が到達したいと願う究極の目標ではなく、長期目標の実現のために必要な当面の家族の工夫や努力といった短期目標を評価するものである。この短期目標を評価することによって、最終的な目的地、すなわち長期目標に到達するために必要なプロセスを経ているのかを判断する。実際の事例の評価では、設定された短期目標がどの程度達成されているかを評価することになるが、全般的に見た評価のポイントを表3-4にまとめた。

（3）健康問題への適応状態の変化（長期目標の達成状況）

看護者と家族との関係性を確認し、家族の健康問題や発達課題に対する対応の変化を捉えたならば、看護者が援助者としてかかわり、その家族なりの問題への対応をはかってきた結果、家族の適応状態がどう変化したのかを判断する。つまり、不適応状態から適応状態に好転しているのか、不適応のまま不変であるのか、適応状態からむしろ不適応状態に状況が悪化したのか等を、家族アセスメントの項で述べたとおり、家族の健康状態、日常生活、家族成員間の人間関係の変化に注目して判断する。

これは、家族の健康問題や発達課題に対応する上での工夫や努力といった短期目標がどこまで達成できたのかを積み重ねることによって、究極の目標であった長期目標がどこまで達成できたのかを評価するものである。この長期目標の評価で、出発点から目指す山頂までの道のりの何合目まで到達しているのかという家族の現在地と、残されている道のりが明らかとなる。

表 3-4 　家族看護における評価のポイント

A. 家族の対応状況の変化	
1. 個々の家族成員の変化 ①患者（療養者）・家族成員の 　セルフケア	• 患者（療養者）自身のセルフケアは向上したか。 • 家族成員が、患者の世話で自分自身の健康を害することなく自分の健康は自分で管理しようとしているか。 • 患者（療養者）・家族成員が感情に押し流されることなく、自分自身で気持ちを安定させようとする努力がなされているか。
②患者（療養者）・家族成員の 　問題に対する認識	• 患者（療養者）・家族成員の、現在直面している発達課題や健康問題に対する理解が深まったか。 • 患者（療養者）・家族成員が発達課題や健康問題によって引き起こされた日常生活上のさまざまな変化を自分たち家族の問題として引き受ける姿勢へと変化してきているか。 • 患者（療養者）・家族成員の、現在直面している発達課題や健康問題にどのように対処すべきかに関する理解が深まったか。 • 問題への対処を通じて、健康に対する関心が高まったか。
③患者（療養者）・家族成員の 　情緒の安定性	• 患者（療養者）・家族成員が精神的な落ち着きを取り戻しているか。
④患者（療養者）・家族成員の 　対処に対する意欲	• 患者（療養者）・家族成員が諦めたり投げやりになることなく、問題に対応していこうとする意欲が高まっているか。
2. 家族の関係性における 　変化 ①コミュニケーション	• 個々の家族成員が、他の家族成員に対して自分の感情や考えを適切に表現しようとするようになったか。 • 家族内のコミュニケーションを円滑に進める方法を工夫しようとしているか。
②相互理解	• 患者を含む家族成員がお互いに、相手が何を欲しどうしたいと考えているのかを理解し合うことができるようになったか。
③役割分担	• 発達課題や健康問題を抱えることで、家族に求められる新たな役割を家族内の特定の家族成員のみが担うことなく、分担して行おうとしているか。責任や心理的負担を分担しているか。 • 家族成員がもてる能力や資源を活用し、その家族にとって最も効率のよい協力態勢を確立していこうとしているか。
④情緒的関係性	• 家族が力を合わせて問題への対応を図ろうと励まし合っているか。情緒的な絆が強まっているか。 • 家族が適度な心理的距離を保ちつつ、家族成員の対処を肯定的に見守ろうとしているか。
⑤意思決定	• 問題への対応について家族が主体的に判断し選択していこうとしているか。 • 意思決定のために必要な情報を家族自らが求めたり、家族内部で話し合うなど努力がなされるようになったか。
3. 家族単位の社会性 ①生活上の調整	• 家族が本来の生活を維持できているか。 • 家族成員の生きがいが満たされているか。 • 家族の発達課題が達成されているか。
②社会資源の活用	• 家族は問題解決のために必要な社会資源を積極的に活用しようとしているか。 • 家族でなければ果たせない役割を認識した上で、社会資源を有効に使いこなしているか。

表 3-4 つづき

③生活環境の調整	・提供されているサービスと自分たち家族のニーズとがうまく合致するよう交渉し、調整を図る努力がなされているか。 ・より安全で健康的な環境条件を整えようとする家族の工夫がなされているか。 ・気軽に近隣同士助け合っていくという姿勢が生まれてきているか。
B. 家族の適応状態における変化	
①患者・家族成員の心身の健康状態	・患者・家族成員のセルフケアによって、各々の健康状態が安定したか、改善が見られたか。 ・患者・家族成員の不安や恐怖、周囲に対する疎外感や孤独感が軽減し、情緒の安定性を取り戻したか。
②患者・家族成員の日常生活の質	・疾病や障がいを抱えながらも、少しでもその人らしい充実した日常生活を送れるようになったか。 ・家族成員が患者のケアにあたりながらも、健康で自分自身の生活も楽しむといった、患者のケアとそれ以外の生活とのバランスがうまくとれるようになったか。
③家族成員間の人間関係の質	・家族成員間の葛藤によって引き起こされていたストレスが軽減して、人間関係の質が向上したか。

3　援助効果を判断し、看護過程全体を評価する

　ここまでの段階で、看護者の行った援助とそれによってもたらされた家族の変化が明らかになった。次にはこの両者を統合し、行った援助効果を両者の関係性において判断する。すなわち、例えば同じ家族に意図した変化が生じず、短期目標が達成されない場合であっても、家族へのアプローチ自体が不足しているために、家族に意図した変化が生じないのか、十分にアプローチしているにもかかわらず変化が生じないのかによって、援助の効果の判定は異なってくる。

　そして、援助目標が達成されなかった場合はもちろん、達成された場合にも、なぜ変化が起こらなかったのか、なぜ変化が起こったのかを、行った援助との関連において追求する。前述したように、評価はその事例の次の援助や他の事例の援助に活かすことを目的に行うものであり、単に効果があったなかったというだけに終わるのでは、評価の意味はない。

　なお評価は、家族看護過程の最終プロセスであり、その援助の背景には家族のアセスメント、看護診断、看護計画の立案といった一連の過程があり、評価をそれらと切り離すことはできない。したがって、なぜ家族に意図した変化が起こらなかったのか、という問いかけは、

　　①計画した援助を提供することができたか
　　②看護計画は適切であったか
　　③家族アセスメントは適切であったか

というように、一連のプロセスを遡って問題のありかを追求していく。

　具体的な視点は表 3-5 の通りである。

　なお、家族援助に対する評価と言っても、比較的家族の変化が生じやすい場合と、そうでない場合とがある。例えば 10 年間に及ぶような高齢者介護などにみられるよ

表3-5	看護過程の評価の視点

①計画した援助を提供することができたか

- 援助の絶対量が不足してはいなかったか
- 援助の技術的側面には問題はなかったか
- 援助のタイミングは適切だったか

②看護計画は適切であったか

- 援助仮説に誤りや見落としはなかったか
- 長期目標や短期目標の設定は、家族の対処能力に見合った現実的で適切なものであったか
- 優先順位の設定に誤りはなかったか

③家族アセスメントは適切であったか

- 家族の援助の必要性の判断に誤りはなかったか
- 家族のニーズの判断に質的な誤りはなかったか
- 必要な情報を見落としてはいなかったか

うに、健康問題が長期化した結果、家族が積極的な工夫や努力を諦め、最低限のケアだけが提供されているということがある。このように家族が低い適応状態にある場合などでは、看護者が意図した結果がなかなか出ないと感じ、看護者自身がフラストレーションに陥る場合も多い。

　しかし実際に自分がどこまで援助が行えているのかを冷静に分析してみると、変化が生じなかったことが納得できたり、家族の細かな変化を詳細に捉えていくと、認識や気持ちの変化がわずかずつでも読み取れ、最初に設定した援助目標が、家族の能力を越える不適切なものだったことに気づかされる場合も多い。こうしたときほど、きめの細かい評価が重要となる。事例を援助していて、「一生懸命やっているのに結果が出ない」と感じたときは、一生懸命やっていることが果たして相手にとって援助になっているのか、あるいは本当に結果が出ていないのかを注意深く検討する必要がある。このようなときにこそ、援助の評価が生きてくるのである。

4 看護過程の評価から、看護計画を修正する

　看護過程全体の評価から、見直すべき点が明らかになったら、その時点から再度一連の看護過程のプロセスを踏んでいく。もし家族に関する重要な情報を見落としていたら、再度家族アセスメントを見直し、家族の援助ニーズを修正する。そして、援助仮説を再検討し、看護計画を修正していく。

　家族援助は個別の看護とは異なり、把握すべき情報も多く、看護診断においても、より複雑な判断が要求される。はじめから完璧な家族援助などあり得ず、家族の重要な側面を見落としていたり、判断を誤ったり、技術的にも不十分であったりといった試行錯誤を繰り返しながらもその都度柔軟に修正を繰り返し、家族援助者としての看護者も成長していくのである。看護者には完璧にやろうとすることよりも、自分の行った援助を冷静に見つめ、誤りをおかす自分自身を受け入れ、援助の修正のできる柔軟性こそが求められる。

引用文献

1）瓜生浩子，森下幸子：キーワードで学ぶ！家族看護学入門　今月のキーワード　家族の力・強さ・ストレングス，家族看護，11（2），p.133-140，2013.

2）Walsh, Froma：Strengthening Family Resilience. 2nd Edition, Guilford Press, p.4-5, 2006.

3）日本看護協会編：看護記録および診療情報の取り扱いに関する指針，日本看護協会出版会，p.22，2005.

4）De Shazer, S：ブリーフセラピーを読む，小森康永訳，金剛出版，1994.

5）Kim-Berg, I.：家族支援ハンドブック：ソリューション・フォーカスト・アプローチ，磯貝希久子監訳，金剛出版，1997.

6）「渡辺式」家族看護研究会ホームページ http://watanabeshiki.net/（2019.08.20 最終閲覧）

7）柳原清子：家族の「意思決定支援」をめぐる概念整理と合意形成モデル−がん臨床における家族システムに焦点をあてて，家族看護，11（2），p.147-153，2013.

8）長戸和子，野嶋佐由美，中野綾美ほか：退院・在宅ケアに関する家族看護者の合意形成に向けての介入方法の開発，平成11〜13年度科学研究成果報告書，2003.

9）長戸和子，瓜生浩子：キーワードで学ぶ！家族看護学入門　家族の意思決定②，家族看護，9（2），p.132-139，2011.

10）長戸和子：キーワードで学ぶ！家族看護学入門　家族の意思決定①，家族看護，9（1），p.117-123，2011.

11）清水哲郎＆臨床倫理プロジェクト：臨床倫理エッセンシャルズ　改訂第2版, 東京大学大学院人文社会系研究科死生学・応用倫理センター臨床倫理プロジェクト，p.5-13，2012.

12）会田薫子：認知症ケア　共同の意思決定による家族支援，家族看護，11（1），p.29-37，2013.

参考文献

●渡辺裕子：本人・家族とのかかわりの悩みはコレですっきり！⑦「人間関係見える化シート」のご紹介，コミュニティケア，21（11），p.38-43，2019.

第 **4** 章

家族看護における看護者の役割と援助姿勢

家族看護における看護者の役割

　家族を援助する際の看護者の役割と姿勢を検討するにあたって、以下のことを確認しておきたい。

　まず、家族看護を行う看護者は、家族成員個々に対する支援と一単位としての家族への支援を同時に行い、それらを常に援助目標に向かって統合させていくのである。

　その理由としてはこれまでに述べてきたように、家族のセルフケア機能を高めるためには、まず家族成員一人ひとりに、次のようなことが求められるからである。

①自分たち家族の現状を的確に認識し、適切な対処方法を選択する判断力
②問題を解決しようとする意欲
③家族の健康を守り高める方法を実行に移し継続させていく実践力

　これらを高めた上で、家族成員一人ひとりがもてる力を十分に出し合い、協力し合ってはじめて、一単位としての家族の力を最大限に発揮させることができるのである。

　また、家族看護を行う看護者は、ヘルスケアチームの一員であり、ヘルスケアチームに対する一定の役割と責任を負っている。

　したがって、本項では、家族看護において看護者の果たす役割を、家族成員個々に対する役割と、一単位としての家族に対する役割、そして家族単位の社会性に対する役割に大別してそれぞれについて解説する。

家族成員個々に対する役割

1　教育的役割

（1）判断の基準を育てる

　家族成員が健康状態を的確に把握し、適切な対処方法を選択するには、健康状態を評価し、生活行動が適切であるかどうかをはかる判断基準が必要となる。特に家族のセルフケア機能を高めるという意味では、現在問題がなければそれでよいというのではなく、将来にわたって問題が生じないように今どのようにあったらよいか、予防的な立場で個々の家族成員が判断できるよう援助しなければならない。

　そして仮に問題が生じても、何とかその場を切り抜けられればよいというのではなく、相手が「このようなときにはこう考えればいいんだ」と直面した問題から学びを得て、健康問題に関する基本的な判断基準がより的確で確固としたものになるよう援助

する必要がある。こうした家族成員個々の健康に関する判断は、家族のセルフケア機能の基本を成すものであり、このような働きかけを重ねることによって、やがて対象は、自分の判断で望ましい行動を選択することができるようになり、自立へと向かっていくのである。このような援助は、相手の認識に働きかけてセルフケア能力を高める教育的役割と言える。

（2）生活技術の獲得を促す

　家族が発達課題を達成し、健康なライフスタイルを獲得するためには、家族成員個々がより健康で自立した生活を送る生活技術を獲得していることが基本となる。例えば、夫婦に子どもが生まれ、新婚期から養育期に移行する際も、育児の具体的な方法は当然のことながら、その前提として夫婦双方が自らの健康を維持できる生活技術を持ち合わせていなければ、育児という新たな役割に適応するのは困難となる。

　また、子どもが成長し自立した後に、夫婦が伴侶性を強め、安定した老後の家庭生活を営んでいく場合にも、夫婦双方がどれほど衰えがちな体力を維持し、社会との関係を保つ努力を継続できるかが重要となる。実際の訪問援助でも、例えば精神障がい者に対して、看護者は一緒に買い物に行き、食事をつくったり、掃除や洗濯を行うなど、生活技術の獲得のためのきめ細かい援助を行っているし、また、地域の中高年男性に対する生活技術援助として、料理教室等も開催されている。このような家族成員の生活に注目し、潜在する生活能力を高める援助は、家族看護を行う看護者の重要な役割である。

（3）健康問題への対応方法の獲得を支援する

　健康問題への家族の対応能力を高めるためには、家族に具体的な対応方法を提示し、その方法や手技を身につけてもらうことが必要となる。これには、患者本人がセルフケアの方法を身につけるという意味と、家族成員が患者のセルフケアを促進したり、失われた機能を補うという意味合いの両者が含まれている。

　例えば、介護を要する高齢者のいる家族では、高齢者本人が病状の悪化を防ぎ、残された機能を維持するための具体的な方策を身に付けていなければならないし、家族成員も、可能な限り本人の自立を見守りながら、必要な介護が提供できなければならない。看護者は、具体的な対応方法をそのときの状況に応じて提案したり、やり方を示して一緒に行ったり、また患者本人や家族成員が行っている対応方法に助言することによって、健康問題に適切に対応できるよう教育的役割を果たしていく。

2 情緒的に支援する役割

　単に家族成員が知識や技術を身につけているだけでは、家族がセルフケア機能を発揮することはできない。

　例えば終末期患者を介護する家族の場合を考えてみよう。次第に衰えていく患者の容態を前に、死別が間近であることは知識としてはわかっていても、激しい心理的動揺を何とか乗り越えない限り、現実的な対処へと進むことは困難となる。

　また、例えば検診で疾患が指摘されたというような場合でも、本人、家族成員が協力してセルフケアへと進むためには、「何かの間違いじゃないか」「あのときはたまた

ま調子が悪かったので異常と出ただけ」などという、現実を否認したい気持ちから一歩踏み出して、現実を受け入れることが必要となる。

いずれにしても、家族のセルフケア機能を発揮させるためには、問題に直面したことで引き起こされる心理的な動揺の解決が不可欠である。看護者は、家族とともに歩むパートナーとして、最も身近に家族の相談を受け止め、家族の心理的な動揺を受け止め支える役割を果たさなければならない。

3 身体的ケアの提供者としての役割

家族看護の援助目的は、家族が主体的に自分たちで課題を達成し、問題を解決していけるように家族を支えることである。しかしこれは、健康問題に関わることすべてを家族が成し遂げなければならないということではなく、家族という絆の下に、ともに生活してきた家族だからこそ果たせる役割を十分発揮してもらうことを目指すという意味である。そのためにも家族成員個々の健康はすべての基本であり、看護者は、患者本人をはじめとした家族成員一人ひとりに必要な身体的ケアを提供する。

例えば、入院中の患児に母親が付き添っている家族について考えてみたい。援助の目標は、児の疾病という健康問題に対する家族の対処能力を高めることにあるが、そのためには、家族員個々の精神的・身体的ストレスを少しでも緩和することが重要である。この家族成員個々のストレスにはさまざまなものがあるが、その中でも患児の身体的苦痛は、児自身にとって最も大きなストレスであるばかりでなく、それを見守る母親や他の家族成員に大きな苦悩を与え、精神的な消耗を招き、対処を困難にさせる。患児にとっても、家族成員にとっても、患児の身体的苦痛の緩和は最も高いニーズであり、看護者は、看護専門職としての基本的な技術を駆使して患児に身体的ケアを提供しなければならない。

その上で母親に対しても、疲労の兆候に注意し、血圧を測定したり、簡単な指圧やマッサージをするなどといった身体的ケアを提供する。

患者本人や家族成員は、看護者の身体的ケアによって安楽が保証されたという体験を重ねてはじめて、自分たち家族を支援してくれる援助者として看護者を認識するのであり、信頼関係を築くためにも質の高い身体的ケアの提供が不可欠である。

2 家族内部に対する役割

家族は、個々の家族成員が互いに依存し合い、影響を及ぼし合って固有の機能を果たす社会システムの一つに位置づけられる。このような見地から一単位としての家族に対する看護者の役割を、①家族システム内部に対する役割、②家族単位の社会性に対する役割とに分けて考えてみたい。

1 家族内部の相互作用の触媒役

■家族は総和以上の力を発揮する・相殺することもある

家族システムについてはすでに詳しく述べたが、看護者として特に重視すべき特徴は、問題解決のために個々の家族成員の力を結集することによって、家族は総和以上

の力を発揮する能力を内在していることである。すなわち、1人の力と1人の力を合わせることによって、3人の力にも4人の力にもなるし、また、逆に互いの能力を打ち消し合ってマイナスにもなるのが家族である。

■変化し続ける家族ダイナミズム

つまり、家族システムは、個々の家族成員が相互に関連し合い、その相互関連性が新たな機能を生み出したり、逆に機能を低下させるというように、常に変化し続ける動的な存在であると言える。こうして考えてみると、この一単位としての家族に対する看護者の役割は、問題解決のために個々の家族成員がより望ましい相互作用を生み出すよう援助することと言える。

つまり、家族内部の相互作用の触媒役を果たすのが家族看護を行う看護者の責務である。具体的には、以下のような働きかけが重要となる。

2 家族内のコミュニケーションを促進させる

■家族成員がそれぞれのニーズを言葉で表現できるように

健康問題に関する家族内部のプラスの相互作用は、家族成員がお互いにどんな問題を抱え、何を望んでいるのかを理解することから始まる。

まず互いのニーズに気づき、今どうすることが自分たち家族にとって大切なのかを話し合うことができなければならない。そこで家族の進むべき道を確認して、具体的な方策を選択し実行することによって、問題の解決が可能となる。そしてこの一連の過程を支えているのが、家族のコミュニケーションである。

もしもコミュニケーションが不十分であれば、家族は互いのニーズに気づくこともなく、問題解決のための相互作用を生み出すことは不可能となる。看護者は、この家族成員間のコミュニケーションを促すことによって、家族のセルフケア機能を高めていく。

■「家族だもの言わなくたってわかっている」？

具体的には、個々の家族成員が自分の抱えている問題や他の家族成員に対する要求を自ら言葉で表現できるよう促すことが重要である。わが国の家族関係の特徴として、「言わなくても家族なら汲み取って欲しい」という気持ちから言葉に表すのが不得手な傾向にあると言われているが、それが健康問題を引き起こすほどのものなら、明確なコミュニケーションを通して家族は、現実的、建設的な対応をはかっていかなければならない。

■第三者として代弁者もつとめる

また原則的には本人が自分で言えることがいちばんだが、それが不可能な場合には、その人の代弁をすることも看護者の役割である。この場合に大切なのは、看護者が患者の立場に立つのでも、家族の立場に立つのでもなく、第三者として中立な立場で、自分の意思を表現できない家族員の代弁者として関わることである。

いずれにしても看護者は、家族間の率直で明確なコミュニケーションを促し、家族成員間の相互理解や家族の意思決定を促進していく。

3 家族の情緒的交流を促す

■家族の最大の宝である情緒的絆

　家族が情緒的な絆で結ばれた存在であることはすでに述べた。もはや血縁や生計をともにしていることが家族の条件とはなり得ない現在、この情緒的な絆が存在しているかどうかが唯一家族を規定していると言えよう。それほど情緒的な絆は家族にとって重要であり、家族のセルフケア機能においても大きな意味をもっている。

　つまり、家族が協力して問題の解決に当たるためには、お互いの知的な理解だけではなく、家族成員が「何とか元気にしてやりたい」「とにかく力を合わせてみんなで頑張ろう」と互いの絆を強めることが重要となる。これは多くの場合、家族内部で自然に行われていることであるが、直面する問題があまりにも大きかったり、長期にわたると、家族成員の気持ちがバラバラになって、かえってマイナスの作用を及ぼし合うことがある。看護者は、家族成員が互いの愛情を確かめ合えるような場面を意図的につくるなどして、家族の情緒的交流を促進していく。

3 家族単位の社会性に対する役割

　家族は、地域の自治会や町内会などの住民組織、教育機関やヘルスケアシステム、商店等の消費生活システム、政治や宗教機関といった多くの社会システムと、物質やエネルギー、情報を通じて交流をはかり、それによって家族のニーズを充足させている。

　家族のセルフケア機能も、家族が保健医療従事者やマスコミから健康情報を取り入れ、健康を守るために必要な食品や衣料品等の消費財を購入し、必要に応じて保健・福祉サービスを活用するといった、家族を取り巻く環境との相互作用のあり方によって大きく左右される。

　家族看護を行う看護者は、このような家族と環境との相互作用に注目し、家族が適切にこれら外界の力を活用するよう援助することが重要となる。具体的には、以下の役割を果たすことが求められている。

1 ケアマネジメントの役割を果たす

（1）家族のニーズと社会のサポート資源を合致させる

　具体的にその家族が必要としているサービスや地域資源は、問題の性質や、家族自身のセルフケア能力の獲得状況によって異なってくる。しかも家族は、家族内外からのさまざまな影響を受けて常に変化し続けており、家族のニーズもそれに応じて刻々と変化している。

　例えば、脳血管障害で倒れた高齢者を自宅で介護する家族の場合、倒れた直後の生命の危機にある間に家族が必要とするのは、医師や訪問看護師など、医療従事者からの濃厚な医療サービスである。しかし、生命の危機を脱し回復に向かう過程では、もはや医療サービスのみでは家族のニーズをカバーすることはできず、あらゆる保健・福祉サービス、近隣の協力、別居家族の応援など、多くのサポートが必要となる。

しかし、こうした外部の資源を導入することについて、実際にニーズがあってもそれをうまく表現できなかったり、今どのようなサポートが必要であるかさえ認識することができない家族も少なくない。

　また、多くの家族はどこにどのようなサポートがあるのかといった情報量が少なく、仮にサービスが導入されたとしても、実際に導入してみると、自分たちが真に求めているニーズと合致せず、うまく活用されない場合も少なくない。特に、複数の機関からサービスを受けている場合には、サービスが重なったり、必要不可欠なものがなかったりで、問題が解決されないといったことも多い。このように家族は、自分たちのニーズと家族外部のサポート資源とをうまく結びつける役割を必要としており、これを果たすのが家族看護を行う看護者の責任である。

（2）家族と家族を助ける人々を結びつける

　具体的にはまず、事例の援助目標に照らし合わせて、家族が外部からどのようなサポートをどの程度必要としているのか、ニーズを明らかにする必要がある。そして、どのようなサポートを導入すればよいかを広く専門職、非専門職を含めて検討する。そして家族がそれらのサポートを主体的に活用するよう促し、具体的な方法を提示する。

　導入された後は、それらが家族のセルフケア機能を高めるのに真に役立っているかどうかを確認しながら、実際に提供されているサポート全体の調整をはかっていくのである。つまり看護者は、家族と家族を助けることのできる人々を結びつけ、そうした人々と家族のプラスの相互作用が持続するよう見守っていく。

2　環境を調整する役割

　家族を取り巻く物理的な環境と家族のセルフケア機能とが密接な関係にあることは言うまでもない。

　病棟での面会の場面を考えてみよう。面会は、患者と家族が絆を確認し、ともに病気と闘う意欲を高める重要な機会である。限られた時間内に家族が十分に交流するためには、周囲を気にする必要のない静かでプライバシーの守られる環境が必要である。

　また在宅で要介護者のケアをする家族では、例えば廊下の段差や療養している部屋の位置などによって、ケアに支障が生じたり、本人と家族との交流が妨げられたりする場合もある。家族のセルフケア機能を高めようとするならば、まずはこのような家族を取り巻く環境に注意を払い、家族がもてる力を発揮できる条件を整えることが基本となる。

3　ヘルスケアチームの一員としての役割

　今さら言うまでもなく、看護者はヘルスケアシステムに所属し、そのチームの一員として家族にサービスを提供している。看護者は、援助対象としての家族に責任を果たしていくと同時に、ヘルスケアチームに対しても自らの役割を明確にし、責任を果たしていかなければならない。それは以下の2つに集約される。

（1）ケアマネジメントの責任者

　健康問題をもつ家族がセルフケア機能を獲得していくためには、家族の生活のあらゆる側面についての継続的な支援が必要となる。そのためには、一貫した援助方針の下に、家族のニーズの変化に応じて、ヘルスケアチームのメンバーやその役割を柔軟に変化させていかなければならない。つまり、ヘルスケアチームの内部に、責任をもって一貫した継続的なケアをマネジメントする役割と、それを受けて的確にサービスを提供する役割の両者が協働してはじめて質の高いサービスが提供できる。

　前者のケアマネジメントの責任を担うためには、疾病や障害、あるいは家事や介護、経済状態といった部分的な視点ではなく、それらすべてを包括した家族の生活に対する専門的視点をもち、しかも退院や転居によってもケアが引き継がれ継続できる条件を有していなければならない。どの職種がケアをマネジメントするかは、患者家族とヘルスケアメンバーが決定していくことであるが、医療従事者でありしかも対象の生活過程を整える専門職である看護者が、医療機関にも地域社会にもくまなく配置されていることを考えると、看護者は求めに応じて、ケアマネジメントに社会的責任を負っていると言えよう。

　このようにして看護者は、家族の最も身近な相談相手として家族のニーズを把握し、自ら計画立案したケアに他職種によるサービスを織り込んでいくことによって、単に質の高いサービスを家族に提供するだけではなく、他のヘルスケアチームの能力を最も効率よく引き出して家族の問題解決に活かしていく。

（2）ヘルスケアチームメンバーの相談相手

　ヘルスケアチームのメンバーの能力を最も効率よく家族の問題解決に活かしていくためには、メンバー間で家族援助の目標を共有し、それぞれが自らの役割を理解していなければならない。また、直接ケアを提供する上での悩みや迷いをできるだけ速やかに解決することが必要である。

　特にヘルスケアチームのメンバーにボランティアや近隣住民などの非専門職が含まれる場合には、活動の成果を意図的に還元したり、悩みの相談を受けるといったきめ細かい対応が重要である。看護者は具体的な事例を通じてこのような働きかけを重ねることによって、チームメンバーの判断力を高め、さらに育てていく。

4　地域社会に向けて家族のニーズを代弁する役割

　家族のセルフケア機能を高めていくためには、地域社会の質の高いソーシャルサポートを得ることが重要なことはすでに述べた。しかし、その家族が必要としているサポートが常に用意されているとは限らず、むしろ不足していることも少なくない。しかし、家族がどのような条件にあっても、その家族なりの方法で発達課題を達成したり、健康問題を解決できるようなソーシャルサポートが準備されなければ、いくら個別の対応を重ねても本質的な解決をはかることはできない。

　家族にケアを提供する看護者は、最も身近な相談相手として、家族のニーズをきめ細かく捉えている立場である。このことは同時に、どのような家族がどのようなサービスを必要としているのかを、行政や地域住民に確実に伝える責任を負っていることを示している。たとえ直接行政サービスに携わる立場にはなくても、看護者は地域社

会に向けて家族のニーズを代弁する役割を担っている。

　以上、家族を看護する看護者の役割について述べてきた。実際に看護者がどのような援助を展開していくか、また、そこで果たす役割のウエイトは対象のもつ問題の性質や看護者が所属する組織によって異なる。しかし、上記のどれもが欠かすことのできない役割であり、看護者がこれらの役割をカバーしてはじめて、一つの事例への家族看護が提供できたと言える。このように家族に対する看護は幅の広いものであるだけに、所属や立場を超えた複数の看護者が協働して問題解決にあたることが重要となる。

2 家族を援助するときの基本姿勢

患者と看護者との人間関係は、看護過程の展開に非常に重要な位置を占めており、看護者は、援助しながらも患者との人間関係のあり方を敏感に感じ取っているものである。

しかし、患者を含んだ家族を対象に看護する場合には、患者個人を看護するのとは異なる援助関係が求められる。看護者は、患者個人との2者関係から、家族成員を含めた一単位としての家族との関係を取り結び、それらを発展させていかなければならない。これは看護者にとっては、新たな経験であり挑戦である。ここでは最初に、この家族成員を含んだ一単位としての家族との関係のあり方について述べ、それを支える看護者の基本姿勢について解説する。

1 家族成員を含んだ一単位としての家族との関係のあり方

患者個人ではなく、一単位としての家族と関係を取り結ぶというのはどのようなことだろうか。家族を海に浮かぶ船に見立てて説明したい。

看護者は、健康問題という時化や嵐に船が遭遇しようとも、目的地へと自分たちの力でたどりつけるよう、常に目的地と船の現在地を視野に入れ、航路の確認をしている。船が行き先を見失った場合には、どこを目指して船を走らせればよいのか、乗組員の合意で目的地である港が見つけられるよう促す。そして、乗組員一人ひとりに注目し、あくまでも一個人としてのニーズが満たされ、そのうえでその個人の能力が航海に最大限に発揮されるよう援助する。そしてさらに、個々の乗組員や燃料、機材、他の船からのサポートなど、その船がもっているあらゆる資源が航海にプラスの影響をもたらすよう、調整役を果たしていく。

つまり、看護者は、患者とも他の家族成員とも悩みや不安を分かち合い、その個人の生活を支えるパートナーとしての関係を形成し、さらには、その家族自身が選択した港を目指して進む家族の航海を見守り支えるという一単位としての家族との間のパートナーシップの確立が求められる。

患者との間に望ましい関係を築けても、他の家族成員とうまく関係を確立することができなかったり、家族成員個々との間には関係を成立させることができても、家族全体の機能に働きかけることができなければ、それはあくまでも個々の援助を寄せ集めたにすぎない。個人を対象とした援助関係との最も大きな違いは、このパートナーシップがより層の厚い二重の構造になっている点である。

具体的には、個々の家族成員に援助を行おうとする際にも、頭の中にはその家族が

どの港を目指して今どの地点に差しかかっているのかということや、家族という船の構造や機能状態を想い浮かべながら、その家族成員のニーズを家族との相互関係においてより深く理解しようと努める。そして、そこで培った援助関係の深まりがさらに家族全体とのパートナーシップを強固にしていくのである。

2 看護者に求められる基本的な援助姿勢

それでは、一単位としての家族との関係を築いていくためには、看護者にどのような援助姿勢が求められるのだろうか。

1 中立であること

患者のみでなく、患者も含めた家族成員個々とよりよい援助関係を成立させていくためには、すべての家族成員の立場、心情を深く理解することが不可欠である。そのためには、家族成員がどのような状況、どのような行動を示そうとも、そこに至った必然性をその個人の立場で理解しようと努めることが大切である。個々の家族成員の立場を共感的に理解することは、すなわちどの家族成員にも荷担することのない中立性を看護者にもたらす。

具体的に考えてみよう。例えば、寝たきりで長男の妻から介護を受けている高齢者の家庭訪問で、本人が長男の妻に対する不満を語ったとしよう。訪問するたびに涙を流さんばかりに粗末な扱いを受ける境遇を嘆く姿を前にして、そのつらい気持ちに共感し、「大変なのはわかるけど、もう少し親身に介護してくれてもいいのに」と、知らず知らずのうちに長男の妻への否定的な感情が生まれる場合がある。しかし、長男の妻からすれば、他に多くの仕事を抱えていたり、他の家族成員のサポートが得られない現状の中で、それが精一杯の努力である場合もあり、また、例えば過去に耐え難い要介護者本人との確執がありどうしても正面から介護に向かえないなど、長男の妻には長男の妻なりの理由があるものである。

このように、本人の気持ちにも長男の気持ちにも共感しつつ、両者に何が起こっているのか、ことの全容を真上から俯瞰する視点がもてたときに、看護者は、高齢者の側に立つのでも、長男の妻の側に立つのでもなく、本人も長男の妻も同じく援助を必要としている対象として、中立の立場で両者と援助関係を結ぶことができるのである。逆に家族援助の際に、特定の家族成員に対して否定的な感情を覚えたときには、看護者としての中立性が貫かれているかどうかを、自ら再吟味する必要がある。

看護者は、家族に対する自分自身の感情に敏感でないととかく患者の立場に立って、例えば家族の面会を疎ましく思ったり、患者の望むような家族に変わることを要求するといった事態になりかねない。家族成員と、患者をめぐって張り合ったり、家族を排除したり、コントロールしようとしたりするところに、何の解決も生まれないことを忘れてはならない。

なお、家族成員の中のAはBを責め、BはAを非難するというように、家族成員間に人間関係の葛藤がある場合では、無意識のうちにもAとBの双方が看護者を自分の立場に引き入れようとする場合がある。このような場合には、看護者は家族成員間で

板挟みとなり、ともすると看護者の中立性が脅かされそうな状態になる。しかし、もし看護者がどちらかに荷担することになれば、家族内部の葛藤はさらに大きなものとなり、援助するどころか、家族にストレスを与えてしまうことにもなりかねない。このようなときこそ、それぞれの家族成員への深い理解を示した上で、お互いが相手の立場に立って、相手の心情を理解しようとする努力を少しでも促していくことが大切である。

2 家族の意思を尊重すること

　家族が主体的に健康問題に対応していくことを見守り支えるのが看護者の役割であった。そのためには看護者が、家族には自分たちで解決の方向性を決定し問題を解決する力をもっているという、家族の可能性を信頼しない限り、それは困難となる。つまり、家族自身の決定を尊重し、家族の望む解決が実現できるよう支援するのが、真のパートナーシップに基づいた援助である。

　具体的に考えてみよう。例えば急性期の治療を終え、障がいを残したまま退院することが決定した患者の場合、看護者の中には、在宅介護を家族に強く求める者もいるが、在宅介護か転院か、あるいは施設入所を選択するかは、その家族自身が決定することである。転院や施設入所を選択したからといって、決して家族が問題への対応を放棄したということではない。週の数回の面会で家族としての密度の濃い時間を過ごし、介護と他の家族生活とのバランスをうまくとって、家族のセルフケア機能を維持・向上させている家族も多いし、逆に在宅で介護している家族の中には、日々の介護で他の家族成員の健康が損なわれたり、介護をめぐって家族成員間の人間関係がギクシャクし、家族のセルフケア機能が損なわれていく家族もある。

　このように、どの家族にも当てはまる絶対的に正しい選択などあり得ないのであって、家族がどのような道を選択したとしてもその選択を尊重し、それが家族のセルフケア機能の向上につながるよう援助するのが看護者の役割である。

3 援助者の価値観を押しつけない

　在宅介護を家族に求めたくなる看護者の気持ちについて考えてみよう。その判断の根底にあるものの一つは、「家族ならば、引き取って世話をするのが当然である」という看護者の家族観である。

　こうしたの家族観について、看護者が自らの家族観を慎重に吟味し、家族の多様性を認めることがいかに重要であるかは、これまでにも述べてきた。それに加えて看護者は、家族を自分の判断に従わせようという無意識の欲求にとらわれてはいないか、常に注意を払う必要があると言える。

　看護者が自分の気持ちを敏感にキャッチし、自己を冷静に見つめる目をもっていないと、家族援助に一生懸命取り組めば取り組むほど、家族に看護者の判断を押しつけてしまい、逆に家族の主体性を損なったり、看護者の期待に添えないというストレスを家族に与えてしまうことにもなりかねない。家族援助を行う看護者には、自己の家族観や家族を自己の判断に従わせたいという無意識の要求から、どれだけ自己を解放できるかが厳しく求められている。

　看護者が対象への援助を行う過程では、目の前に飛び込んできたさまざまな情報から、例えば「こりゃ大変だ」「どうしたらいい？」「そうだあれをしよう」というように、常に頭を働かせ一連の判断を行っている。この援助の際の看護者の認識のあり方は、個を看護する場合と家族を対象に看護する場合では異なり、家族を援助する場合には、以下に述べるような、家族看護に必要とされる独自の認識のあり方を身につけておかなければならない。

1　時間的・空間的に広がるイマジネーション

　家族に対する援助は、個々の家族成員に対する援助ばかりでなく、家族成員間の関係性にも働きかける。例えば、相互理解を促すと言うと、あたかも看護者が、複数の家族成員と同時に面接し、その場で両者の理解を促しているように思えるが、複数の家族成員と同時に面接することはむしろ少ない。普段の看護業務の中で家族援助を行うためには、患者と話しながら患者の妻の気持ちを代弁したり、妻と話しながら患者の気持ちを代弁したりといった、どちらか一方に働きかけつつも両者の関係の変化に発展するような援助ができなくてはならない。さらに、家族成員間の相互理解を促すためには、過去においてその両者の関係がどのようなものであったのか、過去における互いの感情をまるで今起こっていることのように追体験できなければならないし、これから先の両者の生活や関係性をもイメージして援助することが必要となる。

　つまり看護者は、一人の家族成員と対面しながらも、その場にはいない他の家族成員の健康状態や生活、気持ちを、空間を超えて瞬時に思い浮かべることができなければならないし、また過去や未来の家族成員の生活やお互いに対する感情を時間を超えてイメージすることができなければならない。こうした認識における時間的・空間的広がりは、家族を看護する援助者に求められる一つの特徴である。

2　家族の生活に対する豊かな想像力

　例えば糖尿病患者・家族に、食生活の指導助言を行う場合を考えてみよう。看護者は実際に家族の食事場面に同席して指導するわけではなく、患者や家族成員から家族の食生活に関する情報を得ながら、家族の食生活をアセスメントし、具体的に何をどう工夫すれば患者の食生活と家族全体の食生活とを調和させることができるかを考えていく。このときには、原則を伝えるのみの指導ではなく、患者の健康を守りつつ、その家族が食事において大切にしてきたことを崩さずに、しかも負担なく継続させていけるよう具体的なアドバイスが必要となるが、それがどの程度できるかは、看護者がその家族の食生活をどれだけ豊かにイメージできているかにかかっている。

　この家族の生活に対する豊かな想像力は、日頃からの家族の生活に対する関心や興味が土台となる。看護者として、人間に対する尽きない興味・関心を抱くのと同じように、家族の営みに対しても、深い関心を寄せておくことが何より重要である。

3 求められる視点の柔軟性

　看護者が、この事例では患者のみでなく家族を一つの単位として捉えた援助が必要だと判断した場合、まず可能な限り個々の家族成員に直接会うことを試みる。そのときには、看護者としての立場を一時的に離れ、その一人ひとりの家族成員の立場に身を置いて悩みや苦しみを共有することが必要となる。しかし、個々の家族成員と同じ立場でそれぞれの悩みを共有するばかりでは解決の方策は見えない。そこで次には看護者の立場に戻って、どのような援助が必要かを客観的に判断しなければならない。

　具体的には、個々の家族成員の状況を再統合して、家族の関係性、さらには家族の全体像を機能と構造の両側面から明らかにしていく。そして、一単位としての家族の援助ニーズを診断し、援助計画を立てる。具体的に家族の中にどうアプローチするかを決定する時点では、再び個々の家族成員に注目する。

　つまり家族を援助する際に看護者は、個々の家族成員一人ひとりを深く見つめる視点と、家族の関係性や、一単位としての家族を見つめる視点の両者をもち、個から家族全体へ、また逆に家族全体から個へと、カメラのズームを変化させるように、自由自在にその視点を変化させる柔軟性をもたなければならない。

　特定の個人に視点が集中してしまっては、個への援助に終わり家族援助には発展しないし、また、漠然と家族成員の関係性や家族全体の機能・構造を見つめているばかりでも、いったい誰にどう働きかけるのか、糸口も見出せず、援助することはできない。看護者が、個々の家族成員、家族成員の関係性、家族単位全体の3者間の視点を認識の中で柔軟に行き来することができてはじめて、家族援助が可能になる。

第2部

家族看護の実践

第**5**章

乳児をもつ
家族への援助

［対象の理解］
児の出生によって家族が受ける影響

　新たな命の誕生は「家」の繁栄を意味し、元来家族にとっては喜ばしい出来事であった。しかし、近年のわが国の家族を取り巻く状況は、家族の小規模化や少子化、女性の就労率の増加、価値観の多様化、育児を支える社会のネットワークの弱まり[1]などの大きな変化を遂げており、これに伴って、家族における出産とその後の育児の位置づけは、必ずしも家族成員が一人増えるといった喜ばしい側面ばかりとは言い切れない状況にある。ある家族にとって児の出生は大きなストレス要因ともなり、家族機能の破綻を来すような危機状態に陥る可能性さえ秘めている。実際に児童虐待など、家族の子育てに対する不適応状態から生じる問題は確実に増え続けている。こうしたことから、家族が本来もっているセルフケア機能を引き出し、子どもを健やかに育てることによって、家族がさらに絆を深め、成長していくことを支援する看護援助が強く求められていると言える。

　ここでは、家族の発達課題を促す援助として、家族周期のうちの養育期を取り上げ、その中でも家族の生活上の変化が著しく、それへの対応が否応なく迫られる乳児をもつ家族への援助について解説する。具体的な援助に触れる前に、まず児の出生によって家族がどのような影響を受けるのかを明らかにしておきたい。

1 育児という新たな役割を得る

　児の出生によって家族に直接降りかかる最も大きな影響は、育児という新たな役割が家族の生活に加わることである。

　子どもは、生まれたときには全く無力な存在であり、大人の育児行動によって初めて生命を維持することができる。しかし、例えば親による授乳一つをとってみても、単に生命を維持するための栄養補給にとどまらず、その胸にしっかりと抱かれることによって、子どもは自己の存在価値を感じ取る。つまり子どもは、生命と人間として存在し続ける基盤を両親の育児に委ねているのである。

　しかし最近では、少子化に伴い両親の成長過程において、育児を身近に体験する機会が少なくなってきている。今まで赤ちゃんを抱いた体験もない両親が、突然自分の子どもの育児を任されるといった状況が生じており、それまでの家族の生活全体に育児という新たな役割をいかに統合していくかが家族の最も大きな課題となる。

2 生活の再編成が必要になる

　家族に育児という新たな役割が加わることによって、必然的に家族はそれまでの生活を再度編成し直していかなければならなくなる。育児役割の付与が直後の影響だとするならば、この家族の生活の再編成は家族が受ける二次的な影響である。なお、平成30年版男女共同参画白書によれば、わが国では昭和55年以降、共働き世帯は年々増加し、平成9年以降は、共働き世帯数が男性雇用者と無業の妻から成る世帯数を上回っている[2]。そして、第一子出産前後に注目すると、妊娠時に就業していた者のうち、出産後も母親が就業を継続する割合は、これまで4割前後で推移していたが、平成22年から平成26年においては、約5割へと上昇[3]している。そして、第一子を出産した母親全体の約4割が出産後も就業を継続している。出産後も母親が就労を継続する場合には、特に夫婦が、育児と仕事、家事の両立をどうはかるかが重要な課題となる。

1 生活リズムやペースの変更

　まずは、児の生活リズムに合わせた家族の生活が求められる。具体的には、夜間の授乳が必要な時期には、親の睡眠時間が減少したり、睡眠のリズムが不規則になる。また、育児に慣れない時期では、児の世話に追われて親の食事時間が不規則になることも多い。出産前と比較し、部屋の掃除や洗濯、離乳食づくりなど、必要とされる家事は多くなり、出産前のペースでは対応できなくなる。夫婦ともに、自分の余暇のための時間が確保できなくなることが多く、夫婦で過ごす時間も少なくなる。
　表5-1は、ある共働き夫婦の母親が職場復帰を果たした後の1日のスケジュールで

表5-1 母親が復職後のある共働き夫婦の1日

時刻	内容
6：00	母親起床　身支度　朝食づくり　子どもの着替え　体温測定　保育園連絡帳記入　朝食　授乳
6：30	父親起床　身支度　朝食　朝食の片付け　洗濯ものをたたむ　ゴミ出し
7：45	母親保育園に送る
8：00	父親自宅を出る
8：12	母親電車に乗る
8：55	母親・父親出社
17：00	母親退社
17：50	保育園へお迎え　スーパーで買い物
18：50	帰宅、授乳、夕食づくり
19：00	父親帰宅
19：30	夕食　夕食の片付け
20：30	入浴　入浴後洗濯
21：30	寝かしつけ
22：00	明日の保育園の準備、朝食の下ごしらえ、夫婦の団らん
23：00	就寝

ある。このように、特に共働き夫婦においては、1日のスケジュールが分刻みになることが多く、慌ただしくゆとりのない生活となる。

2 生活行動の規制

児の出生は、それまで可能であった行動の規制を家族にもたらすという側面がある。例えば、たまには手の込んだ料理をしたい、あるいはゆっくり買い物を楽しみたい、趣味を続けたいと思ったとしても、実際には諦めざるを得ないことも多い。仕事においても残業や出張が困難になるなど、それまで可能であった生活行動が児の出生以降規制されることも多い。

3 家族生活の基盤の強化

日々成長する児を抱き、ときに夜間も起きて世話をし、常に体調の変化に気をくばる一方で家事を効率よく片づけ、日々の生活を回していくためには、肉体的な体力と、精神的な体力の双方が必要となる。そして、こうした一方で、経済的な支出が増大するなど、家族にはより強固な経済基盤が求められる。このように児の出生によって、家族には、家族生活の基盤となる両親の体力、経済力の強化が求められる。

3 家族成員間の関係性に変化が生じる

例えば第1子が出生した家族では、それまでの夫と妻という2者関係から、児を含んだ3者関係へと家族の関係性が広がる。第2子以降の児が出生した家族や、3世代家族においても同様に、児の出生によって、家族成員間の関係性は広がりをみせる。そして、単に関係性が広がるのみならず、質的にも以下のような変化が生じる。

1 情緒的関係の変化

変化の一つは、自分たちにとって大切なものを共有しているという連帯感と、育児を成し遂げるためにはお互いがお互いを必要としているという気持ちから、夫や妻、あるいは祖父母等の家族成員間の情緒的絆が強化される場合がある。しかしこの情緒的絆の強化は、出生後すぐに生じるとは限らない。特に夫婦においては、母親と父親との間の関係性に一時的に不調和が生じることも少なくない。すなわち、母親は妊娠中から児の存在を認知し、40週という長い期間をかけてわが子への絆を育んでいくが、父親はこうした生物学的な機能をもたないがために、児との絆の確立は、母親よりも遅れるとされている。妻の、母親としての特権的な優位性に比して、夫は多少とも心理的なハンディを負うことになり、子育てについて気後れする心持ちが芽生える[3]。こうした夫婦の親としての微妙な意識の「ズレ」が、両者の関係性に問題を生じさせることもある。夫婦の情緒的関係性は、このような「ズレ」を乗り越え、育児やそれに付随するさまざまな課題をともに乗り越えていくことで深まっていくものである。なお、児の出生後の夫婦関係と母親の児への愛着の高まりには関連があり、良好な夫婦関係は、母親役割行動の高まりにつながる[4]ことが示唆されている。

また、児の出生は、夫婦の関係のみならず、きょうだい関係にもさまざまな変化を

引き起こす。児に両親の関心が向けられることによって、児の兄や姉が、両親の愛情を児に奪われたと感じることは、きょうだいにとっては深く心が傷つく体験となることもある。

このように、児の出生は、家族の絆を強める体験となる一方で、ときに夫婦や親子の関係性に一時的な危機を招く出来事でもある。

2　相互理解における変化

児の出生は、家族成員の相互の理解を深める機会を提供してくれるという側面がある。例えば、夫がこまめに児の世話をしたり、声をかけてあやす姿を目にして、妻が夫にもこのような細やかな一面があったのかと再認識したり、また逆に出産後はこうであってほしいと妊娠中に思い描いていた理想が期待外れに終わり、夫のありのままの姿を見直すといったことがこれに当たる。

それが肯定的理解であろうと否定的理解であろうと、児の出生後の育児という共働活動はお互いをより多面的に、そして深く理解し合っていくきっかけとなる。

4　家族の社会性の拡大が求められる

児の出生は、家族の生活や家族成員間の関係のみならず、家族の社会性にも大きな影響をもたらす。先に述べたように、両親が大人への成長過程の中で育児を身近に体験することが少なくなっている現在、両親にとって最も身近な育児の体験者は双方の実家の親である。児の出生後、実家との関係が緊密になっていくことが多く、また例えば、お宮詣りや1歳の誕生日などの発達の節目において、双方の親戚と交流する機会自体も増加する。

そして、このような親族との付き合いのみではなく、それまで近隣に知り合いのいなかった夫婦が、近隣に住む乳児をもつ母親や父親に声をかけて「ママ友」「パパ友」になるなど、近所付き合いの機会も増加する。また、小児科の医療機関や保育所、ファミリー・サポート・センターなど、児が生まれる以前には縁のなかったさまざまな社会資源との関係も新たに生じる。そして、自分たちの要望や事情を説明し、必要なサービスを引き出すための交渉や調整を担うことになる。このように児の出生は家族に、社会性の拡大と深まりという影響をもたらす。

2 ［家族の課題］

　この時期の家族は、発達段階の中の「新婚期」から「養育期」への移行期に位置づけられる。家族発達の移行期には、家族に新たな課題が降りかかるがゆえに、発達的危機に陥りやすいと言われている。

　さらに、養育期においていかに夫婦で子育てに取り組み、発達課題を達成したかが、これ以降の教育期、分離期、成熟期の家族のありように多大な影響を及ぼす。したがってこの段階にある夫婦には、まずは、今自分たちに求められている発達課題（表5-2）の達成が、将来の夫婦、家族のあり方を左右する可能性を秘めていることを十分に認識し、協力し合って発達課題を達成していくことが求められる。

　なお、これらの発達課題を家族がどのように達成していくのか、家族内部の機能に注目してみると、家族メンバーが一緒になって家族のための計画を立て、意見の不一致が生じた場合に、それをうまく解決して目的を達成する家族の適応性や、家族メンバーがお互いにさまざまな心遣い（ケアリング）を交わし合い、親密性や「意味」を共有して絆を強めるといった家族の結合力（凝集性）[5]を十分に発揮させることが不可欠となる。そして、これら適応性や結合力（凝集性）の両側面を促進する働きをもつのが家族内のコミュニケーションである。

　すなわち、新婚期から養育期へ移行したばかりのこの時期、家族にはさまざまな発達上の課題が突きつけられるが、十分なコミュニケーションのもと、適応性や結合力（凝集性）を発揮しつつ、課題に取り組んでいくことが求められている。

表5-2　養育期の発達課題

- 夫婦が育児という新たな役割を獲得し、乳幼児を健全に育てる
- 夫婦という二者関係から子どもを含んだ三者関係への変化を受け入れ、新しい生活のあり方を再構築する
- 夫婦の十分なコミュニケーションのもとに、仕事・家事・育児の分担に関するルールを築く
- 職場の子育て支援のための諸制度や地域の保育サービスなどの社会資源を活用する
- 祖父母と孫との関係を調整する

 ［援助の実際］

　乳児をもつ家族への援助の実際を、ここでは、①準備性を高める児の出生前の援助と、②出生後の援助とに分けて、具体的に解説する。

1 出生前の家族の成長を促す準備教育

　少子化が進み、きょうだいの数も、そして地域社会にも乳幼児の姿をあまりみかけない、そんな時代となった。このような背景の中、両親ともに、乳幼児と接した経験をもたないまま突然親になるという傾向は今後一層強まっていくだろう。これまでみたように、実際の育児は、肉体的・精神的な体力、経済基盤、そして数々の生活スキルを必要とし、家族生活に大きな変化を伴うものである。そもそも生まれる前に、具体的なイメージがなかったり、現実味のない期待が高ければ高いほど、「こんなに大変なのか」「こんなはずではなかった」という戸惑いも大きく、両親の育児役割の獲得と育児への適応を困難にする。そのようなことを防ぎ、児を迎えた両親がよりスムーズに生活の変化に適応し、さらには家族システムの成長を促す出生前の準備教育について考えてみたい。

1 実施形態

　児の出生前の準備教育の形態としては、妊娠中の女性のみを対象とした「母親学級」、父親となる男性のみを対象とした「父親学級」、夫婦がともに参加する「両親学級」がある。それぞれの利点があるが、家族システムの成長を促すという目的の達成のためには、母親、父親と対象を限定せず、広く夫婦で参加できる場を設けたい。児の出生前に、夫婦で出産や育児について学ぶことは、育児という課題をともに分かち合うことにつながり、帰宅後に夫婦で出産や育児に関するコミュニケーションが深まることが期待される。

2 準備教育で扱う内容

　家族システムの力を高めることを意図した準備教育には、具体的にはどのような内容が求められるのだろうか。

　表5-3 は、妊娠期から児が生後1年を迎えるころまでに、家族が直面する主な生活上の課題を示したものである。この時期は、単に、情報や知識を得るというのではなく、夫婦、家族で話し合い、互いの気持ちをすり合わせて意思決定していくという局面の連続でもある。こうした家族（夫婦）のコミュニケーションや意思決定を支える両

表5-3 妊娠期から出産後1年程度の期間で家族（夫婦）が直面する課題

①出産場所やバースプランを決定する

②出産直後のサポートや里帰り出産をするのか否かについて話し合い決定する

③夫婦の育児休暇の取得について話し合い決定する

④保育制度に関する情報を集め、職場復帰の目安について話し合い決定する

⑤育児や家事の分担について試行錯誤を重ね、望ましいあり方を見出す

⑥出産前に出産後の家族の日課についてシュミレーションしてみる

⑦出産を控え、必要な物品を揃え部屋の環境を整える

⑧授乳、おむつ替え、沐浴などの育児の具体的な方法を学ぶ

⑨予防接種、かかりつけ医について情報を得ておく

⑩祖父母との関係について、距離の取り方について話し合っておく

⑪妊娠中、産褥期、育児期の妻の心身の変化について理解する

⑫マタニティーブルー、産後うつ、男性の産後うつについて理解する

⑬妊娠期、産後の性生活、家族計画について話し合う

⑭夫婦の日常の会話のあり方について振り返る

親学級として、ディスカッションを通して、他の受講者の考えを聴き、自宅にもち帰って夫婦で会話をして深めるという方法[6]も試みられている。両親学級には、受講者が、他の参加者や講師の体験談から学び、受講後に、家族間の話し合いが促進されることを意図した内容を盛り込むことが望ましい。

それでは具体的に、家族の養育期の発達課題を促すという立場で、準備教育の内容と意図について述べる。

（1）家族成員のセルフケアを促す

❶主体的に健康を守る出発点に─日常生活に関する保健指導

それまで特に自分たちの健康管理を意識したことのない若いカップルにとって、妊娠は、健康に対する意識を高めるよい機会となる。単に母体の健康や胎児の順調な発育のための指導に終わらず、その後の育児や、さらには、生涯健康に家庭生活を営んでいくことを視野に入れた保健指導が重要である。

具体的には、家族成員一人ひとりの健康は、その個人が主体的に守りつくりだしていくものであり、家庭がその基本的な土壌になることを伝えなければならない。そして、健康の基本である生活リズムと、栄養と排泄、活動（運動）と休息などの身体のバランスや心のバランスについての基本的な考え方を示し、自己の生活を振り返ってもらうことによって理解を深めていく。そしてこうした基盤の上に、妊娠の経過や育児によって、これらの生活リズムやバランスのあり方をどのように変化させていかなければならないのか、あるいは新生児や乳児のそれが、大人とはどのように異なるのかを示し、妊産婦や乳児の生理に関する基本的な知識を伝える。

このように、まず基本を伝え、その上で妊娠中や授乳中に必要な工夫を示すことで、生涯を通じたセルフケアに必要な、健康に関する柔軟な判断力をこの機に身につけていくことができるのである。

❷分娩のための準備教育

各地の市町村、医療機関の母親学級では、妊婦体操や呼吸法、分娩時の補助動作な

どの分娩のための準備教育がさかんに行われている。これを家族の発達課題の達成という視点で捉え直してみると、単に分娩経過の進行を助け産痛を軽減するばかりでなく、これによって家族は、自分たちで健康問題に対処していく主体的な姿勢を身につけることができる。

　妊婦体操や呼吸法の練習を重ねていても、分娩の進行によっては自然分娩の適応とはならない場合もあるが、大切なのは出産という出来事に対して妊婦や他の家族成員が、できるだけの準備はやり遂げたと自信をもつことである。この自信が一つひとつ積み重なって、その後の家族のセルフケア機能が次第に成長し高まっていくのである。

（2）育児役割の達成を促す

❶育児の方法について具体的に示す

　これまで述べてきたように、成長過程において、乳児と接する機会をほとんどもたないまま親になる夫婦がきわめて多い。したがって児の健康状態の見分け方や、調乳・授乳の方法、おむつの当て方、沐浴の方法、衣類の調節、環境の整え方といった育児の方法について、具体的に示しておく必要がある。この際には、できるだけデモンストレーションを取り入れ、ミルクの熱さ、湯の温度、衣類の肌触りなどを実際に手にとって体感してもらうことが重要となる。また、育児が子どもと親の相互作用の上に成り立つことを考えると、子どもの出すサインをどのように読み取るのか、機嫌の見分け方や、泣き声の意味するところを視聴覚媒体を用いて示し、子どもの状態を察知することの重要性を喚起しておくことも大切である。

❷育児観の形成―マニュアル通りにはいかないところに育児の価値がある

　身近に子育てというものを経験したことのないまま出産し親となった若い夫婦は、育児に関するモデルがもてず、往々にして育児書に頼りがちとなる。授乳、排泄、生活リズムなど、本を読み一生懸命勉強したとしても、実際の育児では思い描いていた通りにはいかないことが多い。こんなはずではないと悩み、不安に陥ってしまう場合も多い。このような場合、完璧なよい親であろうと思えば思うほど、親のほうが苛立ち、次第に育児に自信を失っていくのである。

　このような「育児不安」を未然に防ぐためには、おむつの当て方や沐浴のさせ方といった具体的な育児の方法・手技に加えて、子どもを育てるということに対する基本的な考え方を提示しておく必要がある。つまり、子どもはきわめて個別性に富んだ存在であり、育児書通りにいかなくても十分元気に育つことを伝えて、両親の肩の力を抜く。そして、むしろその個別性を子どもの個性として認め、ときには手を焼きながらも、一人の人格をもった人間として子どもに深くかかわりながら、親も子もお互いに成長していく過程に育児の醍醐味があることを示しておくことが重要である。

　子どもが一人ひとり異なった個性をもつ別個の存在であるように、その親もまた個性豊かな存在であり、育児もその子どもと親のありようによって千差万別である。つまり親は、子どもを含めた自分たち家族にとって、最も望ましい育児のあり方を試行錯誤を繰り返しながら、つかみ取っていかなければならない。これはマニュアルを見ればよいというような簡単なものではないが、簡単ではないところにこそ育児の真の価値があるのである。これから始めようとする時期にこそ両親が育児書に縛られることなく、自分たちの育児を子どもと一緒につくり出していくことを、やりがいのある

家族の挑戦だと受けとめられるような援助が必要である。

（3）家族生活の変化への適応を促す

　児の出生によって家族の生活にはさまざまな変化が生じる。早期養育期の家族は、この変化に適応し、児を含めた家族の新たなバランスを獲得していかなければならない。出産後は育児に必死となり、自分たちの生活全体を考える余裕を失いがちとなるので、出産前に先輩夫婦の話を聞く機会を設け、出産後の生活をイメージさせる。提供してもらう話題としては、以下のようなものが考えられる。

> **出産前に先輩夫婦に語ってもらうこと**
> ①家族成員の睡眠や休息を確保する工夫
> ②家族の食生活の質を落とさないための工夫
> ③家事を効率よく進めるための工夫
> ④家族のコミュニケーションを確保するための工夫
> ⑤上の子どもの心理的影響に対する配慮
> ⑥余暇や趣味など、気分転換の時間を確保するための工夫
> ⑦親戚や近所付き合いのヒント
> ⑧無駄のない家計のヒント

　こうした話題の提供によって、自分たちはどう対処していくのか、出産を控えた夫婦に考える動機づけを与える。先輩夫婦の体験談は、参加した妊婦と夫に育児に対する夫婦の協力を強く印象づけるであろう。これは、看護者が父親の育児参加を説くよりも数倍の説得力をもって参加者の胸に迫っていくであろう。また、食生活上の工夫や家事の効率化をはかるためのヒントは、生きた生活の知恵として出産後の家族の生活に活かされてくるであろう。

❷ 出生後の育児支援―家族アセスメントの視点と援助

　すでに育児に取り組んでいる家族への援助としては、新生児訪問や育児相談、乳児検診での援助が挙げられている。先に述べたように、児の出生によって家族全体に及ぶ生活上の変化が生じることから、看護者は、単に児の成長・発達や母子関係のみに注目するのではなく、家族全体を視野に入れて、その家族が育児とそれ以外の生活とのバランスをうまくとって適応していけるよう援助しなければならない。この時期の家族をアセスメントする視点と、援助内容は以下の通りである。

1　育児に対する感じ方

　同じような条件で乳児を育てていても、「幸せ」「満足」と感じる両親もいれば、「何か物足りない」「満たされない」と感じる両親もあり、育児に対する感じ方はさまざまである。実際に、育児には生活リズムの変更や行動の規制を余儀なくされ、体力や経済的な負担も要求されることから、育児そのものを負担に感じることもごく自然なこ

とである。子どもを育てているのだからある程度仕方がないといった考え方を相手に押しつけるのではなく、子どもを育てている両親が現状をどのように評価しているのかを敏感に捉え、少しでも負担に感じているのであれば、積極的に援助の対象として捉えていくことが重要である。

2 育児への適応状態

どのような援助をどの程度必要としているのかを明らかにするためには、家族の適応状態を判断することが必要となる。具体的には以下の点でこれを捉える。

（1）児の成長・発達の状態―その子なりの発達を受け容れているか

まず、育児が適切ではないために、児の成長・発達が阻害されていないかどうかを客観的に捉える。この際には、単に発達スケールを当てはめて計測値ですべてを判断するというのではなく、その子どもなりの成長・発達を総合的に判断することが大切なことは言うまでもない。

具体的には、まず食欲、哺乳力、機嫌、泣き方、睡眠状態等の一般状態を観察し、身体発育、運動機能の発達、精神発達の各側面を総合的にとらえ、日々の育児の方法との関連において、援助の必要性を判断する。

そして、その時点で児の成長・発達に問題が生じていなくても、両親の子どもへの接し方、例えば児が泣いたときの対応や声のかけ方、声の調子、表情などを何気なくしかも細かく観察し、児のサインを敏感に感じ取り、児に適切にフィードバックできているかどうかを評価し、母子関係、父子関係の確立といった側面から、育児への適応状態を評価する。

これらの看護者側の評価をもとに、育児にあたっている両親が、児の成長発達をどのように認識しているのか両親側の評価の現状を把握する。児がその子どもなりの成長・発達を遂げているにもかかわらず、他児と比較したり、育児書に書かれている基準に満たないからといって、心配を募らせているような場合には、児の個別性の理解を促し、自信をもって育児に取り組めるような援助が必要である。

（2）家族成員の健康状態

育児によって、家族成員に身体的・精神的健康問題が生じていないかどうかを評価する。

先に述べたように、育児という新たな役割が家族に加わることによって、睡眠・休息、食生活等の家族の健康を支える生理的な営みに大きな変化が生じる。また産後は、母親のホルモンの分泌をはじめとする体内環境が大きく変化する。これらによって、育児にあたる母親や父親が、慢性的な疲労感や倦怠感、頭痛、肩こり、食欲不振、便秘、下痢など、多様な症状に悩んでいることも多く、母親の生理不順なども見られる。育児相談等では、児の成長・発達についての悩みは表出されても、母親、父親自身の健康問題は訴えない傾向にあるので、看護者からこうした潜在的なニーズを引き出していくことが重要である。

なお、身体的健康問題のみでなく、不慣れな育児に加えて、両親には、それまで可能であった行動が制限されたり、親戚との付き合いの頻度が増したり、あるいは児の

夜泣きによる近隣への気兼ねなど、精神的なストレスも高まっていることが予測される。母親、あるいは父親が、憂鬱な気分になったり、感情の揺れが激しくなってイライラしたり涙もろくなったりなど、精神的な健康問題が生じていないかを、表情や話し方、児への対応などの細かい観察を交えて把握する。なお、このような精神的なストレスは、育児にあたる両親のみでなく、兄や姉、すなわち上の子どもにも及んでいることが多い。両親に、児の出生以降の上の子どもたちの変化を尋ね、兄や姉の心の中にどのような変化が生じているのかを、両親とともに考えていく。

（3）家族の対処行動

その時点で児の成長・発達や家族成員の健康に問題が生じていなくても、育児や、育児が加わったことによる生活上の変化に対して家族が適切に対処していなければ、将来、児やそれ以外の家族成員、家族関係に問題が生じることもある。看護者としては、家族が育児という役割を果たし、なおかつ新たな生活のバランスをとるためにどのような工夫や努力をしているのか、それはその家族にとって効果的な方法であるのかどうかを次のような点から判断する。

まず、親がどのように児を育てているのか、児の24時間の生活を細かく聞き取りながら、育児の現状を捉える。そして、児の成長・発達に応じた適切な育児がなされているかを評価する。また、児の生活を細かく把握するとともに、個々の家族成員の生活に歪みや無理が生じていないかを把握する。特に、休息（睡眠）と食事のリズムの乱れがないかどうかに注目する。さらに、育児にあたる夫婦やその他の家族成員が、育児という役割と育児以外の家族生活や健康とのバランスをとるためにどんな工夫をしているかを把握する。実際に家族は、家事の効率化をはかるといったさまざまな工夫を凝らしている。その他、実家や友人に相談したり、電話で話して気分転換をはかったりすることも、大切な家族の対処である。看護者は、その家族がどれだけ柔軟に豊かに対処することができているかを把握する。

（4）家族関係の変化

家族内部の人間関係が、育児によって大きな影響を受けることはすでに述べた。

このような家族内部の人間関係の問題は、プライバシーに深く関わることだけに、両親から悩みを表出することは少ない。しかし、家族の溝が深くならないうちに、人間関係を好転させるきっかけをつかむことが大切であり、看護者から、例えば「ご主人はどんなパパですか？」「お姑さんとのことで、何となく気が重くなることはないですか？」などとごく自然に気軽に声をかけていくことが大切である。

（5）家族の社会性における変化

児の出生によって親戚や近所付き合いの機会が増し、社会性の拡大が家族に求められるようになる。これは、外部からの要求はもちろんのこと、育児に関する情報を得たり、相談に乗ってもらったり、ときには育児を代替してもらうなど、家族内部の社会に対する要求が増すという両側面もある。看護者は、家族が親戚・近隣と円滑な関係が結べているか、そしてこのような親族、地域内の資源から必要なサポートが得られているかを捉え、援助の必要性を判断する。

3 援助の実際

1 個々の家族成員への援助

（1）情緒に働きかける―安心感を与える

　何はさておきまず両親のこれまでの努力に対して、「大変だったでしょう。よくここまできましたね」というメッセージを伝える。たとえどんな問題を抱えていたとしても、そこに至るまでには両親なりの努力があり、それを認めて支持することが大切である。中には、両親自身が精神的に幼く、育児にも未熟な点が多い場合もあるが、両親が幼ければ幼いほど育児負担も大きく、そのような条件下で頑張っている彼らなりの努力を認めることが親としての成長を促すことにつながる。

　乳児を抱える家族への援助では、看護者が力の弱い児の立場に立って、児の成長・発達のためによりよい理想の親の姿を両親に押しつけがちになることもある。しかし、そうすることによって逆に両親が自信を失っていくことも多く、看護者としてはあくまでもその家族全体にとってどのような援助が必要であるかという立場に立って、その夫婦、家族なりに育児に取り組む意欲を高めることを最も重視しなければならない。

　実際に育児相談の場面では、自分たちの育児の落ち度を指摘されるのではないかと身構えていたり、うまく育てていないという自責感を感じている場合も多い。こうしたことからも、まず両親の努力を支持し、安心感を与えて悩みや不安を表出しやすい関係づくりを心がけることが大切と言える。

（2）認識に働きかける

❶育児に関する基本的な判断力、応用力の育成

　乳児を抱える両親の最大の心配は、児の成長・発達や健康状態に関することである。母乳が足りているにもかかわらず、母乳が不足していると思い込んだり、体重が標準に満たないからといって悲観したり、両親の悩みは数え上げたらきりがないほどである。このように育児を行うにあたって不可欠な判断力や応用力が不足していることによって、母親、父親は余計なストレスを背負い込んでいるのである。

　育児に必要な判断力や応用力は、両親が育児を行う過程で次第に獲得していくものであり、看護者の役割は、両親の学習を側面から助けていくことにある。具体的には、哺乳量や体重といった数値を判断の基準にするのではなく、あくまでも参考にとどめ、機嫌よく、活発に生き生きと過ごしているかといった児の出すサインにいつも注目し、それを判断の基準にすることを示していく。そして、離乳食等の育児の方法についても、単に目に見える形だけを教えるのではなく、なぜそれが大切なのか、どのような意味があるのかを十分に伝えることが必要である。こうしたことによって両親は、児の様子を敏感に感じ取ろうと努力するようになり、自分自身の判断で臨機応変に対処できるようになる。そしてこのことは、同時に児と両親との関係を強固にしていくことにもつながる。

❷現在の生活を肯定的に捉えられるように

　生きがいや自分自身の成長、家族の絆の強化など、育児によってもたらされるプラ

スの面は大きいが、同時にそれまでの生活の中で大きな位置を占めていた趣味や友人との付き合いが、児の出生によって規制されるなど、育児によるマイナス面も少なくない。実際に、育児の合間にフッと児が生まれる前の自由な生活を懐かしむ気持ちが起こるといったことは誰にでもあることである。しかし多くの場合は、確かに失ったものがないわけではないが、それ以上に自分は大切なものを得たというように価値観の転換をはかることで、再び気持ちの上でバランスを取り戻していっている。

しかし、例えば育児がうまくいかないと感じていたり、疲労が重なったり、あるいはキャリアを重ねる友人の活躍を目にするといったことによって、ときには育児によるマイナスの面ばかりにとらわれ、心のバランスを崩していくといったこともある。ひとたびバランスを大きく崩すと、親の心情が児に反映して育児もうまくいかなくなり、さらにマイナス思考が強まるという悪循環に陥り、親の苦悩はいっそう深刻となる。このようなことを未然に防ぎ、親が心のバランスを保って現在の生活を肯定的に捉えられるようにかかわることが、家族を援助する看護者に強く求められている。

具体的には、まず親の気持ちにいっさいの評価を差し挟まず耳を傾けることが必要である。親は、語ることで自分の気持ちを整理していくのであり、語ることで自ら出口を見つけていくことも多い。そして、話に傾聴しつつ、必要に応じてネガティブな思考からポジティブな思考への発想の転換がはかれるような考え方のヒントを与えていくことも重要な援助である。

（3）対処行動を促す

❶育児に関する具体的助言

特にこれといった健康問題のない児であっても、例えば哺乳瓶を嫌がる、離乳食を食べてくれない、夜泣きをする、抱いていないと寝ないなど、育児上の問題が生じる場合も多い。何か問題が生じると、どう対処してよいかわからず深刻に悩んでしまう親も多い。看護者はそれに対して両親がどのように対応してきたのかを詳しく聞きながら、対処方法を具体的に示していく。

この際には、まず焦って何とか子どもを変えようとするのではなく、むしろ児のペースに自分を合わせようとしたほうがかえって解決は早いことを示して、親の気持ちを落ち着かせることが大切である。そして、さまざまな方法を行っても一定期間問題が解決しないこともあるが、そのような場合には、例えば「ずっと夜泣きが続くわけじゃなし、もう少し夜泣きに付き合ってみるか」と受容したり、「そんなにママのおっぱいがいいのね」と児の側からの発想に考え方を転換するといった認知的対処ができるように促していく。このような育児上の問題の多くは、児の生理機能の発達とともに自然と解決されていくものである。

❷家族の生活に関する指導、助言

育児と、家族成員の健康および育児以外の家族の生活とのバランスがうまくとれるように、生活上のヒントを提示していく。具体的な指導、助言の内容は、以下にまとめられる。

まず何といっても、個々の家族成員のセルフケアを促していくことが重要である。例えば両親に、疲労を感じたときには家事を後回しにしても児の午睡中は横になるよう助言したり、妊娠中は胎児の発育のために食事に注意している母親も、出産後は一

転して食生活が乱れることが多いので、注意を促していく。また、上手に気分転換をはかり、心のバランスをうまくとっていくような助言も重要である。

また、限りある24時間の生活に、育児という新たな役割が加わるため、家事を合理的にこなし、儀礼的な付き合いを見直すなど、生活全体の無駄を省き、無理のない生活を目指していくことが必要となる。看護者は、生活の援助者という立場から、健康的でかつ無理・無駄のない生活への助言を、その家族の価値観に添って行っていく。

具体的には、両親ともに働いている家族の場合には、市販の離乳食やリースの育児用品なども紹介しながら、育児と職業・家庭生活の両立を支援していくことなどが求められる。すなわち看護者は、最良の親であることを要求するという立場ではなく、あくまでもその家族全体を視野におき、上手に労力を省いて育児負担を軽減し、家族の生活の質の維持・向上がはかれるように柔軟に対応しなければならない。

そして、さらに、育児や家事を家族成員で協力し合うという家族の対処行動を促していく。まず、その家族が、どのように育児や家事を協力し合っているのか、家族成員個々の家事・育児の行為の実態を捉え、当事者の考え方を尊重しながら、家族成員が、他の家族成員からの協力を求めていく具体的な方法をともに考えていく。例えば、母親が父親に対して望んでいるにもかかわらず、「あの人は、子どものおむつを替えてくれるような人じゃない」などと諦めている場合には、「もしかしたらご主人も手伝いたいのに、何をどうしていいかわからずに戸惑っているんじゃないかしら」と投げかけ、母親が主体的に父親に協力を求めることを促していく。またその父親に対しても、できていないことを指摘するのではなく、その父親なりの努力を認め、そのことで母親の負担が軽減していることを、母親の気持ちを代弁して意図的に父親に伝え、家事や育児参加への動機づけをはかっていく。

2 家族成員間の関係性に働きかける

(1) 親子関係

育児を乗り越えていく原動力になるのは、何といってもわが子のかわいさであろう。激しく泣いていても、自分が抱き上げるとピタッと泣き止んだり、親の顔を見つけて愛らしい笑顔を見せるときなど、育児の苦労も吹き飛び、わが子にとって自分が誰にも代われない唯一の存在であると確信していくのである。しかし、すべての親が、自然にこのプロセスを歩めるわけではない。親が他に問題を抱えており育児に専念できなかったり、また、子ども自身の性質にもよって、両者の関係がぎくしゃくしたまま継続していく場合も少なくない。

「親は子どもを愛するべきである」という価値観が強い社会的状況において、子どもを心からかわいいと思えない親の苦悩は深刻であり、ますます追い詰められていく。このような場合の援助で最も大切なことは、「親は子どもを心から愛さなければならない、愛せない親は悪い親である」という価値判断の枠組みから親を解き放っていくことである。「すべての親が手放しの愛情で子どもを育てているわけではなく、そうでなくても、子どもはちゃんと育っていく」と思えたときに、親は罪悪感から解放され、自分を立て直して自然体で児と向かい合うことができるようになる。そしてその上で、例えば「お母さんに抱っこされていると、こんなに安心したお顔をするのね」とか、「やっぱりお母さんがいちばんいいのね」などと子どもの出す肯定的なサインを意図

的に親に伝え、親としてのプライドを高めていく。

（2）夫婦関係

　児の出生によってごく自然に夫婦の関係が強まっていく場合もあるが、逆に、両者に気持ちのすれ違いが生じ、夫婦の関係に葛藤が生じる場合も少なくない。夫婦間に葛藤が生じる場合を考えてみると、妻は、夫が育児に非協力的で、サポートしてくれないと不満を感じ、夫は、自分なりの努力を妻は一向に認めようとせず、大変な思いをしているのは自分ばかりだと主張していると感じる、といった行き違いが見られる。また、育児に専念し、生活において母親としての割合が増す妻に対して、母親としてではなく、妻として存在し続けることを望む夫との間の葛藤もよく見られることである。

　つまり、児の出生とそれらに続く育児は夫婦に大きな変化をもたらすが、双方がその波に飲み込まれて一時的に相手を見失いがちになるのがこの時期における夫婦間の問題であろう。したがって、これらの問題を解決するためには、まず、変化しつつある相手をいかに理解し合っていくかが大切なポイントとなる。そのために看護者は、自分自身の感情や相手に望んでいることを伝え合う努力を促していかなければならない。「言ってもどうせ喧嘩になるから言わない」というのではなく、たとえ言い争いになったとしても、そのぶつかり合いのプロセスの中から、育児や家事の夫婦の分担や、親の役割と夫婦の生活の配分について最良のバランスのとり方を学習していけるよう、援助することが大切である。

（3）夫婦とその親の世代との関係

　核家族においても、また3世代家族においても、夫婦の実家は本来、育児に取り組む夫婦と子どもにとって重要なサポート源である。しかし、この大切なサポート源も、育て方に対する意見の対立などによって、逆にストレス源となることもある。3世代同居の場合には両者の悩みはいっそう深刻となる。

　母親が義父母との葛藤を訴えたり、親の世代との育児方法の違いに悩んだりする場合には、まずその悩みにじっくりと耳を傾けることが大切である。こうした家の中のトラブルは誰にでも相談できるという問題ではないので、相談してくれたという事実を重く受け止め、あるがままにまずは語ってもらうことが大切である。そして、どちらの言い分が正しくてどちらの言い分が間違っているのかといったことではなく、どんな考え方や価値観の違いがあるのかを明らかにして、違いがあるということを前提に、両者が気持ちよく付き合っていくためには今後どうしたらよいかを、現実的に考えられるよう援助していく。

　例えば、育児書に忠実に離乳食を進めたいと考えている母親が、母親から見れば無頓着に食べ物を与えてしまう義父母に不満を感じている場合を考えてみよう。両者の葛藤は、初めての経験でもあり、ある枠組みに添って子どもを育てたいという母親の育児観と、子育ての経験に基づいた義父母の育児観との差異がもたらすものであることを母親に伝え、その義父母の経験をひとまず尊重して自分の育児に活かしていくか、あるいはあくまでも自分なりのやり方で自分自身が経験を積み重ねていくことを選択するか、母親に判断を委ねていく。母親から見れば、何の考えもなく、無責任に食べ

物を与える軽率な存在に見えた義父母も、育児の経験を積んだ先輩として捉え直すことができれば、少なくとも義父母を全面的に否定するような関係は改善されていくであろう。そしてもし、母親が自分のやり方で育てることを選択した場合にも、母親は、「自分は育児の初心者なので、じれったいと思うことがあっても、見守ってほしい」と、義父母を非難するのではなく心からの協力を求めることができるようになるのである。

3 家族の社会性に働きかける

　乳児を育てる早期養育期間の家族は、夫婦の年齢も若いだけに社会的な経験も浅く、さまざまなソーシャルサポートを自分たち家族のためにうまく使いこなすという経験に乏しい。そこで、地域社会のネットワークとその家族とをうまく結びつけていくという看護者の援助が重要になる。

　地域社会には、乳幼児のいる家庭を訪問し、同じ地区に住む住民の立場で家族の生活上の相談を受け、地域の保健師と家族とを結びつける役割を果たしている母子保健推進員といった公的なボランティア制度が準備されている。地域の看護職は、このような母子保健のシステムと家族との接点をできるだけ早期に確保し、すべての家族が社会的に孤立することのないようにしなければならない。そして、地域の育児サークルなど、その家族を助けることのできる社会資源に関する情報を提供し、ソーシャルサポートの活用を促していく。

　こうして家族は、自ら次々とネットワークの輪を広げ、仲間との共同活動によって成長していくのであるが、一方で、うまく他の家族と交わることのできない場合もある。近所のお母さんたちとうまく付き合えないことが逆に強いストレスを引き起こすこともあり、このような場合には個別の支援が必要となる。看護者は、周りに過度に適応するというのではなく、子育ての主体者として、自分たちが活用できるネットワークを選択して活用するといった、家族の自立した姿勢を促していく。

引用文献

1) 藤田結子：ワンオペ育児，p.85，毎日新聞出版，2016.
2) 内閣府男女共同参画局：平成30年版男女共同参画白書
　　http://www.gender.go.jp/about_danjo/whitepaper/h30/gaiyo/html/honpen/bl_s03.html（2019.08.20最終閲覧）
3) 亀口憲治：「家族システム論からみた家族のつながり」，家族看護，6(1)，p.20-23，2008.
4) 盛山幸子，島田三惠子，足立智美ほか：産後の夫婦関係及び出産満足度と「対児感情及び母親役江あり行動」との関連，家族看護学研究，17(1)，p.13-19，2011.
5) 石原邦雄：改訂版　家族のストレスとサポート，財団法人放送大学教育振興会，p.33，2004.
6) 渡辺大地：ワタナベダイチ式両親学級のつくり方　第10回　両親学級に最適な人数は？　助産雑誌，71(4)，p.316-321，2017.

参考文献

● 佐々木裕子，高橋真理：父親から見た第1子出生前後における夫婦関係の評価―家族イメージ法による分析を中心に，家族看護学研究，13(1)，p.53-59，2007.
● 神崎光子：家族形成期における家族のつながりを支援する，家族看護，6(1)，p.8-12，2008.
● 三田村七福子：家族のつながりを支える看護者の姿勢，家族看護，6(1)，p.13-19，2008.

第6章

重症心身障がい児を
もつ家族への看護

［対象の理解］
1 重症心身障がい児をめぐる状況と家族の体験

1 小児を取り巻く社会的背景

　近年、日本は少子高齢社会と呼ばれるようになり、国を挙げてさまざまな施策が打ち出されている。しかし、生産年齢の減少とともに、日本の人口減少に歯止めをかけることはできていない。このように高齢化と相まって進行している少子化ではあるが、低出生体重児の出生率は、晩婚化、晩産化、小児医療の発展を背景として、増加傾向にある[1]。とりわけ、小児医療の発展は目覚ましく、これまでは助けることのできなかった生命を助けることができるようになったが、その一方で、新生児集中治療室（以下、NICU）のベッド数の不足、入院の長期化が問題となっている。国の施策として包括医療と在宅医療が推進されているが、その中でクローズアップされてきたのが、「医療的ケア児」である。

1 医療ケアに依存する重症心身障がい児

　日本の医療の進歩、とりわけ新生児医療の進歩により、子どもの死亡率は急速に減少してきた。しかし、多くの子どもを救命した一方で、これまで少数とされてきた重症心身障がい児が増加するという新たな問題を生み出した。重症心身障がい児とは、重度の肢体不自由と知的障害が重複した状態の子どもであり、いわゆる自力では歩けない、話せない子ども達である。その後さらに医療技術は進歩し、医療ケアに依存し生活する子ども、つまり超重症心身障がい児（以下超重症児とする）が生まれた。超重症児は、医学的管理下でしか生命を維持することは難しく、病院にしか存在しないとされてきた。しかし、医療の進歩により、子どもの障害はさまざまに変化をしてきた。つまり、人工呼吸器や胃ろうなどの医療機器や、経管栄養、喀痰吸引などの医療ケアを常に必要とする子どもが生まれた。これが、医療的ケア児である。さらに医療的ケア児の中には、歩ける、話すことができる、これまでの重症心身障がい児とは異なる障がい児も生まれてきている。

2 小児在宅医療における課題

　NICU満床による新生児や母体の受け入れが困難となる事態が起き、また、NICUの長期入院の問題を受け、小児等在宅医療連携拠点事業をはじめとする小児在宅医療の整備が進められてきている。小児在宅医療は、高齢者の在宅医療と異なり、専門医療機関だけでなく、教育機関など広域な連携体制を求められるが、まだ制度や社会資源が追いついていない現状がある。

また小児在宅医療の対象となる子どもの特徴として、前田[2]は、①医療依存度が高い、②成長に従って病態が変化していく、③本人とのコミュニケーションが困難なことが多く、異常であることの判断が難しい、④24時間介助者が必要、⑤成長のための支援が必要、この5点を挙げている。このうち、医療依存度が高いということは、使用している医療機器は多岐にわたっており、小児在宅医療の医師や看護師などの担い手の課題となっている。そして小児特有の成長は、すなわち介護者側の高齢化であり、このことも課題となってくると考える。

3 現代における小児と家族

現在、小児医療は、これまでにない多様な問題に直面している。例えば自閉症スペクトグラムなどをはじめとする発達障害と診断を受ける子どもや、医療的ケア児の増加の問題、小児がんの増加と治療の進歩に伴う小児がんサバイバーの問題、医療技術の進歩による成人移行支援の問題などが、その一例である。また、その子どもを支える家族も、晩婚化、晩産化、高齢化による、育児と介護を同時に行わざるを得ないダブルケアといわれる問題や、ひとり親家庭の増加、両親の教育力の低下といったように、家族は変化し、その力はぜい弱化していると考える。

このように、さまざまな問題を抱えている小児とその家族ではあるが、しかしこれらの看護で共通することは、家族が自分たちに起きた問題を、孤立せずに、外部資源と協働しながら、解決に向かい取り組んでいけるように、どのようにかかわるかということであると考える。

小児は、未来に向かって成長する存在である。その成長の過程には、就学、就職、結婚などさまざまな、乗り越えなくてはいけない局面がある。家族は、その都度、有用な外部資源にアプローチし、協力しながら乗り越えていくことが重要となる。だからこそ看護師が、家族の力を信じ、家族のレジリエンスを高めるようなかかわりをすることが重要であろう。

そのため、本稿では特に地域資源と長く連携が必要となると考えられる医療的ケア児を取り上げ、その体験を検討する。なお、医療的ケア児も含め、重症心身障がい児と統一し、表記する。

2 個々の家族成員の体験

家族と一言で言っても、その家族を構成するメンバーは多様であり、家族の中に根づく価値観や慣習をはじめとする風土も多様である。そのため、家族を理解するためには、まずその構成メンバーである、両親、医療的ケア児のきょうだいなど、それぞれの体験を理解することが大切である。

しかし、家族の体験とひとくくりにしてしまうことには、リスクが伴う。なぜならば、決して一つとして同じ体験をする家族は存在しないからである。本稿では、家族の理解を深めるための手がかりとして、一つのケースモデルを提示するが、その家族は、沢山の家族の中の一つでしかないことを理解してほしい。

また、小児看護領域では子どもの主たる養育者である母親をケアの対象としてきた

経緯がある。これは、日本において長く性別役割分担として、女性は家事・育児、男性は労働とされてきた背景を受けてのことと考える。しかし、女性の社会進出や自己実現欲求の高まりなどの背景、男性の育児参加を勧める社会的風潮もあり、女性と同じように男性も育児の担い手としての役割を求められるようになっている。家族の発達においても、夫婦が役割分担し、協働していくことは、重要であると考える。これらのことから、母親と限定せずに、育児の中心となる親と、その親に寄り添い支える親とに分け、それぞれの体験を、子どもの成長の時間軸に沿って、述べていきたい。特に本稿では、その時間軸を、出生後からではなく、出生前からとする。

その理由は、新生児医療とともに進歩してきた産科医療にある。つまり、超音波診断などの医療技術や新型出生前診断（NIPT）や母体血清マーカー等による出生前遺伝学的検査の進歩により、さまざまな疾患が診断されるようになった。このことは出生後の子どもの治療が速やかに行われるなどのメリットがある一方で、妊娠中の夫婦にとっては子どもの出生を前にして大きな危機となる可能性がある。その危機をどう乗り越え、子どもの出生を迎えるかということが、その後の子どもと歩む家族のライフコースに影響を与えると考える。そのため、本稿では出生前からの時間軸に沿って述べていくこととする。

1 育児の中心となる親の体験

（1）出生前診断から子どもの出生まで

胎児異常の診断を受けた妊婦の経験について、荒木[3]、上条[4]が明らかにしており、その知見に基づいて、述べていく。

❶2度のショック

胎児異常を診断された母親は、ショックと驚き、そして悲しみをもって事態を受け止める。それまで何もなく経過していた母親にとっては、まさに青天の霹靂であり、特に診断が確定しない段階では、「間違いであってほしい」と不確定な診断に期待しながら、精密検査を受けている。その後、繰り返される精密検査の結果、確定診断を受け、自分が予測していた状況よりもさらに厳しい現実を突きつけられ、再度ショックを受けることとなる。その中で母親たちは、医療者の説明などから、自分なりの目標を持ち、残りの妊娠期間を懸命に過ごすこととなる。

❷妊婦としてさまざまな思いの交錯

自分の立てた目標に向けて、出産までの日々を過ごす中で、さまざまな思いが母親の中には、交錯する。それは、『なぜこうなったのか』『どうして私なのか』と繰り返し自問自答し、自分を責める思い、『おなかの中では元気なのに』という自分の体内に宿した生命を信じたい思い、胎児異常を理解しつつも『生まれてみなければわからない』という期待と不安の思い、とさまざまである。しかし、それらの思いの中でも母親は、胎児と正に一心同体で過ごしていることから、その胎動を母親が身をもって受け止め、胎児も頑張っていると気づき、ともに日々を過ごしている。

その一方で、ネガティブな感情も抑えることはできない。妊婦である自分の姿が、世間一般からは幸せの象徴に映ることに気づき、周囲に合わせることのわずらわしさを感じるようになる。胎児異常の診断を受けるまでは、自分自身もこれからの妊娠生活、出産、出産後の子どもとの生活を想像し、幸せを感じ、また周囲からの配慮や声

掛けによって、自分の幸せを再確認していた。しかし、診断を受けてからは、その周囲の声掛けにわずらわしさを感じ、それまでの胎児が得体のしれないモンスターに変化したかのように感じ、自分が実は幸せではないという思いを抱くようになる。また、病気や障がいをもって生まれる子どもは幸せではないからとその死を願う気持ちと、そう願っている自分への自己嫌悪の気持ちとの間に揺れ動き、親としての答えを出せずに葛藤の日々を送っている。また、出産までの日々が近づくにつれ、『障がい者の親』になる自分を受け止めきれずに過ごしてもいる。

❸出産までの社会とのつながりの見つめ直し

胎児異常の診断を受けた後、母親たちは、医療者の関心が自分から胎児に向かい、自分は二の次にされた、大切に扱われなくなったと感じている。治療の選択、入院や出産のスケジュールなどが胎児中心となり、母親として胎児のためと願いながらも、そのことに反発したい気持ちが同時に自分の内にある矛盾を感じている。その中で救いとなるのは、それまではそばにあることに気づかずにいた夫である父親からの声掛けである。その存在に気づき、前に進むことができるようになる。そして、子どもが胎内にいる間、時限つきの安全保障の中で妊娠継続の日々を過ごしている。

❹わが子に寄り添う母の思い

出産に際して、母親はさまざまな不安を抱いている。分娩がどのように進行していくのか、自分が今どうなっているのかが分からない不安、出産後すぐに連れていかれてしまった子どもへの不安など、恐怖と孤独に耐えている。その中で、医療者や周囲の人々に状況を確認し、聞こえてくる子どもの産声に安堵している。やがて、子どもと対面する中では、その姿を確認し、肌を触れ合い、子どもの生命を確認している。こうして、モンスターとなっていた胎児のイメージを、わが子へと修正し、子どもとの愛着関係を構築していく。

（2）障がいの告知～退院まで

馬場[5]は、「医療的ケアが必要な子どもをもつ養育者が在宅療養を受け入れるプロセス」には、急性期、回復期、一時退院経験の時期、退院決定の4つの時期があると述べている。本稿では、この4つの時期に沿って述べていく。

❶急性期

子どもに障がいがあるとわかったとき、子どもを産んだ母親は、自分の責任のように感じ、自責の念を抱く。また、NICUに入院中には、自分の子どもなのに何もさせてもらえない、何をするにも必ず看護師に許可を得るといったように、思うように育児ができない体験をしている。そして、さまざまな医療機器が身体に取りつけられたその姿に、わが子に何が起きているのか理解が追いつかず、さらに強く自責の念を強く抱き、自分が代わることができるのであれば代わってあげたいとの思いを抱くようになる。しかし、徐々に子どもと触れ合うことで、医療機器に取り囲まれている子どもであっても、自分の大切な子どもなのだと実感していくようになる。この頃になると、母親も子どもの入院環境に慣れ、医療者との関係もでき、母親らしくふるまうようになる。

やがて、子どもがこれから成長していくためには医療処置が必要であることの説明を医療者から受けることとなる。母親はこのことを理解し、医療処置を受け入れると

いう大きな壁に突き当たる。これまで経験のない医療処置という行為を、自分の子どもを通して経験することとなり、この壁を乗り越えることが次のステップへの手がかりとなっている。

❷回復期

子どもの成長に必要な医療処置について、看護師から指導を受け始める。はじめは戸惑い、医療処置に泣く子どもに躊躇し、指導を受けてもうまくできない自分にときには落ちこむといった日々を過ごすようになる。しかし、徐々に大切な自分の子どもであるという気持ちの中で、医療処置とはいえ、子どもにとっては欠かせないものであり、抱っこやおむつ交換などと同じ育児の一つであり、特別なものではないと考えるようになる。このように考えられるようになったとき、回復期に向かって歩み始めたといえる。

また、子どもの病状が安定し、医師からの説明があり、退院が具体化するのがこの時期である。子どもと生活することを現実的に考えるようになり、自分が子どもの面倒を見ていかなくてはいけないと覚悟を決めるようになる。

この覚悟を決めるきっかけの一つに、院内外泊がある。まだ、何かあれば帰ってこられると守られた環境の下で、在宅療養の練習の機会を得て、繰り返していく。これまでの病室とは異なる家族だけで過ごす時間は、退院後の生活の疑似体験でもあり、この外泊を繰り返す中で、よりいっそう子どもと一緒に過ごしたいと願うようになり、子どもと生活をしていく覚悟を決めるようになる。

NICUからは自宅への一時退院ができないので、この時期に一般病棟等へ転棟・転院し、一時退院を繰り返し練習することもある。この繰り返しののちに退院へ向かっていくことになる。これが、次のステップへの移行となる。

❸一時退院経験の時期

これまでの慣れた環境から転棟・転院することで、新しい医療者と関係を築く、新しい環境に子どもとともに慣れていくという、精神的負担が生じる。また、子どもの病状も一時的に不安定となることもあり、子どもとともに生活していく覚悟が揺れ動いていく。つまり、自宅に帰ることを決めたが、これが子どもにとってよいことなのか、しかし病院にいるのもいやという気持ちの中での揺れ動きや、子どもの生活リズムと自分の生活リズムに折り合いをつけることの難しさなどを、現実感をもって実感するようになる。

また、それまでは子どもとの一対一の関係で捉えていた問題が、一時退院を繰り返す中で、ほかの家族成員も含めた家族全体で医療処置が必要な子どもを受け入れる必要があることに気づくようになる。この問題の捉え直しも、覚悟の揺らぎを引き起こしている。

❹退院決定の時期

医療処置が必要な子どもとともに生活する覚悟の揺れの時期を乗り越え、退院を迎える。

しかし、退院は在宅療養を受け入れるプロセスの終着点ではない。つまり、ひとまず退院して自宅でやってみようと覚悟を決め退院をしているのであって、社会の中で暮らしていく覚悟は退院後の生活の中で生まれていく。一緒に社会の中で生活し、さまざまな経験を積み重ねていくが、入院中に考えていたものとは異なるものである。

それは、医療者がいない生活の中で自分なりにケアを工夫したり、子どもの体調の判断に自信をもつようになっていたり、気構えていたが何とかなるという感覚であったりであるが、その中で世間の目にさらされ、障がい者とその親としてみられる経験により社会の厳しさを痛感したりもしている。これらの退院後の生活を通して、社会の中で子どもと暮らしていく覚悟が生まれている。

この4つの時期の長さは、それぞれの家族によって異なるが、行きつ戻りつしながらの歩みとなる。しかし、この4つの時期を歩むことで、医療処置を必要とする子どもを家族として迎え入れ、暮らしていく覚悟を決め、前進していく。

（3）在宅療養生活

在宅療養生活は、子どもの成長の歩みであり、家族にとってはその成長に伴い起きる問題にその都度向き合い、解決に取り組んでいく歩みでもある。

まず、病院を退院することで、母親はこれまで連携を組み、何かあれば頼っていた医療者から手を振りほどかれるような思いと、家族がそろって生活できる喜びとを同時に感じる。そのときに病院の医療者の代わりに頼りにするのが、訪問看護をはじめとする在宅医療サービスの医療者である。新たに関係をつくるという精神的負担はあるが、子どもの病状が不安定なとき、ケアで困ったときなどに訪問看護師は心強い存在となる。しかし、反面、訪問看護師への不安も感じており、病棟看護師との対応やケア方法の違い、母親の求めるニーズにうまく合致しないため、訪問看護師を頼りにしないという選択をすることもある。そのため、訪問看護などの在宅医療サービスをどのように活用するかが、今後の在宅生活における一つの分岐点ともなる。

また、母親は入院中に子どもに必要な医療処置を習得し、在宅生活のイメージをつけて退院するが、実際の在宅生活は容易ではなく、不安と試行錯誤の連続である。入院中には、24時間の中の数時間だけを切り取って医療処置などの育児を行っているが、在宅生活では24時間すべてを母親が行っていかなくてはいけない。育児だけではない、家事、きょうだいの世話などすべてが母の肩にのしかかり、特に退院したばかりのわが子への慣れない医療処置に、追い詰められるような経験をしている[6]。特に夜間の不安は強く、自分が眠っている間に何かあったらと不安で眠れなかったり、絶え間ない医療処置に眠る間もなかったりと、母親が睡眠時間を削って対応している現状もある。

時間だけではない。医療処置もまた、指導された通りにやってはいるが、在宅生活の中では思うようにならずにつまずいたり、試行錯誤したりといったことを繰り返しており、そのことを杉本[6]らは、『解放されたい医療的ケア』と述べ、『一人ではできない医療的ケアや育児』により、『慣れない医療的ケアへの対応に戸惑う』日々を送り、『常に気が張っている超重症児との生活』であると報告している。

また、母親は他の家族への気遣いもしている。それは、父親であり、きょうだいである。普段は母親を中心として医療処置をはじめとする育児を行っているが、母親に用事があるときには父親にその代りを依頼することになる。そのため、父親の休日が育児を依頼することで休日でなくなり、このことを気遣っている[7]。また、きょうだいへも、これまでとは異なり家族で出かけることが少なくなることや、我慢をさせていると感じ、きょうだいへの負担を気にかけている。このように、母親は医療処置を

必要とする子どもと、他の家族との間で、揺れ動き、でもどうにもならない気持ちを持ちながら過ごしている。

　母親は、日々医療処置に追われながらも、在宅療養生活にも慣れ、徐々にその手技や自分の判断に自信をもつようになる。そして、それに呼応するように子どもの病状も安定していき、子どもの病状の安定から母親は成長を感じ、現状をしっかりと見つめることができるようになる。この日々の流れの中で、医療処置が日常の育児であると捉え、母親なりの育児を模索し始める。そこには、医療処置があるからこその生活の制限であったり、支援体制が十分でないことを実感したりすることもあるが、同じ医療的ケア児をもつ親同士のつながりを求め、社会へ踏み出していくようになる。

　この社会への踏み出しは、これからの長い在宅療養生活の中ではわずかな一歩ではあるが、子どもと家族の世界を広げていくための大切な一歩にもなると考える。

　このように時間の経過とともに、社会の中で生きる覚悟を決め、生活をしていくのだが、母親の気持ちは振り子のように揺れ動き、ときには子どもの成長に喜び、ときには社会の厳しさを受けて子どもに申し訳ないと自責の念を抱く。この揺れ動く気持ちは、時間の流れの中で徐々に小さくはなるのだが、決してなくなることはなく、子どもの成長の中で、何かしらの問題の局面に突き当たるたびにその振り子は再び大きく揺れ動く。この振り子のような気持ちを落ち着けることができるのは、子どもの懸命に生きる姿であり、子どもへの愛情でもある。このことに背中を押されるようにして、母親たちは子どもとともに社会の中で生きていこうとするのである。

2　その親に寄り添い支える親の経験

　子どもに中心となってかかわる親に寄り添い支える親、これは父親であることが多いと思われるが、その体験について、考えてみたい。

（1）出生前診断から子どもの出生まで

　一般に妻の妊娠を知った夫は、子どもの誕生への期待と喜び、やがて妻の心身の変化に不安やストレスを感じ、自分の無力さを感じるようになるといわれている[8]。また、子どもの誕生にどのようにかかわるかは、その後の子どもへの態度・感情の決め手になるともいわれている[8]。このように、妻の妊娠、子どもの出産は、男性が夫から父親になる過程において大切な出来事となり、発達していく家族の中で父親として役割を発揮していくかどうか、それはどのようにしていくかということに影響を与えていると考える。

　では、子どもに何らかの疾患があると診断を受けたとき、父親はどのような体験をするのだろうか。

　胎児異常の診断を受けたとき、父親も母親と同じように強いショックを受けるが、その強いショックにとどまっていることはできない。それは、一つは家族の経済面の支え手としての役割を発揮するためであり、もう一つは、母親を支えるという役割のためである。特に、母親を支える役割は、男性として、夫としての役割期待に沿うことになり、そのような役割を発揮することで、父親はショックから立ち直ろうとする。

　「自分よりも妻のほうがショックを受けている、悲しいはずだ、だから自分が支えていかなくてはいけない」と父親は考え、母親を支えようとする。このことは、胎児異

常の診断を受けた母親がともに悲しみを考えてくれる父親の言葉に助けられたと述べられていることからもわかる。しかし、父親が役割期待に応えることは、過剰適応となる可能性があり、ともすると夫婦の相互作用を妨げる働きをすることがある。つまり、自分よりもつらい思いをしている妻に負担をかけないように自分が頑張ればよいと考えたり、多分こう考えているはずとこれまでの経験から推察し話をすることをためらってしまったり、つらい出来事であるためにその出来事に向き合えずにいたり、といった経験を通して、妻と向き合うことに遠慮やためらいが生じ、その結果として夫婦の会話が行われないことがある。

その一方で経済面の支え手としての役割については、『上司にだけ報告をし、いつ迷惑をかけるかわからないからとにかく必死に働いた』と語った父親がいる。また、上司に話しても理解してもらえないからと同僚へだけ話し、仕事の調整をしていた父親もいた。つまり、社会人として周りに迷惑をかけないようにふるまいながら、母親に寄り添い支えたいと考え、その両立を模索している。こういった父親のふるまいは、ときには今回の出来事に関心がないかのように映ることもあり、そのことで家族成員間に溝を生じさせる可能性がある。

（2）障がいの告知〜在宅療養生活

下野[9]らは、在宅重症心身障がい児の父親役割を遂行するための調整過程について報告しており、その知見を基本として、障がいの告知から在宅療養生活における父親の体験について、述べていく。

子どもに障がいがあるとわかったとき、父親はショックと悲しみを経験している。

出生後より子どもの状態が悪かったことから覚悟はしているが、それでも医師からの障がいの告知により、健常児ではなかったという思いや、健常児に近づけたいという思いを抱き、同時に障がい者であるという引け目を感じるようになる。しかし、その思いは入院生活や子どもとのかかわり、愛着を形成していく中で変化し、徐々に子どもが生まれてきたことの意味を考えるようになる。やがて、子どもの障がいを変えようのない事実として受け止めるようになり、気持ちを切り替え、自分のこれまでの生活スタイルや考え方を子ども中心へとシフトさせていく。つまり、仕事中心から育児を優先させ仕事を調整したり、在宅療養生活のために環境整備を行ったり、というように子どもと生活していくために行動をしている。また、障がい者観などの自己の価値観も変化させており、そのような子どもの障がいの受容は、父親の世界観の広がりももたらしている。

そこには母親への配慮もあり、育児の中心を担う母親の心身の状態を気にかけ、母親が育児をしていく上で自分ができることを考えるようにもなる。この妻への気遣いはやがて、育児家事の補完であったり、重要な意思決定の場面では妻にのみ負担がかからないように前面に出て行ったり、といった行動を起こさせている。それは父親としての役割の模索であり、ほかにも子どもにできることを考えたり、きょうだいたちへの働きかけであったり、家族内の調整であったりと多岐にわたって行われている。

父親の価値観の変容、父親役割の模索、母親への配慮といったことには、自己の葛藤やストレスが伴う。そこで、父親は自分なりの発散方法を考え、見つけ出し、心身のバランスが取れるようにしている。

このように、父親は自分のことだけでなく、母親、きょうだいなど家族全体を視野に入れ、今父親ができることを、自分のストレスのバランスを取りながら行う過程を経験している。

3　きょうだいの経験

　重症心身障がい児のきょうだいが出生することで、きょうだいはどのような経験をしているのだろうか。重症心身障がい児のきょうだいの経験は、その年齢や性別、発達段階、両親をはじめとする家族のかかわり方など、さまざまなことに影響を受ける。そのためここでは、そのことを念頭に置きながら、ごく一般的な体験について述べていく。

（1）環境の変化と見捨てられ不安

　まず、出産やその後の面会により、両親は不在がちとなり、きょうだいの取り巻く日常生活が一変する。それまで自分が一身に受けていた両親の愛情や注目の変化を感じ、また家庭内の雰囲気の変化もあり、見捨てられ不安が起きる。そのため、いつも以上に母親に甘えたり、そばを離れることを拒んだり、またこれまでできていた日常生活行動ができなくなったりといった行動を起こす。それとは逆に、なんでもないというようにふるまったり、親に対して反抗的になったりするきょうだいもいる。いずれにしても、親の関心を自分に引きつけたいという思いの表れであり、きょうだいなりのアピールの方法である。この思いが満たされない状況が長く続いた場合、さらに退行がひどくなったり、学童期以降には、登校拒否などの不適応障がいをはじめとする精神障がいを引き起こす可能性が高いともいわれる。

　また、重症心身障がい児の出生により、両親が不在がちになるだけではなく、祖父母などの家に預けられたり、主たる養育者が祖父母に代わるといった環境の変化も起きる[10]。それまであまりなじみのない環境、人間関係の中での生活に、きょうだいは戸惑い、不安を強くする。その不安や戸惑いに家族が説明をすることで、理解することができれば、納得できるが、難しい年齢もあり、この経験により見捨てられ不安がさらに強くなることがある。

（2）子どもなりの現状への適応

　両親は、重症心身障がい児である子どもの出生にショックを受けながらも、子どもの障がいを受け入れ、慣れない医療処置に四苦八苦しながら在宅療養生活を送っている。その中で、両親の関心が重症心身障がい児に集中してしまうのは、仕方のないことであろう。しかし、両親がきょうだいに関心がなくなったわけではなく、これまでのように甘えさせたり、外出したりできなくなったことで我慢させていると気にかけている。その両親の姿からきょうだいは、「自分の感情を抑えがちであり、親からよい子であることを強いられたり、親の助手としての役目を担うことが家庭での存在意義」[11]と考え、ふるまうようになる。この根底には、見捨てられ不安があり、見捨てられまいと懸命に親の希望を察し、ふるまっていくようになる。これは子どもの成長ととらえることができるが、その反面我慢を強いることは、子どもらしさを失うふるまいでもある。特にきょうだいが女児の場合には、より母親役割を肩代わりし、その

ことが自分の存在意義と考えがちである。

（3）自己のアイデンティティの確立

　家族の中で自分よりも重症心身障がい児が常に優先されることに、不満をもちつつも、言葉ではうまく表現できないとき、さまざまなストレス反応が出る。それは、怒りの感情が突然爆発し手のつけられない状態になったり、周囲の人に激しくあたったり、ときには自傷行為に出ることもある。また、怒りの矛先が重症心身障がい児へ向かうこともあり、きょうだい関係に影響を与える結果となる。そのとき、その行動を両親がきょうだいの出すサインと気づき対応ができるとよいが、うまく対応できないと、その後の心理面の成長に影響するといわれている。

　きょうだいは成長の中で、親や重症心身障がい児との距離を測りながら、自己のアイデンティティの確立に向かっていく。つまり、健常児である自分への親からの重圧や期待を感じつつも、二の次にされてきた不満を爆発させたり、また家族の最優先事項である重症心身障がい児との距離を測るために、親や重症心身障がい児と衝突したりと、感情は大きく揺れ動いていく。その中で、家族ときょうだいの間に立つ存在に助けられながら、乗り越える経験をしている[12]。

　きょうだいが思春期に入り、社会に出るようになると、さまざまな価値観に触れ、自分のきょうだいが重症心身障がい者であることについて再び考えるようになる。それは、自分の結婚などの将来的なことであったり、両親が亡くなった後の重症心身障がい者の介護の問題であったりと、不安や問題は尽きず、さらに次の世代、つまりきょうだいの子どもの世代までも続いていく不安、問題でもある。

3 家族への影響

1 夫婦の関係性における影響

　ここまで、家族成員のそれぞれの体験を考えてきたが、家族は家族成員一人ひとり単独で存在しているのではなく、関係性の中で成り立っている。そのため、家族成員のそれぞれの重症心身障がい児の子どもを受け入れ生活するという体験が、お互いにどのように影響しているのかを、ここでは考えていきたい。

　家族システムとして考えると、家族の中にはいくつかのサブシステムがある。その中でも中心となるのは、夫婦というサブシステムである。

　これまでも述べてきたが、母親は父親である夫の言動にたびたび救われ、励まされながら、前に進んできている。父親は、母親である妻が育児の中心的役割であることを認識し妻が育児を行うための環境を整えながら、自分がいつでも助けとなれるようにスタンバイをしている。このようにお互いの様子を推し量りながらバランスが取れている間は、夫婦関係としては安定していると言える。しかし、このバランスが取れなくなるとき、どのようなことが起きるだろうか。

　バランスの崩れが起きるきっかけの多くは、コミュニケーションの不足、または行き違いである。日本の風土としてある『空気を読む』ということは気遣いでもあるが、

ともすると考え方の離齬を生じさせることがある。特に母親の妊娠、出産という過程においては、母親は自分の思いに精いっぱいとなり、夫を気遣う余裕はなかなか生まれにくくなる。そして父親も、妊娠中の母親を思いやり自分が強くなければと考え、またジェンダーとして弱音を吐くことができずに、母親と本音でのコミュニケーションを取ることが難しくなる。その後の在宅療養生活へと移行した後も、育児の中心となる母親は、『自分だけが大変、父親は仕事に逃げて、いいとこどりの育児しかしない』と思いがちであり、育児の中心とならない父親も、『自分も仕事が大変なのにその苦労をわかってくれない』と不満を募らせることがある。

このように、夫婦の関係性は重症心身障がい児の家族成員が加わることで変化していくが、そのパターンについて考えていきたい。

(1) 関係性の深まり

重症心身障がい児の出生後の夫婦関係は、子どもをもつ前の関係性に影響を受けるが、それぞれが期待している役割を十分に果たしていると思えるとき、お互いがお互いを認め合いながら十分なコミュニケーションをとっているとき、その関係性は深まっていくと考える。

また、母親が父親へ求めることと、父親が母親へ求めることは異なり、母親は父親に対して直接的な育児への参加はもちろんだが、それよりも対話や励ましといった情緒的なケアの方をより強く希望する[13]。そのため、父親は母親の言葉にしっかりと耳を傾け、一緒に育児をしていく姿勢を見せることが、大切になってくる。

重症心身障がい児を家族として迎え入れる過程は、お互いを改めて見つめ直し、認め合う作業を伴うことから、関係を再構築する過程でもある。

(2) 関係性の悪化

関係性が悪化するのは、それぞれが期待している役割を十分に発揮できていないとき、お互いを認めることができずに、コミュニケーションが十分に取れないときである。

また、日常の育児の中で、どちらかが現実から目を背けるような態度を見せるなど、関係の再構築に協力的でないとき、関係は悪化していく。

(3) 関係性の破たん

関係性の悪化が継続していったとき、もしくは子どもの出生前より関係がよくないとき、一方が他方へ期待がもてず、関係性が破たんへ向かっていく。特に、在宅療養生活に至るまでの過程は、両親はそれぞれストレスフルな状況であるが、その中でお互いの行動が期待できないと判断されたとき、また関係性の再構築の過程で育児などの価値観の違いが明白となったとき、関係性は破たんし、離婚に至ることもある。

2 家族全体に対する影響

重症心身障がい児が家族成員に加わることで、家族はモビールのように揺らぎ、その揺らぎは家族成員からサブシステム、全体システムへと波及していく。

これまでは、それぞれの成員の体験、夫婦の関係性の変化と述べてきた。ここでは

それらのことを家族全体へと視点を広げて、整理し、述べていきたい。

（1）生活スタイル、生活リズムの変化

子どもが出生するということは、それ自体がそれまでの生活を変化させるきっかけとなる。しかし、重症心身障がい児の出生は、予想をはるかに超えた変化を求められる出来事となる。

それは、出産のために母親が入院をしたところから始まる。退院後の母親の日常生活の予定は、病院の面会時間であったり、医療者からの病状説明、医療ケアの指導であったり、いずれも自分でコントロールすることが難しく、出生した子どもや病院の都合に左右されるようになる。また、父親も会社と自宅の往復の日々であったが、面会のための通院が加わり、仕事の予定も、ときには子どもの病状や、病院の都合などによって変更を余儀なくされるようになる。そして夫婦は、これまでのように同じ空間で同じ時間を過ごすことが少なくなっていき、そのことがコミュニケーションの離齬を生み出す原因ともなる。

コミュニケーションだけではなく、生活の質も変化していく。つまり、家事の時間が重症心身障がい児の面会のために削られ、掃除が行き届かなくなったり、食事の支度に時間が取れなくなったりする。

きょうだいも、その波に飲み込まれていく。つまり、それまでは自分が中心となっていた生活は一変し、両親の帰宅時間が遅くなり、あまり馴染みのない人と生活をすることを余儀なくされる。そして、そのことであたり前に行っていた日常生活の習慣なども変化し、きょうだいの生活も変化をしていく。

このように、それまであたり前だった日常が一変し、それぞれが自己コントロール感を失うような経験をする。

（2）コミュニケーションの変化

前述の通り生活スタイルや生活リズムの変化に伴い、コミュニケーションの量は減少する傾向にある。それに加えて、重症心身障がい児を家族成員に迎え入れるという出来事を受容する過程においても、事態に直面化することを避けるあまり、コミュニケーションをとらなかったり、相手を気遣い対話を避けたりといったことが起きる。

また、夫婦間のコミュニケーションだけではなく、きょうだいとの親子間の会話も変化していく。生活リズムの変化や心身の疲労から、きょうだいとコミュニケーションの必要性を理解しつつも、行動に移せなかったりする。また、きょうだいも見捨てられ不安からよい子を演じ、親に甘えることをやめてしまったり、物分かりのよい様子を見せることがある。

重症心身障がい児を家族として迎え入れるという家族にとっての危機状態に、本来であれば家族が団結し問題解決に向かっていくことが重要である。しかし、さまざまな理由により、コミュニケーションは途絶えがちであり、そのことが家族成員を孤立させ、その結果より不安や悩みを深めるという悪循環に陥ってしまう可能性がある。

（3）役割構造の変化

子どもが出生することは、家族発達段階を段階移行していくことであり、それに伴

い役割は変化していく。しかし、今回の出来事は、父親役割、母親役割の獲得だけではない変化が起きる。つまり、育児の中心となる親が育児や医療処置を行うことで、これまで担っていた家事を取り仕切る役割であったり、きょうだいの育児を担うという役割を、もう一方の親に分担、もしくは委譲する必要が生じてくる。

しかし、それは分担、委譲された親にとっては、役割過重となる可能性があり、さらにほかの家族成員や社会資源に頼りながら、軽減をはかっていくことになる。

このような役割調整が、新たなストレス源となることもある。それまでの家事や育児の方法が異なると、その方法をめぐって役割を委譲された側と、委譲した側とで、対立が生じることなどが原因である。

（4）勢力構造の変化

重症心身障がい児の出生に伴い、さまざまな場面で意思決定を求められる。それは、出産場所や分娩方法に始まり、子どもの治療方法、時期、在宅生活に向けての体制整備など多岐にわたるが、その意思決定には困難が伴う。

まず、母親は出産に際しては当事者でもあることから、自分の理想としていた分娩ではないことにショックを受ける。また、楽しみにしていた妊娠も子どもの疾患という事実にショックを受け、意思決定に時間がかかるだけではなく、その判断も通常とは異なる条件で下されたものであることから、周りの人々の意見に左右されやすい。父親は、そのような母を見て自分がしっかりしなければと、役割を発揮しようとするが、その判断は独りよがりなものとなったり、母親と同じように時間がかかったりする。このように、タイムリーな意思決定が必要な場面でもそのようには判断できず、その結果、時間の経過とともにそのときの意思決定に後悔を感じることがある。

また、両親の年齢によっては、祖父母が意思決定に参加することがある。祖父母の意見が強ければ強いほど、両親が心理的に思考能力が落ちているため、その意見に押されて決定してしまうことがある。このことは、タイムリーな意思決定においてはプラスに働くこともあるが、両親の重症心身障がい児の親役割の発揮を阻害することになり、家族内に葛藤を引き起こすことがある。

（5）社会性の変化

子どもの出産前に就労していた母親の場合、子どもの障がいにより職場の復帰を再考しなくてはいけなくなる。ほとんどの場合には、在宅療養を視野に入れると退職を余儀なくされ、それは、母親のアイデンティティに影響を与え、ときにはストレス源ともなる。父親もまた、仕事のあり方を見直さざるを得なくなり、残業や出張を控えたり、職場を変更したりと、父親もまたアイデンティティが揺らいでいく。

また、重症心身障がい児を迎え入れた家族として社会で生きていくためには、それまであまり接点のない医療者と関係を構築したり、さまざまな社会資源と連携していく必要がある。ここで十分にコミュニケーションをとることができれば、家族が社会において孤立することを防ぐことになるが、とることができなかった場合、さらなるストレスを生み出し孤立していく原因ともなりかねない。

（6）経済状況の変化

　子どもの出産は、家族成員が増えることであり、経済的負担が生じるのは、予想の範囲内である。また、重症心身障がい児であっても、そのための社会資源を活用することにより、経済的負担はある程度軽減される。しかし、自己負担となることも多く、また生活リズムやスタイルの変化により思わぬ出費が生じることもあり、年齢の若い夫婦にとっては負担が大きいことがある。特にそれまで夫婦共働きで、家族の経済を支えていた場合には、より深刻となる。

2 ［援助の実際］

　重症心身障がい児とその家族への援助の実際について、述べていく。援助の実際ではあるが、彼らとの関係は長期にわたり、場所も病院などの医療施設であったり、自宅であったりとさまざまである。そのため、ここでは出生前後から、在宅へ向かうまでの入院中の援助を想定し、述べていく。

1 援助の前提：家族とのパートナーシップの確立

　2005 年、『重篤な疾患を持つ新生児の家族と医療スタッフの話し合いのガイドライン』[14]（以下ガイドラインとする）が策定された（**表 6-1**）。このガイドラインは、「子どもの『最善の利益』となる治療方針を決定するのは、父母であることを前提に、（中略）どのように決定していくのかの取り組み方を示すことを目的」[15]としてつくられている。

　このガイドラインの 5〜7 には、医療スタッフのかかわり方について書かれている。つまり、自分の意見を言葉にできない新生児だからこそ、その最善の利益を、医療者、両親、家族が一つの生命と真摯に向き合い考える、そのプロセスが重要であり、結果ではない。その悩み苦しんだプロセスがあれば、もし出した結論に疑問や後悔を抱く日が来たとしても、このプロセスに立ち戻ることで、また前を向いて歩くことができると考える。

　また、このガイドラインは新生児とあるが、決して新生児だけではなく、すべての患者、家族に適応可能なものであり、医療者として患者、家族とパートーナーシップを確立する大切さについて述べていると考える。

　では、このガイドライン 5〜7 について、それぞれ考えていきたい。

1 父母と対応な立場での信頼関係の形成に努めなければならない[16]

　医療者は、両親よりも医療に関して専門的知識をもち、またさまざまな症例の経験をしている。そのため、治療方針について話し合いをもつとき、ともすると医療者から両親へ知識を伝え、両親はその知識につて理解が追いつかず、そのため『先生がそう言うのであればそのように』という言葉がよく聞かれることがある。しかし、それでは対等な立場とは言い難い。いずれ両親が自分達の子どもの専門家となるためにも、「自由に意見を述べ、気持ちを表出できる機会を保障」することが重要である。そのために、医療者は、「父母の立場を理解するように心掛け、父母の意見を尊重するよう」

表 6-1 重篤な疾患を持つ新生児の家族と医療スタッフの話し合いのガイドライン

1. すべての新生児には、適切な医療と保護を受ける権利がある。
   注：医療スタッフは、すべての新生児に対して、その命の誕生を祝福し、慈しむ姿勢をもって、こどもと家族に接するべきである。

2. 父母はこどもの養育に責任を負うものとして、こどもの治療方針を決定する権利と義務を有する。
   注：父母は必要な情報の説明を受け、治療方針を決定する過程に参加する権利と義務を有する。医療スタッフはその実現に努めなければならない。

3. 治療方針の決定は、「こどもの最善の利益」に基づくものでなければならない。
   注：家族や医療スタッフの利益ではなく、こどもの利益を最優先させることを家族と医療スタッフが確認する。

4. 治療方針の決定過程においては、父母と医療スタッフとが十分な話し合いを持たなければならない。
   注：「こどもの最善の利益」の判断に際しては、それぞれの治療方針を選択した場合に予想される利益・不利益について慎重に考慮されなければならない。

5. 医療スタッフは、父母[注1]と対等な立場[注2]での信頼関係の形成[注3]に努めなければならない。
   注1：父母はこどもが受ける医療について自由に意見を述べ、気持ちを表出できる機会を保障されるべきである。
   注2：医療スタッフは、父母の立場を理解するよう心がけ、父母の意見を尊重するよう努めるべきである。
   注3：信頼関係の形成のためには、こどもと家族のプライバシーに対する配慮が不可欠である。

6. 医療スタッフ[注1]は、父母[注2]にこどもの医療に関する正確な情報[注3]を速やかに提供[注4]し、分かりやすく説明しなければならない[注5]。
   注1：医師・看護者・コメディカルスタッフは、それぞれの専門的立場から下記[注3]のような医療情報を伝える必要がある。
   注2：説明をする際は、父母同席が原則である。どちらか一方に先に説明しなければならない場合であっても、父母同席が可能となった時点で再度説明を行う必要がある。
   注3：提供すべき情報には、診断名・病態、実施されている治療内容、代替治療方法、それぞれの治療方法を選択した場合の利益・不利益と予後、ケアに関する看護情報、療育に関する情報、社会的資源および福祉制度に関する情報などが含まれる。
   注4：重要な情報は書面にて提供し、父母からの質問には適宜応じる。
   注5：説明に際しては、父母に対して精神的な支援を行う。

7. 医療スタッフは、チームの一員として、互いに意見や情報を交換し自らの感情[注1]を表出できる機会[注2]をもつべきである。
   注1：ここでいう「感情」とは、こどもの治療にかかわる際に医療スタッフの中に引き起こされる様々な情緒的反応を指す。
   注2：こどもと家族に対して共感的に接し、スタッフ間の協力関係を維持するためには、怒りや悲しみ、無力感といった否定的な感情が生じる場合であっても、そのような感情を十分に自覚し、スタッフ間で率直な話し合いと情緒的支え合いを行っていくことが望ましい。

8. 医師は最新の医学的情報とこどもの個別の病状に基づき、専門の異なる医師および他の職種のスタッフとも協議の上、予後を判定するべきである。
   注：医師は、限られた自分の経験や知識のみに基づいて予後判定を行ってはならない。

9. 生命維持治療の差し控えや中止は、こどもの生命に不可逆的な結果をもたらす可能性が高いので、特に慎重に検討されなければならない。父母または医療スタッフが生命維持治療の差し控えや中止を提案する場合には、1から8の原則に従って、「こどもの最善の利益」について十分に話し合わなければならない。
   （1）生命維持治療の差し控えや中止を検討する際は、こどもの治療に関わる、できる限り多くの医療スタッフが意見を交換するべきである。
      注：限られた医療スタッフによる独断を回避し、決定プロセスを透明化するため、治療の差し控えや中止を検討する際は、当該施設の倫理委員会等にも諮ることが望ましい。
   （2）生命維持治療の差し控えや中止を検討する際は、父母との十分な話し合い[注1]が必要であり、医師だけでなくその他の医療スタッフが同席したうえで[注2]父母の気持ちを聞き、意思を確認する。
      注1：話し合いには医師と看護者が共に参加するべきである。その他の医療スタッフおよび父母の気持ちに寄り添える立場の人物（心理士、ソーシャルワーカー、宗教家、その他父母の信頼する人）の同席も望ましい。
      注2：多数の医療スタッフが立ち会うことによる父母への心理的圧迫にも十分な配慮が必要である。
   （3）生命維持治療の差し控えや中止を決定した場合は、それが「こどもの最善の利益」であると判断した根拠を、家族との話し合いの経過と内容とともに診療録に記載する。
   （4）ひとたび治療の差し控えや中止が決定された後も、「こどもの最善の利益」にかなう医療[注1]を追求し、家族への最大限の支援[注2]がなされるべきである。
      注1：この場合の「こどもの最善の利益」とは、こどもの尊厳を保ち、愛情を持って接することである。
      注2：家族とこどもの絆に配慮し、出来る限りこどもに接する環境を提供すべきである。

10. 治療方針は、こどもの病状や父母の気持ちの変化に応じて（基づいて）見直されるべきである。医療スタッフはいつでも決定を見直す用意があることをあらかじめ父母に伝えておく必要がある。

（日本新生児成育医学会：重篤な疾患を持つ新生児の家族と医療スタッフの話し合いのガイドライン）

にしなければならない。こういった医療者からの働きかけがあって、両親は自分たちの子どもと向き合い、家族として受け入れるための過程を歩み出していけると考える。

2 父母に子どもの医療に関する正確な情報を速やかに提供し、わかりやすく説明しなければならない[16]

　医療者は病状説明の際、できる限り医療用語を避け、説明するよう心掛けていると考える。しかし、それでも両親は理解ができず、病状説明後に確認をすると医療者の意図していることとは違う理解をしていることがある。そのため、説明の際には必要であれば文書として残すことが重要であり、両親が同席し同じ説明を受けることが大切となる。つまり、両親間でも情報の差がないように配慮し、お互いに理解を補えるようにすること、同じ情報の中で両親が話し合いをもてるようにすること、こういったことが大切であると考える。また、医療者が提供する医療情報は、過不足なく、偏りなく提供する必要がある。インターネットでの情報収集が簡単にできるからこそ、医療者が提供する情報に不信感をもたれないようにしなければならない。同時に、両親が収集した情報を確認し、情報の正確性を確認する必要もあると考える。

3 チームの一員として、互いに意見や情報を交換し自らの感情を表出できる機会をもつべきである[18]

　ここで述べている感情とは、「子どもの治療にかかわる際に医療スタッフの中に引き起こされるさまざまな情緒的反応」である。つまり、家族とかかわる中で怒り、悲しみ、憤り、無力感といった陰性感情がわきあがることがある。そのことは当たり前のことであるが、その感情のために、家族を正しく理解できない、コミュニケーションが取れないといったことは避けるべきであると考える。そのため、医療スタッフ間でそういった感情も含めて共有し、情緒的に支え合う関係性を構築することが大切である。医療スタッフ間のチームワークのよさは、家族にも伝わり、やがて家族も含めたチームとしての一体感を生み出すことに貢献すると考える。

2 援助の基本姿勢

　これまで医療者と両親とがパートナーシップを築くことの重要性について述べてきた。医療者が、家族からパートナーとして認められなければ（その逆のこともあるが）、医療者が誠意を尽くして医療を提供したとしても、その思いは両親へは届かないのかもしれない。そして、パートナーシップを築けたとしても、それを維持する努力は、医療者、家族双方が行うことが大切であると考える。特に、出生前後は親子の愛着関係を構築するための時間でもあり、その後の家族のあり方を左右しかねないほど重要な時間でもある。そのため、重症心身障がいをもって生まれた子どもを家族として受け入れ、歩み出す過程を、看護師は伴走者のようにときには先導し、ときには後ろから支えながら、ともに歩んでいくことが大切であると考える。

1　子どもへ確実なケア技術の提供をする

　両親が医療者へ期待することは、確実な医療の提供であろう。『プロなのだから』と信頼し、子どもを預けていることから、その期待に応えるために医療者は最善の医療という形で返すことが大切である。

　『プロなのだから』という期待の中には、子どもに対する十分な観察や的確で迅速な判断、そして確実な医療処置がある。看護師にはそれに加えて、親が不在の間、子どもへ十分な世話をしてほしいと考える。入院日数が経過するにつれ、病棟にも慣れてくるようになると、子どものベッドに着いた両親は、子どもが泣いたままにされていないか、子どもの衣類やリネン類が清潔に保たれているのか、ベッドの周りが整理されているのかと、確認をするようになる。その中で少しでも家族が不安に思うことがあると、それをきっかけにして信頼関係が揺らぐ可能性があり、両親は自分たちが子どもを守らなくてはと思い、行動することがある。また、自分がちゃんと生んであげられなかったからと自責の念を強くすることもある。だからこそ、『プロなのに』と失望されないような確実な医療ケアの提供が大切となる。

2　家族の感情へ配慮する

　家族成員の体験でも述べたが、家族成員それぞれがさまざま感情に翻弄されている。それは、日ごとだけではなく、時間単位で感情が変化するほどでもある。そして、ときには怒りという形で医療者へぶつけてくることもある。

　この怒りの根本には、何があるのだろうか。それは、医療者への期待への失望や不安であったり、障がい児として生んでしまった子どもへの自責の念であったり、とさまざまである。しかし、医療者としては表面化している怒りに惑わされないようにしたい。

　両親から怒りをぶつけられたとき、看護師は自信を喪失したり、努力が報われないと無力感を感じたり、やがては両親への怒りに変化することもある。そして、自然と家族から足が遠のいてしまうことがある。また、ベッドサイドでケアをしているときにも、強い視線を感じ、自分自身を保つことが難しく感じることもあるだろう。では、このようなとき看護師はどうしたらよいのだろうか。

　それは、両親の感情の根底にある思いをくみ取ることであり、怒りという形でしか表現できない両親であることを理解することである。その上で、確実な医療ケアを提供するという誠実さを見せることであると考える。

3　人間として誠実にかかわる

　確実な医療ケアの提供にせよ、家族への感情への配慮であれ、根底には誠実さがある。それは医療人としてもそうだが、人間としてもそうである。忙しい医療の現場で、両親の訴えを十分に聞く時間的余裕がない現実もあるだろう。しかし、その中でも両親がきちんと訴えを聞いてもらえたと思ってもらえるように、言葉、視線、姿勢に注意を払い聴くことや、『もし、自分が親の立場であったなら』、そのような自問をしながら家族にかかわることで、どうかかわるのかの答えは見えてくると考える。もちろん理不尽な要求をされることや納得のいかない出来事もあるだろう。それでも医療人

として誠実さを見せることは、パートナーシップを維持していくために、必要であると考える。

　また、看護師の感情の取り扱い方も大切である。家族とかかわる中で、看護師の感情が大きく揺らぐことがある。その揺らいだ感情をそのまま家族にぶつけることはできないが、『お話を聞いていて、私も切なくなりました』、『信頼していただけず、とても悲しいです』と相手を傷つけることなく、言葉を変化させて伝えることができれば、お互いに理解し合うことができ、より深く信頼関係が結ばれるのではないだろうか。

4 親になることを支える

　妊娠、出産は、両親が親役割を獲得する一つの過程である。その過程において、重症心身障がい児の出生は、大きな危機であり、ときには子どもの治療を拒否する家族もいる。そのため、重症心身障がい児の親を引き受けることが、一つのターニングポイントとなると考える。

　医療スタッフは、初めから「お父さん」「お母さん」として両親を扱い、そのようにふるまうことを期待する。しかし、自分の予測していない出産や子どもの出生は、親となることも阻害する。つまり、『この子はいらない』、『親になりたくない』といった言葉が発せられることがあり、子どもと面会することも拒む両親もいる。だからこそ、そういう思いに寄り添い、受け止め、親になっていく過程を支えることが大切である。

　子どもとの面会も、ときには面会に行くか、ベッドサイドに行くか、顔を見るかと一つひとつ確認をしながら、進めていくことが必要となることもある。つまり、看護師は両親が親となる準備を整えているのか、アセスメントすることが大切となる。

　親となる過程においても、医療者のケアを見て自信を喪失する親がいる。『この子は看護師さんだと泣き止む、私ではだめ』と言葉にする親もいるが、そのときどうかかわるとよいだろうか。ここでもやはり、この言葉の根元にある感情に注目したい。つまり、親になりきれない感情であったり、自責の念によって子どもから嫌われていると思う感情であったり、いずれにせよこの感情をときには言語化しながら、そばに寄り添い続けることが大切である。そしてときには、親のかかわりによる子どもの反応をポジティブに返すことで、自信につなげることも必要である。

5 家族なりの歩みを尊重する

　重症心身障がい児の家族に限ったことではないが、家族の歩みは家族によって異なる。これまで、家族成員の体験などについて述べてきたが、これは一つのケース家族であり、ほかにもさまざまな家族がいる。例えば、胎児異常の診断を受けた家族の中には妊娠継続を希望しない家族もいる。また、子どもの治療を希望しても治療ができない疾患の場合もある。出生後面会の足が遠のき、退院に向けて進めることができなくなる家族もいる。さまざまな家族がいて、家族によって抱える思いは異なるからこそ、家族の思いを確認し、その思いに寄り添うことが大切となる。

　その一方で小児看護に携わる看護師には、子どものアドボケイトとしての役割が求められる。つまり、子どもにとって最善の利益を考えた看護を提供することを求められるが、その看護師が違和感や疑問を覚える家族がいる。子どもの治療を拒否する家族、在宅移行に向けての話し合いをのらりくらりとかわしてしまう家族などである。

そういった家族に、看護師は、「どうしてそのように考えるのか、親なのに」、「親なのに、家に連れて帰りたくないのか」と、自分の理想とする親像と天秤にかけてみてはいないだろうか。そういったレッテルを貼ることは、その家族との距離を生み、ますます理解をすることが難しくなると考える。またそのレッテルを家族が感じ取れば、家族から医療者と距離をとることもある。

だからこそ、看護師の前提としている「親としてこうあるべき」という価値観をひとまず置いておいて、あるがままの家族、その家族の抱える事情を聞き、個々の家族像を描くことが大切であると考える。そこから、個別性のある家族への看護が始まると考える。

家族の歩みは、医療者がもどかしく思うほどゆっくりのときもある。しかし、家族としての歩みはじめの一歩をしっかりと医療者が支えることが、この先の長い家族としての歩みにおいては、とても大切な時間になることを、しっかりと心にとめて援助していきたい。

6　両親、きょうだいを含めた家族全体を支える

家族といっても、その家族成員はさまざまである。特に、結婚後間もない家族や年齢の若い家族は、生まれた子どもにとっての祖父母の言動が強く影響することがある。

両親が強い衝撃を受け、十分に考えることができないとき、祖父母の考えに従ってしまい、そのことが後悔につながることもある。だからこそ、両親が親としての役割を獲得すること、また両親の親である祖父母たちが、祖父母としての役割を獲得していくことを援助することが重要となる。

また、きょうだいがいる場合に、きょうだいのサポートを誰がしているのかを確認する必要がある。家族が目の前の事態に翻弄されている場合、きょうだいたちは二の次にされてしまうことは、前述した通りである。だからこそ、しっかりと家族の中で役割分担をし、きょうだいを蚊帳の外に置かずにサポートすることが重要である。

きょうだいへどのように説明をするかということに、両親たちは悩むことがある。年齢に応じた説明や、ときには面会をさせることも含めて、家族としてどうありたいのか一緒に考えることが大切である。

看護師はその経験から、さまざまな家族とかかわっており、広い視野と先の見通しをもつことができる。そのことから、予測性をもった現在の出来事への対応が可能となる。家族は今日の前にある出来事に手いっぱいとなるが、看護師の予測性をもった対応を知ることで、出来事への対応方法の選択肢にも多様性が生み出される。だからこそ、しっかりと医療者がパートナーシップをとり、家族の伴走者として歩むことが大切である。

3　重症心身障がい児とその家族の生涯にわたる支援

重症心身障がい児とその家族への支援は、入院中だけで完結はしない。子どもへの生涯にわたる支援が必要であり、それを支える家族への支援も同様である。そのため、支援のポイントは、「重症児者が生活（居住）の場を変えなければならない状況になっ

た場合に、生活の場を変える前に次の生活に向けての支援チームを構築し、個別支援会議などによって顔の見える連携を完了する」[17]ことだと言われている。

重症心身障がい児への支援の基本的枠組みとして、「生の営み」としてとらえ支援すること、暮らしの柱をその人なりにしっかり支え、暮らしを彩ることの2つがある（表6-2）[18]。またその家族への支援としては、障がいの受容と家族として生きる構えを支援すること、家庭における介護基盤を家族だけにしない支えがある生活とし、他の人の手を借りて生きることの経験を積むこと、子どもの巣立ち、子どもから「子離れ」する家族としての育ちの伴走者となれるように支援すること、この3点があげられる（表6-3）[19]。

重症心身障がい児とその家族への支援において、社会とどうつながっていくかは大切なポイントの一つになる。親が子離れし、子どもが親離れしたとき、子どもが援助の手と協働しながら、障がいをもちながらもその子どもらしく生活していくことができるように、うまく社会資源を活用しながら生活していく方法を、親から子どもへ伝えていくこと、そうできるように援助していくことが、最終の目標となると考える。

子どもは年齢を重ねるごとに成長をしていくが、その一方で両親や祖父母は年を取り老いていく。すると、それまでできていたこともできなくなっていくのは当然である。本来両親は、子どもが成長とともに自立し、親の手を離れていくことを自覚し、

表6-2　重症児者支援の基本的枠組み

（1）「生の営み」としてとらえ，支援する
　　1）まるごとをとらえる
　　　・生活・障害・発達の視点から
　　2）その人の生きる力を強める方向での支援
　　　・内なる願いを受けとめる
　　　・家族の願いを受けとめる

（2）暮らしの柱をその人なりにしっかり支え，暮らしを彩る
　　1）土台としての健康・生理的基板の安定
　　2）生活の場
　　3）活動の場
　　4）余暇の場

（公益社団法人日本重症心身障害福祉協会：在宅重症心身障碍児者支援者育成研修テキスト，p.104-106，2015.より筆者作成）

表6-3　重症心身障がい児の家族への支援

（1）障害の受容と家族として生きる構えを支える

（2）家庭における介護基盤を，家族だけにしない支えがある生活に。本人だけでなく，家族も，他の人の手を借りて生きることの経験を積む
　　1）緊急時対応の環境の変化を受けとめる幅ができる
　　2）思春期を生き抜く手助けを得る
　　3）親が高齢になり家族介護が崩壊しても支える柱が他にある安心を得る

（3）子どもの巣立ち，子どもから「子離れ」する　家族としての育ちの伴走者になる

（公益社団法人日本重症心身障害福祉協会：在宅重症心身障碍児者支援者育成研修テキスト，p.104-106，2015.より筆者作成）

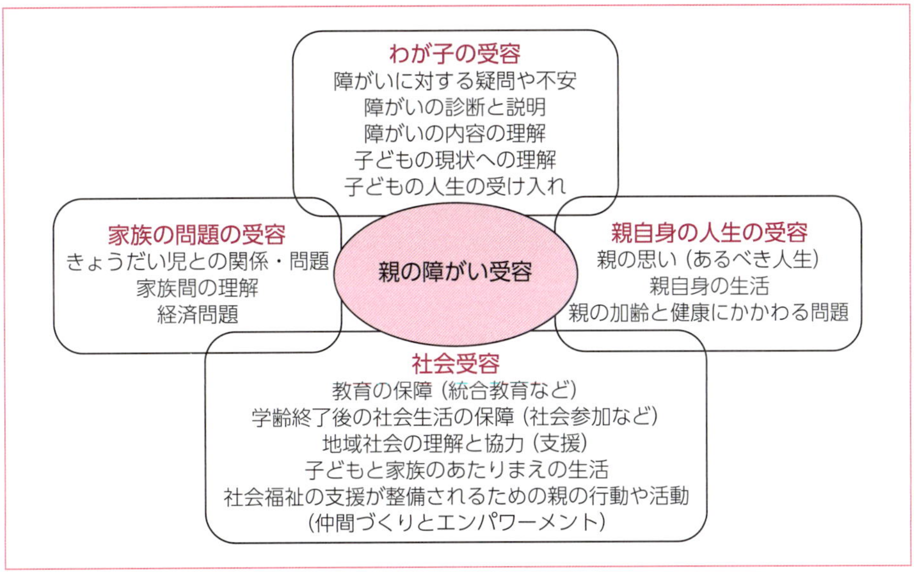

図 6-1 親がわが子の障がいを受容していく 4 つの要因

〔佐鹿孝子：親が障害のあるわが子を受容していく過程での支援（第 4 報）―ライフサイクルを通した支援の指針―，小児保健研究，66（6），p.779-788，2007.〕

大人として対等の存在としてつき合っていくように変化していく。しかし、障がいをもった子どもの両親は、いつまでも自分が手をかけるべき子どもとしての存在が変化せずに、全精力を注いで役割を果たそうとし続ける。しかし、それは時間の経過とともにどこかに無理が生じ、家族が破たんする可能性もある。だからこそ、支援を受けながら子育てをすることを、あたり前にすることが必要である。

　佐鹿[20]は、障がいのある子どもと親の 10 の危機的時期・状況を提示し、このいずれの時期にも多大な課題があり、多職種によるチームアプローチが必要であると述べている。また、親が障がいのある子どもを受容していく過程にかかわる要因について、「わが子の受容」「家族の問題の受容」「親自身の人生の受容」「社会受容」の 4 つを挙げている（図 6-1）。そして、10 の指針を提示し、その中でこの 4 つの要因についてアセスメントし、課題を分析し支援することを述べている[21]。これらのことから、重症心身障がい児・者の支援は、重層的支援システムにすることが必要といわれている[22]。1 つは、多数の支援機関と多職種が連携する支援総体の横の重層化支援である。はじめは点と点のつながりを線にし、面にしてつなげていく支援であり、一つの施設が丸抱えするのではなく、地域全体で支援する体制とするものである。2 つ目として、高度専門機関が、日常支援機関をバックアップする支援機能を重層化する支援がある。つまり、1 つ目でつくった面の支援体制を重層化するもので、1 次機能であるかかりつけ医、2 次機能である救急対応可能な中核病院、3 次機能である高度専門機関のネットワークにあたる。3 つ目は、年齢ごとに支援体制を更新しライフステージを引き継いでいく縦の支援体制である。このように、家族が社会の中で孤立しないように支援体制をつくり、サポートしていくことが大切となる。

　これらのことより、家族が自分たちのペースで子育てを楽しむことができるように、そして子どもが成長とともに家族の手を離れ、一人の人間として自分なりの人生を生きることができるように、息の長い支援を行っていきたい。

引用文献

1) 公益財団法人母子衛生研究会編集：母子保健の主なる統計，母子保健事業団，p.46，2017.
2) 前田浩利：総論 小児在宅医療の現状と問題点の共有，平成27年度 小児等在宅医療地域コア人材養成講習会，p.31，2015.
   https://www.mhlw.go.jp/file/06-Seisakujouhou-10800000-Iseikyoku/0000114482.pdf（2019.08.20 最終閲覧）
3) 荒木奈緒：異常を診断された胎児と生きる妊婦の経験，日本看護科学会誌，31（2），p.3-12，2011.
4) 上條陽子：妊娠中期以降に胎児異常を診断された妊産婦の体験―妊娠中から分娩後1か月までの継続ケアを通して―，日本助産学会誌，17（2），p.16-26，2003.
5) 馬場恵子，泊祐子，古株ひろみ：医療的ケアが必要な子どもを持つ養育者が在宅療養を受け入れるプロセス，日本小児看護学会誌，22（1），p.72-79，2013.
6) 杉本裕子，松倉とよ美，村田敦子ほか：超重症児を持つ母親のNICU退院から小児専門病院受診に至るまでの経験，人間看護学研究，16，p.9-17，2018.
7) 橘ゆり，鈴木ひろ子：医療的ケアを必要とする子どもの在宅生活を継続している母親の思い―在宅生活へ移行後1年半未満の子どもの母親に焦点を当てて―，日本小児看護学会誌，26，p.45-50，2017.
8) 柏木惠子：父親の発達心理学―父性の現在とその周辺，川島書店，p.316-317，1993.
9) 下野純平，遠藤芳子，武田淳子：在宅重症心身障碍児の父親が父親役割を遂行するための調整過程，日本小児看護学会誌，22（2），p.1-8，2013.
10) 泊祐子：病児のほかにきょうだいのいる家族への看護，家族看護，6（1），p.76-81，2008.
11) 中澤真由美，五島敦子：病気や障害のある子どものきょうだいへのサポート，小児看護，41（8），p.1048，2018.
12) 笠井聡子：重症心身障害児・者のきょうだい体験―ライフストーリーの語りから―，保健師ジャーナル，69（6），p.454-461，2013.
13) 泊祐子：夫婦関係の親密性，新版小児看護叢書3 発達に障害のある子どもの看護，及川郁子監修，p.106，メヂカルフレンド社，2005.
14) 日本新生児成育医学会：重篤な疾患を持つ新生児の家族と医療スタッフの話し合いのガイドライン
   http://jsnhd.or.jp/pdf/guideline.pdf（2019.08.20 最終閲覧）
15) 平塚志保，玉井真理子：重篤な疾患を持つ子どもの父母への支援，周産期医学，38（5），p.578，2008.
16) 田村正徳，玉井真理子編著：新生児の医療現場の生命倫理―「話し合いのガイドライン」をめぐって，メディカ出版，p.v，2005.
17) 公益社団法人日本重症心身障害福祉協会：在宅重症心身障がい児者支援者育成研修テキスト，p.106，2015.
   http://www.zyuusin1512.or.jp/%E5%9C%A8%E5%AE%85%E9%87%8D%E7%97%87%E5%BF%83%E8%BA%AB%E9%9A%9C%E5%AE%B3%E5%85%90%E8%80%85%E6%94%AF%E6%8F%B4%E8%80%85%E8%82%B2%E6%88%90%E7%A0%94%E4%BF%AE%E3%83%86%E3%82%AD%E3%82%B9%E3%83%88.pdf（2019.08.20 最終閲覧）
18) 前掲書7），p.100-102.
19) 前掲書7），p.104-106.
20) 佐鹿孝子，平山宗弘：親が障害のある我が子を受容していく過程での支援―障害児通所施設に来所した乳幼児と親へのかかわりを通して―，小児保健研究，61（5），p.677-685，2002.
21) 佐鹿孝子：親が障害のある我が子を受容していく過程での支援（第4報）―ライフサイクルを通した支援の指針―，小児保健研究，66（5），p.779-788，2007.
22) 前掲書7），p.110-112.

参考文献

● 及川郁子監修：新版小児看護叢書3 発達に障害のある子どもの看護，メヂカルフレンド社，2005.
● 東野裕子，林美希，岩本玲子ほか：胎児疾患の診断を受けた夫婦の妊娠期の体験―夫婦のライフストーリーより体験の意味付けに焦点を当てて―，第48回日本看護学会ヘルスプロモーション，2018.
● 倉田慶子：在宅小児と家族を取り巻く現状と課題，小児看護，41（8），p.902-910，2018.
● 玄順烈：重症心身障碍児を持つ父親の親としての意識―長期入院している子どもについての語りから―，日本小児看護学会誌，20（3），p.36-42，2011.
● 竹村淳子，泊祐子：幼児期の障害児を持つ父親の養育行動獲得プロセス，家族看護学研究12（1），p.2-10，2006.
● 小宮山博美，宮谷恵，小出美美子ほか：親から見た在宅重症心身障碍児のきょうだいに関する困りごととその対応，日本小児看護学会誌，17（2），p.45-52，2008.

第 7 章

救急医療・集中治療の場における家族への看護

［対象の理解］
救急医療・集中治療の場における家族の理解

この章では、突然の事故や発症、慢性疾患の急性増悪などで呼吸、循環、代謝などの急性機能不全状態に陥ったり、あるいはその可能性が高いために、救命救急センターや集中治療室に収容された患者をもつ家族に対する援助を考えてみたい。

家族成員の危機状況

救急医療・集中治療の場で出会う家族の特徴は、何といっても突然の出来事に各家族成員が激しく混乱し、深刻な危機に陥りやすいことにある。各家族成員が危機に陥りやすい要因としては、以下のようなものが挙げられる。

1 危機状況に陥りやすい要因

（1）出来事に対する予測や準備がないこと

患者の発症や急変、事故は家族にとってみればまさに青天の霹靂であり、何の準備も予測もないままに現実に直面し、対処せざるを得ない状況におかれる。同じストレスであっても何らかの予測の上に出来事を体験する場合と比べ、家族はより深刻な危機状態を招く。例えば、終末期患者をもつ家族成員も多くの場合危機を体験するが、予測がないという点において、救急場面の家族の危機は、たとえ一時的にせよ急激でかつ深刻である。

（2）患者の死が想起させられること

一般に救命救急センターや集中治療室は、「重症の患者が入る」というイメージがあり、患者が救命救急センター等に収容されたという連絡を受けたその瞬間から、家族は「患者がもしや死ぬのではないか」という強い不安や恐怖に襲われることが多い。人が体験するストレスの中でも、家族成員の死は、最も強いストレスだと言われているが、患者の急変の連絡を受け病院に向かうまでのごく初期の段階では、家族成員が各々、詳しい情報が得られないままに患者の死さえ想起させるような恐怖を抱きながら過ごすこととなる。したがって看護者が家族成員と出会う最初の場面では、ほとんどの家族成員が深刻な情緒的危機状態にあると考えられる。

（3）情報が十分に得られないこと

患者の急変や受傷の場に家族の誰も居合わせなかった場合、救急隊や病院の職員からの連絡で患者の急変を知ることになる。そして、その際家族に与えられる情報は患

者が急変した事実と病院の所在地程度で非常に限られたものである。また、他の医療機関から転送される場合にも、「詳しいことは検査をしてみなければわからない」と説明されることが多く、いったい患者に何が起こったのかさえ家族成員には理解することが困難な場合も多い。そして、家族が病院に駆けつけても、検査や処置が終わるまでの間、かなりの時間を十分な情報が得られないままに待たされる場合も少なくない。ましてやそのまま緊急手術が行われた場合などでは、家族の待ち時間は数時間にも及ぶことがある。患者の状況に関する情報が得られないことは、家族成員の不安や恐怖をいっそうかき立て情緒的危機を強める結果を招きやすいと言える。

2 家族成員の体験世界

　大切な人が突然救命救急センターや集中治療室に収容されるという出来事に直面した家族成員は、どのような体験世界の中に身をおくのだろうか。ここでは、家族成員が体験している内的な世界について考えてみたい。

（1）患者への強い思い

　患者が生命の維持さえ危ぶまれるような重篤な状況に陥ったり、身体に深い傷を負うという事実を目の当たりにした家族成員は、「かわいそう」「何とかしてやりたい」と感じ、自分の身を投げ出しても患者の苦境を救いたい、患者を守りたいという強い思いに駆られる。しかし現実には、自分が患者のためにしてやれることがあまりに少ないことを実感し、患者を守ってやれない自分の無力を見せつけられ、情けなさや悔しさ、もって行き場のない憤りが家族成員を打ちのめす。またこのような事態になったのは、自分が患者の健康状態の変化を早くキャッチしなかったからだ、こうなった責任は自分にあると自らを責めて奈落の底に突き落とされたような深い闇を体験する。これらはいずれも、患者への強い思いに駆り立てられた家族成員の心の動きだと考えられる。

（2）希望と不安の交錯

　患者への強い思いに駆られている家族成員の最大のそして唯一の望みは、何といっても患者が回復に向かうことである。たとえ重い障がいを残すとしても、ひとまず命だけは助かってほしいというのが初期の家族の気持ちであろう。しかし、生命の危機と隣り合わせの重症救急患者は、状態が刻一刻と変化し、予後の確かな見通しは医療者にさえ困難なことも少なくない。家族成員は、このような不確かさの中で、限られた面会で垣間見る患者の様子と医療者からの説明に一喜一憂し、「絶対よくなる」という希望を抱く一方で、「もしかしたらダメかも……」という不安も頭の片隅をよぎり、気持ちが激しく揺れ動いている。

　このような状況で家族成員は、万が一のことを考えることがあまりに苦痛を伴うため、不安を押し殺すように、回復を信じるしかないし、信じようと心に決めるが、他の患者の死や急変などに出会うたびに不安がこみ上げ、やはり希望と不安の狭間を揺れ動く。

（3）医療者を信じ、従うしかないという気持ち

　患者と家族成員は、患者の入室直後から交流が断たれ、家族成員は、面会が許可されてはじめて自分の目で患者の存在を確かめることになるが、重症患者として医療機器につながれベッドに横たわる患者を目の当たりにしたとき、家族成員は、これが自分の夫や娘とは思えず、まるで別人であるかのような印象を抱くこともある。そして、患者はまさに生死の間をさまよっているのであり、素人の自分には何もできないことを思い知る。また、見たこともないような医療機器が所狭しと並べられ、ベッドの周囲を医療者が忙しく行き交う室内の雰囲気に圧倒され、家族成員は自分たちが完全に部外者で、なるべく医療者の目に触れぬよう、邪魔にならないよう振る舞わなければならないと感じることが多い。

　つまり家族成員は、自分たち家族が無力な存在であるがゆえに、医療者をより大きな存在と感じ、医療者を信じよう、信じて従う他に道はないという気持ちを抱く。これは、医療者に対する信頼感の源となる反面、家族成員が医療者の言動に疑問を感じた場合には、期待が大きいだけに強い不信感を生み出す結果をも招く。

（4）自分を鼓舞する気持ち

　患者の突然の発症や受傷によって、家族成員は強い衝撃を受け、激しく混乱する。しかしその一方で、大きな渦に巻き込まれ、心身ともにコントロールを失った状態から、何とか自分自身を取り戻そうという気持ちもわき上がってくる。特に、重症患者の場合には、治療に関する自己決定が困難なために、重大な決定が家族に委ねられることが多く、家族の中でも中心的役割を果たす家族成員に課せられる課題は大きい。このような状況で、家族成員は、「自分がしっかりしなければ」、「自分が今、頑張らなければ……」と自分で自分を鼓舞していく。これは、家族成員の対処の一つではあるが、不安を押し殺して何とか自分で対処しようと過度に身構えることによって、周囲からの支援が適切に受けられず、家族成員の心身の消耗を招くことも少なくない。

3　家族成員がたどる危機のプロセス

　家族成員がたどる危機のプロセスは、Fink の危機モデルを概念枠組みとして整理した場合、以下の4期に分けられると言われている[1]。しかしすべての家族が、この通りに危機状態を経過するわけではなく、実際には患者の病状の変化等により行きつ戻りつすることになるが、それぞれの期の特徴を理解することによって、思ってもみなかった家族の言動に出会っても、看護者が揺らぐことなく援助を継続することができる。

（1）衝撃の段階

　各家族成員は突然の出来事に圧倒され、心身ともに衝撃を受けてパニックに陥っている。何が何だかわからず頭が真っ白で、身体が震え、立っていることさえ困難なほどに緊張している状態である。この時期に観察される家族成員の言動としては、激しく泣き叫んだり、支離滅裂なことを口走ったり、あるいは落ち着きなく歩き回るなど動揺をストレートに身体全体で表現する場合もあれば、無表情でうなだれて立ちすくみ、何を言っても無言で反応しないなど、逆に行動が抑制されてしまう場合がある。

また、唇が乾き声がうわずって舌がもつれるなど内心は激しく動揺していても、過剰に冷静さを装っている場合もある。そしてこの時期には、心の動揺が、激しい身体症状として現れることも多く、その場に倒れこんでしまったり、腰が抜けたように歩けなくなったり、また呼吸困難や過呼吸が一時的に見られたりする。

（2）防御的退行

強烈なパニックの時期が過ぎても患者に生じている事態を現実的に受け止めることができず、どうしてこんな目に遭わなければならないのかといった行き場のない怒りや、自分はただ見ているしかできないという無力感に打ちひしがれる。防御的退行の段階は、あまりにも厳しい現実に遭遇し、何とか自分を取り戻そう保持しようと、各家族成員がさまざまな防衛機制を用いて自我を強固に守っている段階である。この防衛機制は、心のバランスを取り戻そうとする自然な心の仕組みであり、防衛機制がうまく働いたときには、心の安定を一時的に取り戻すことができる。しかし、その状態が過度に長引き、それによって家族成員の健康が阻害されたり、現実に立ち向かう努力や行動が妨げられる場合もある。

この時期に家族成員によって用いられる主な防衛機制には次のようなものがある。

❶逃避

現実から距離をおくことによって、自分の身を守ろうとする心の動きである。例えば、面会することをためらったり、面会してもモニターの波形ばかりを眺めていたり、また「私は素人だから聞いてもわかりませんから」と医師の説明を受けようとしないといった言動に見られる。

❷否認

現実を認めまいとする心の動きである。例えば、「どうしても信じられないんです」と述べたり、「ウソでしょ、夢を見ているとしか思えない」といった言動に見られる。

❸抑圧

受け入れがたい衝動や感情を、思考や意識から排除する心の動きである。例えば、不安を押し殺して「大丈夫です、頑張ります」などと語ったり、自分がしっかりしなければと夜中も一睡もしないで待ち続けるといった行動に見られる。

❹合理化

当面の内面的満足を得るために、不合理とも思える因果関係を受け入れる心の動きである。例えば、「これだけの大きな病院なんだから、絶対大丈夫ですよ」と述べたり、「うちの人は運がいいんだから大丈夫です」といった言動に見られる。

❺投影（射）

受け入れがたい衝動や感情を他者に移し替える心の動きである。例えば、「どうしてうちの人がこんな目に遭わなければならないのか」といった怒りを看護者に向けて、看護者を監視するかのように振る舞ったり、また他の家族成員に怒りを向けて、「おまえのせいでこうなった」などと激しく詰め寄るなどといった言動に見られる。

❻知性化

強すぎる衝動や感情をコントロールするために知的な理由づけをする心の動きである。例えば、「こうなってしまったんだから、運命なんだからしょうがないですよ」と述べたり、「いつかはみんな死ぬんだから」といった言動に見られる。

（3）承認の段階

　やがて家族成員は、さまざまな防衛機制を働かせてみても現実は変えられないことを悟り、現実に直面するようになる。この段階で患者の容態が回復に向かう場合には、「何か患者のためになることをしたい」と積極的な姿勢が見られるようになるが、患者が重篤な後遺症を残したり死が避けられない状況であることが確定的になる場合には、現実を吟味し始めることによって、家族成員は再び抑うつや強度の不安に襲われ、激しい情緒的な混乱を体験する。そして、再度安全が脅かされると、防御的退行の段階に逆戻りすることもある。そのような場合には、承認の段階と防御的退行を何度か繰り返しながら、やがて永久的な患者の変化を認知したあとの悲嘆や喪失のプロセスに入っていく。

（4）適応の段階

　危機の現実に直面するようになる承認の段階を経て、やがてより建設的・積極的に状況に対することのできる適応の時期を迎えると言われている。この段階では、新たな自己イメージや価値観が築かれ、不安も軽減する。しかし、患者が生命の危機状態におかれていることの多い救急医療・集中医療の場では、家族がこの適応の段階に至っていることは少ないと言える。

2 家族の危機

　これまで家族成員の危機状態やニーズについて考えてきたが、患者の突然の発症や事故により各家族成員が危機を体験することによって、家族全体もまた危機状態に陥る。ここでは、家族危機を、家族の従来の生活パターンが攪乱され、既存の対処様式や問題解決方法では平衡を維持できない状態と捉え、危機状況における家族機能について考えてみたい。

1 相互理解の低下

　前にも述べたように、特に患者の発症直後の段階においては、各家族成員が現実に圧倒され、それぞれが激しい衝撃を体験している。家族成員は、多かれ少なかれパニックに陥り、何も考えられない状況となる。そしてやがて衝撃の段階から防御的退行の段階に入ると言われているが、この時期においても家族成員は、厳しい現実から自己を守ることに精一杯で、他の家族成員の危機状態を察知することは自分自身の危機を強めることにもつながるため、他の家族成員の心情を思いやったり、自分たち家族にいったい何が起こっているのかの全体状況をつかむことは困難となりやすい。また、比較的お互いを思いやることができている家族も、患者の病状が長期にわたり不安定であったり、何度も生命の危機状態が繰り返されることにより、次第に家族成員それぞれの心身の疲労が蓄積し、相手を理解しようとする心の余裕が失われていく場合も多い。このような状況では、それぞれが相手のニーズをうまく感知できなくなり、家族全体が危機に陥っていく。

2 コミュニケーションの歪み

　各家族成員は危機を体験するプロセスにおいて、激しい怒りや恐れ、罪の意識に苛まれる。この怒りや悲しみ、罪の意識が家族成員間のコミュニケーションを歪めていくことがある。例えば、「なぜ自分の子どもが事故に遭わなければならなかったのか」というぶつけどころのない父親の怒りが、母親の罪の意識を刺激し、母親が夫は自分を責めていると曲解して新たな葛藤を生み出すといったことが生じる。お互いに危機状況にあるため、相手の表現している言葉の意味を冷静に考えることができず、傷つきやすい自我状態が感情的な反応を増幅させ、ストレスを累積させていく場合も多い。

3 リーダーシップ機能の低下

　家族が危機を回避したり、危機状態に対処する過程においては、家族内のリーダーシップ機能が重要な役割を果たす。例えば、患者がその家族においてキーパーソンの役割を担ってきたような家族では、一時的にせよリーダーを失って、家族のまとまりは失われていく。またたとえ患者がその家族のキーパーソンではない場合でも、いつもリーダー役を務めていた家族成員が危機状況にあり、日頃のリーダーシップ機能が発揮されない場合も多い。重症救急患者の家族には、治療や延命処置に関する多くの意思決定が迫られるが、患者自身の意思を確認することができず、家族にその決定を委ねられる場合が多い。ただでさえリーダーシップ機能の低下した家族が重大な意思決定を迫られることにより、家族の抱えるストレスがますます増大し、家族危機が繰り返されることがある。

3 家族の課題

　重症救急患者をもつ家族について、各家族成員と家族全体について考えてきたが、それらの理解を踏まえて、ここでは家族が達成すべき課題を明らかにしたい。
　Rolland[2]は、患者の病状が危機状態にある家族が成し遂げなければならない課題として以下の5つを挙げている。

1 人生、生活を圧倒するような病の体験の中に意味を見出すこと

　当初家族は、突然襲ってきた不幸に激しい衝撃を受け、混乱状態に陥るが、ただただ狼狽するばかりではその危機を乗り切ることはできない。深刻な危機にあるからこそ、家族内外の資源を適切に動員し、これ以上ストレスを累積させることなく対処に向かって歩み出さなくてはならない。そのためには、今家族に降りかかっている出来事を、単に脅威として恐れるばかりではなく、その出来事を何とか自分たち家族で処理可能となるように状況を再定義しなければならない。そのために行われるのが、病の体験の中に意味を見出すという作業である。
　例えば、面会に訪れる家族成員が、「神様が与えてくれた試練だと思って頑張るしかないです」、「あんまり働きすぎたから、休みなさいってことかも……」などと語ることがあるが、これは病に遭遇したという体験の中に、その家族なりの意味を見出して

いるサインと見ることができる。

2　病前の家族の同一性を失うことに対する悲嘆

　家族成員の誰かが生命の危機に瀕し、重い後遺症を残すかもしれないという出来事は、家族に、それまで長い時間をかけて培ってきた家族の生活を変化させることを要求する。例えば、患者である主婦が、毎日家族の食事をつくり、夕食時の家族の団らんに大きな役割を果たしてきた場合には、患者の発病や受傷によって、無意識のうちにも習慣化してきた「これがわが家の暮らし」と考えられたその大切な部分が失われることを意味する。自宅に帰れば、あたり前のように食事が用意され妻や母が迎えてくれた生活が一変し、病院から帰り、誰もいない部屋で自分で食事の用意をしなければならないという現実に出会ったときに、家族は、これまでごくあたり前だった家族の生活はもはやあたり前ではなくなったことを実感する。これはすなわち、家族の同一性の喪失を意味する。このことは、家族成員の誰かを失ったり、あるいは入院するという出来事に共通して見られる事柄ではあるが、何の予測もないままに突然患者が生命の危機に瀕し、重い後遺症を残すことが多い重症救急患者の家族では、家族の同一性の危機もまた突然訪れ、家族を混乱させる。

　この家族の同一性の喪失に対する悲嘆は、家族にとっては苦しみを伴う体験ではあるが、これ以降、家族が変化を受け入れ新たな家族の同一性を再獲得していくためには、家族が通らなければならない一里塚である。悲しむべきときに、必要なだけ悲しむことが大切であり、この悲嘆の体験を通して家族は成長を遂げていく。

3　過去と未来がつながっているという感覚を維持する一方で、永続的な変化を受け入れる位相へと変化すること

　面会に訪れた家族成員から、「事故に遭った日から自分たち家族の何もかもが変わってしまって、事故に遭うほんの2〜3日前の出来事も遠い日の夢のような気がする」という声を聞くことがよくある。これは、患者の発病や受傷を境に、家族の時間が止まってしまい、まるで過去と現在とが分断されてしまったかのような家族の感覚を物語っている。

　しかし、家族が過去の危機対処経験から学んだことを活かして現実の困難に対処していくためには、これまで家族が歩んできた歴史の中に現実の出来事を統合していくことが必要であり、過去と現在、そして未来を自分たち家族の一連のストーリーの中に位置づけていくことが求められる。少なくとも、自分たち家族がたどってきた過去と、現在おかれている状況とを家族が歩んできたプロセスの一環として認知できたときに、家族は未来にも目を向け、今後も訪れるであろう永続的な変化を受け入れる素地が生まれるのである。

4　短期間の危機をもちこたえ立ち直っていくために家族成員が協働すること

　患者の突然の発病・受傷によって家族全体が危機状態に陥ることはすでに述べたが、家族はただときの流れに身を任せて危機が去るのを待つというのではなく、家族成員が力を合わせて危機状況に対処しなければならない。具体的には、患者の回復に

向けて家族成員が結集すること、家族成員それぞれが危機状況にあることを理解し合い、お互いに支え合うこと、患者の発病や受傷によって生じる急激な生活上の変化に対応していくこと、必要に応じて家族外部の資源を活用することなどである。しかし、重症救急患者の家族では、衝撃が大きく家族成員個々が危機状況に陥るために、ときとしてお互いに相手の状況を思いやる余裕を失い、ささいな行き違いから葛藤が生じてますますストレスを累積させていく場合も多い。まずは家族成員が気持ちを共有し合い、家族のダイナミクスをうまく働かせて最初の危機状況を乗り切っていくことが家族に求められる。

5 将来のゴールに向けて家族の柔軟性を発達させること

　救命救急センターや集中治療室に収容された患者は、やがて一般病棟に転棟になり何らかの障がいを抱えたまま退院を迎えたり、あるいは死の転帰をとる者も少なくない。後遺症を残したまま退院する場合には、患者の障がいとともに歩む家族の生活を再構築することが求められ、また患者が死亡した場合には、患者を失った悲嘆のプロセスを経てやがて新たな生活の第一歩を踏み出さなければならない。いずれにしても救命救急センターや集中治療室で出会う家族は、将来の何らかのゴールに向けて今後大きく変化していくことが求められており、その変化のプロセスの入り口に立っていると考えることができる。そして、家族がその変化のプロセスを円滑に歩むためには、例えば患者が担っていた家庭内の役割やリーダーシップ機能を代替、補完したり、脆弱化した経済基盤の中で合理的な生活の仕方を身につけるといった柔軟性が求められる。重症救急患者の家族は、それぞれが危機のプロセスを歩みつつ、将来に向けて家族全体が柔軟に変化し適応していくという課題を有していると言える。

2 ［援助の実際］

1 援助の基本姿勢

1 家族と看護者の最初の出会いの場と援助関係の確立

　患者の突然の変化によっていかに家族成員・家族が深刻な危機的な状況に陥るかは繰り返し述べてきた通りであるが、実際家族成員から多く聞かれるのは、「患者の治療に全力を挙げてほしい」というメッセージで、自分たち家族に対する援助を求めてくることは少ない。これは、実際には倒れる寸前にあるほど心身ともに消耗していても、自分たちのニーズにさえ気づかぬほどに家族成員・家族が追い詰められていることを示すものであろう。このように、家族に対する援助の必要性は高いが、患者が救命救急センターや集中治療室に入室している期間は一般的に短いため、看護者はごく短期間のうちに家族との関係性を確立しなければならない。そのためにも、かかわりの早期の段階から家族援助の必要性を認識して、急を聞いて家族成員が駆けつけたならば、患者の様子を伝えるとともに、患者はもちろんのこと、家族自身に対する助力の意思をも伝える必要がある。

　救命救急センターや集中治療室に搬入された患者には、その後一般病棟に移り、退院後も訪問看護サービスを受けるなど、以降、長く看護サービスの対象となる人々が多く含まれている。救命救急センターや集中治療室での家族と看護者の最初の出会いが、その後の家族と看護者の関係にとって重要な意味をもち、また、不幸にして患者が死の転帰をとった場合にも、遺族の悲嘆のプロセスに、患者の生前に受けた家族援助が重要な役割を果たすと考えられる。このようなことからも、家族成員・家族が深刻な危機に陥っている最初の出会いの段階で、家族成員・家族との援助関係を確実に取り結ぶことが大切である。

2 看護者の言動が家族に与える影響の大きさを自覚しておく

　混乱の激しい家族成員・家族に対する看護者の基本的な役割は、脅威となるさまざまな出来事や条件から家族を可能な限り保護することである。そして、援助にあたっては、深刻な危機の中にある家族成員一人ひとりが外界の刺激に敏感になり、ストレスに対してきわめて脆弱になっていることを認識しておくことが重要である。つまり、非常に傷つきやすくなっている家族成員にとっては、医療者の存在を大きなものに感じるがゆえにそのかかわりいかんによっては、看護者の言動もまた一つのストレスになる。

例えば、救急医療の現場では、患者の生命を救うことに医療者の全神経が集中しており、極度の緊張感に包まれている。看護者ももちろん例外ではなく、その緊張感が、家族成員に最善を尽くしてもらっているという安心感を与えることもあるが、また逆に、看護者の緊張感が家族成員の不安をいっそう煽り、混乱を強化する場合もある。

看護者は、よい意味でも悪い意味でも、自らが発した言葉や態度が、家族成員・家族に多大な影響を与えることを十分自覚しておくことが重要である。

3 看護者の役割を認識し、限界を認めた上で最善を尽くす

救急医療の現場で働く看護者は、常に緊張状態におかれ、心理的ストレスにさらされていることはすでに述べた。そのため、看護者は、家族援助に対する心理的な負担感を抱きやすい。家族援助の必要性は感じていても、実際には十分な対応ができず、それが家族への負い目となって、いっそう家族への対応を回避してしまうといった悪循環が生じがちである。このような悪循環に陥らず、看護者自身が精神的な健康を保持しながら家族援助を進めるためには、看護者が自らの本来的な役割がどこにあるかを正しく認識し、現実的に可能な枠の範囲で最善の努力を積み重ねることが大切であろう。

具体的には、現在のわが国の高度医療システムにおける家族援助において看護者が中心的に果たさなければならないのは、脅威となる出来事にさらされている家族に温かな関心を寄せ、傍らに寄り添って安全を保障し、さらに深刻な危機状況に陥ることを防ぐ予防的な役割である。そのためには、まず、家族成員にできるだけ声をかけて情報を提供する、患者の回復を示すどんな小さな変化もともに喜ぶ、できるだけリラックスして快適に過ごせるよう、待合室の温度や湿度、採光に気を配るなどの配慮が大切であるが、これらはいずれも特殊な技能、特別な時間を必要とせず日常の業務の範囲の中で行えることであろう。

外部の刺激に対して敏感で傷つきやすくなっている家族成員に、第三者として強力に介入することは、それでなくても安定を欠きやすい家族をいっそう混乱させることになりかねない。その家族なりに態勢を整え、やがて現実に対処していく力を回復させていくことを信じて待つ姿勢が求められているのではないだろうか。多くの家族が求めているのは、強力な介入や操作ではなく、常に看護者が自分たちに関心を向けていてくれるというサポーティブな雰囲気である。家族成員・家族を何とか変化させようと意気込むのではなく、その現状をあるがままに認め、家族成員の気持ちの流れに寄り添っていく姿勢こそが大切であろう。

中には患者の突然の変化によって、家族成員が深刻な抑うつ状態を示したり、家族が重大な機能不全に陥る場合も見られ、これらの事例への対応も重要であるが、こうした事例への対応は、看護者が単独で対応するのではなく、精神科の医師やリエゾン精神看護師、家族支援専門看護師、ソーシャルワーカー等の多くの職種とチームで対応することが必須である。看護者には、危機状況におかれた家族の真のニーズを理解し、危機の進行を予防するという本来的な役割と、自らの限界を認識した上で最善を尽くし、それを越える問題には積極的に多くの資源を導入するといった態度が求められている。

4 個々の家族成員の状況を十分理解し、あるがままの姿を受け止める

　家族成員の誰かが突然発病、あるいは受傷し、しかも重篤であるという状況は、深刻な危機を招きやすいがゆえに、それまでの家族の関係性や培ってきた家族の力など、その家族のありようが最も端的に現れる出来事でもある。家族成員の言動から、患者に対する愛着がいかに強く、家族全体がいかに強く結ばれているかを肌で感じる場合もあるが、逆に、患者に対する否定的な感情が強く、家族としての絆がもはや存在しないのではないかと感じさせられる場合もある。特に患者が大量飲酒や行き倒れて運ばれてきたような場合には、病院からの連絡でさえ迷惑だという反応が返ってきて、看護者が戸惑う場合も多い。

　このような場合に看護者は、特定の家族成員・家族に対し「冷たい……」と否定的な感情を抱きがちになるが、相手を責めてみたところでそこからは何も生まれないばかりか、看護者の否定的な感情は必ず相手に伝わり、むしろ相手のストレスを強めてしまうことになりかねない。自分たちには伺い知れないような長い歴史が今の家族成員の言動を生み出してきたのであり、そのような態度をとらざるを得ない家族成員こそが内心強く苦悩していることを理解すべきであろう。

　看護者としては、そのような家族成員の言動に出会ったときには、決して相手を脅かすことなく、「今までいろいろとおつらいことが患者さんとの間でたくさんあったようですね……」と家族の事情に対する理解を示し、患者の治療・ケアに最善を尽くすという意思を誠意をもって伝えることが大切であろう。そして、一度の接触で即断するのではなく、何回か電話等で接触を試みながら頑なな家族の気持ちが解かれるのを見守り、今後患者の治療方針の決定等にどの程度の参画が可能なのか、決して押しつけにならないように留意しながら可能性を探っていくことが大切である。家族成員・家族が患者と自分たちの関係性を再度考える機会をもつということに意味があるのであり、結果的に患者を受け入れがたい気持ちが強く、家族に変化が見られないとしても、それはその家族のもつ限界としてありのままを受け止めていくことが大切である。

家族のニーズと援助

重症救急患者をもつ家族のニーズは、これまで多くの看護者によって明らかにされてきており、次のようなニーズがしばしば重要になると言われている[3]。

①質問に対し率直な回答を得ること
②患者の容態が悪くなる要因について知ること
③患者の経過、最終的な状態、回復のチャンスについて知らされること
④患者の容態が変化したときには自宅まで連絡をもらうこと
⑤理解しやすい説明を受けること
⑥1日に1回は情報を受け取ること
⑦希望をもつこと
⑧病院職員の患者に対するケアを信頼すること
⑨患者が最高のケアを受けているという保証を繰り返し得ること
⑩何度でも患者と面会すること

そして Leske[4] は、CCU や急性期にある患者をもつ家族に共通のニーズを、①保証、②患者の側にいること、③情報、④快適さ、⑤支持の5つに要約している。ここでは、この Leske の5つのニーズを中心に、必要な援助を述べる。

1 患者に最善を尽くすことを保証し希望を与える

(1) 患者への最善のケア提供の保証

数々の家族のニーズの中でも、患者に対する最善のケアの提供は、優先度の高いニーズの一つであろう。これによってはじめて家族成員との間に落ち着いたリラックスした雰囲気が確立し、お互いに信頼し共感的な関係性を生み出すことができる。看護者は、一生懸命ケアをしていればそれは自然に家族成員にも伝わるだろうというのではなく、伝えなければ伝わらないことを意識して、患者が今まさに誰よりも医療者の関心を集め、最高のケアを受けていると感じ取れるように、積極的にアプローチすることが求められる。特に意識のない患者をもつ家族の場合、患者から訴えることができないがゆえに、医療者から十分なケアを受けていないのではないかという不安も強い。また、回復が困難な状態になった場合に、家族成員は、医療者から患者が見捨てられるのではないかという不安を抱きがちである。看護者は、患者がどのような状態であっても、病状がどのように変化しようとも、一貫して患者に最高のケアを提供し続けていることを実感してもらえるように働きかけることが重要で、このような看護者のひたむきな姿が、家族成員・家族が最後まで希望を失わずに対処していく姿勢を支えることにもつながる。

具体的には、以下のようなアプローチが有効である。

❶前回の面会から現在までの患者の状態と行ったケアを伝える

面会の際には、前回の面会から現在に至るまで、患者がどのような状態で過ごし、どのようなケアを行ったか、そのときの反応を、看護者が患者を心から尊重している

気持ちが伝わるように家族成員に十分に説明することが大切である。面会時間が厳しく制限されている場合には、ときには写真やビデオでケアを受けている様子を撮影し、家族成員に見てもらうことも役に立つ。

❷看護者が行っているケアを実際に見てもらう

面会時には、患者とのプライベートな時間を過ごしたいというニーズがあるかどうかを見極めた上で、もしもそのようなニーズの優先度が高くないと判断されたならば、看護者が行うケアを実際に見てもらったり、家族成員が望めば患者のケアを一緒に行うことも、患者が看護者から最善のケアを受けていると実感できるチャンスとなる。

❸家族成員の視線で患者と患者を取り巻く状況がどう映るかに注意を払う

過度に敏感になることは、かえって家族とかかわることに対する緊張感を生むが、例えば枕の歪みやシーツの小さな染みにも、患者が医療者から放置されているのではないかという家族成員の不安が触発されることがある。看護者には、常に患者を取り巻く状況が家族にどう映るかを考えた細やかな配慮が求められる。

（2）希望を支える

患者の回復への希望を保持したいというニーズは、ほぼ例外なくすべての家族がもち合わせているものであろう。しかし、患者に著明な回復が見られない場合には、家族成員が焦り苛立ちをぶつけたり、諦めともとれる言葉が聞かれたりする。看護者は、家族成員の感情を当然の心の動きとして受け止めながら、希望をもって患者の回復へのサポートを継続できるように働きかける。そして、患者に回復の兆しが少しでも見られたときには、それを家族成員に伝え、喜びをともにする。

〈患者の死が避けられない状況における希望の保証〉

❶患者の死が避けられない場合にも希望は見出せることを理解する

家族の希望の保持に向けた援助は、死を免れ、患者が回復に向かっているときだけではなく、死が避けられないことがわかった後も重要であり、むしろ患者の死が迫りつつあるときにこそ、このような援助が求められる。そして看護者が、患者の死が避けられない状況に直面した家族の希望を保持する援助を行うためには、看護者自身が、家族が抱く希望の内容は変化しても、家族成員は何らかの希望を見出せる、見出していける存在であることを理解しておくことが必要であろう。

すなわち、患者の生存への希望が断たれたとしても、それは決して絶望を意味するものではなく、患者が残された日々を安楽に過ごすという希望や、家族や医療者に尊重され人間としての尊厳を保ちながら生を全うするという希望は残されているのである。また中には、患者の死後、臓器を提供することで、患者が生き続けること、そしてそのようなかたちで医学の発展に参画していくことに希望を見出す家族もある。患者の回復への望みが断たれたときの家族の嘆きは計り知れないが、家族はただ嘆くのみではなく、状況に応じた新しい希望を見出していく力をもっていることを看護者が信頼し、家族が苦悩の中に光を見出していくプロセスを見守る姿勢が大切である。

❷家族成員の言動から希望を見出そうとするサインを的確に捉え、肯定的にフィードバックする

具体的な援助としては、家族の苦悩や嘆きを十分受け止めた上で、家族が悲しみの渦中にありながらも、少しずつ「せめて〜してやりたい」などと現実に目が向き始めた

サインを捉え、その変化を肯定的にフィードバックして強化していくことが中心となる。つまり、家族の微妙な変化にいかに的確に応答していくかが重要である。看護者は、苦悩の中からも、患者のために何かできることはないかと考えそこに希望を見出していく家族成員の姿勢に心からの敬意を払い、その願いを共有し実現させていくパートナーとしてともにありたいという意思を確実に伝えていく。

❸一縷の望みを否定しない

なお、患者の救命への望みが断たれた後に、家族成員は他の新たな望みを見出そうと少しずつ変化していくが、その一方で、家族成員は最期の最期まで、奇跡が起きることを願い、一縷の望みを抱いていることが多い。家族成員は、この一縷の望みがあるがゆえに、逆に厳しい現実に何とか直面できているのであり、医療者からは実現の可能性のきわめて低い非現実的と思えるような望みであっても、それが今の家族成員を支えている限り全面的に否定すべきではないだろう。その内容がどのようなものであっても否定せず、家族成員が何らかの希望をもち続けることを常に保証していくことが大切である。

2 面会によって患者と家族成員の交流を促す

(1) 面会規則の検討

患者の病態が重篤で不安定であるがゆえに患者の側を離れがたく、「苦痛に一人で耐えているのはかわいそう」、「何もできなくてもせめて側にいたい」という家族成員のニーズは高い。また、多くの患者にとって、家族成員の面会が療養の大きな支えになることは言うまでもない。

しかし、患者の安静保持と感染予防のために、一回の面会時間や面会できる人の人数、年齢、そして面会頻度など面会の規制を厳しく設けている医療機関が多い。このうち、患者の安静保持については、患者と家族成員とのかかわりが、看護者のかかわりと比較して、特に患者の血液動態の安定性に変化を与えるものではなく、むしろ面会時間を短時間に制限したり早く訪室を切り上げることが、患者の血液動態に対してマイナスの反応をもたらすことが明らかにされており[5]、実際、患者と家族の相互作用は治療的効果を示すと言われている[6]。そして、感染防止に関しては、家族成員が外部から菌をもち込むよりも、医療従事者を介した感染の危険性のほうが高いと考えられるが、実際、面会者による感染のリスクがどの程度あるのかといった研究は少ない。

看護者には、面会のメリットとデメリットに関する根拠を医療従事者間で再検討し、患者を含む家族全体のセルフケア機能の向上という視点から面会規則の見直しを積極的に提案する役割が求められている。

(2) 面会を促す

家族成員の中には、患者に会いたい気持ちがあっても、面会することで本人を興奮させてしまってはいけないと考えたり、医療者の邪魔になってはいけないという気持ちから、面会を自ら制限していたり、会いたい気持ちと痛々しい患者の姿を目にすることを恐れる気持ちとの狭間で、なかなか面会に向けて一歩を踏み出せない場合がある。

家族成員が面会を躊躇する場合には、どのような認識や感情がそうさせているのかをアセスメントしながら、家族が誤解していたり医療者に気兼ねをしている場合には、それを是正するとともに、患者自身にとって面会がどれほど支えになるかを伝え、面会を促していく。また、家族成員が変化した患者の現実に直面することに恐れを抱いている場合には、面会を性急に求めて家族成員の防御機制を取り払うようなことは避け、面会する気持ちになったときにはいつでも応じる用意のあることを伝えて家族成員の気持ちの変化を見守ることが大切である。そして、少しずつ気持ちの変化が見られた場合には、家族成員が一歩踏み出せるように、軽く身体に触れながら患者のベッドサイドまで誘導するなどの配慮を行う。

（3）患者・家族成員の相互作用を促進する

　患者にとっての家族の面会の重要性は言うまでもないが、家族成員・家族にとっても、患者が生命の危機状態にありながらも、懸命に生きる努力を続けているその姿を実感することは、何ものにも代え難い支えとなる。また、患者の救命がもはや困難な場合にも、心臓の鼓動を続けている患者が身体で語りかけているものを家族が感知することは、貴重な看取りの体験となり、患者のよりよい生を全うさせるための方策を決定するプロセスや、患者の死後の悲嘆からの立ち直りに多大な影響を及ぼす。

　救急医療や集中治療の場では、限られた回数、時間であるからこそ特に、一回一回の面会の内容の充実をはかることが求められる。しかし、家族成員にとって、医療機器に囲まれ、重症患者が次々と運ばれてくる環境は脅威ともなり、患者、家族成員が心ゆくまで満足できる面会を果たすことは現実には難しい。看護者は、家族成員が入室すること自体に緊張を感じていることを理解し、できるだけリラックスした雰囲気で、患者と家族成員との交流が有効にはかられるよう援助する必要がある。具体的に以下のような援助が重要である。

❶家族成員のためのスペースを確保する

　まず、家族成員が安心して患者の元に居続けられるようなスペースを確保することが必要となる。患者のベッドサイドには、点滴やモニター、人工呼吸器、あるいは透析機器などが所狭しと置かれていることも多いが、家族成員が、それらの機器の外側から遠巻きにして患者を眺めるといったことのないよう、まずはベッドの脇に、家族成員の座る椅子を用意し、家族成員が低い視線から患者に語りかけ、いつでも顔や手など、患者の身体に触れることができるような条件を整える。

❷患者へのタッチングや声かけを促す

　家族成員が、患者に装着されている各種ライン類やモニター、人工呼吸器等に圧倒され、自分がどう振る舞ったらよいか途方に暮れてしまうことがないよう、看護者が患者に声をかけたり手足をさするところを家族成員に見せ、ときには家族成員に手を添えて患者とのタッチングを促していくことも必要となる。特に患者に意識がない場合には、何の反応もないことで家族は絶望的な気持ちに追い込まれていくことも多いが、患者の胸に家族成員の手を当てたり、心音を聞かせるなどして、外界の刺激に対して明らかな反応を返すことはできなくても、今まさに患者の心臓の鼓動は絶え間なく繰り返されており、患者が生きようとしていることを実感してもらうことが必要である。そして、たとえ話しかけても身体に触れても何の反応もないように感じられて

も、患者は反応できないだけで聴覚等は保たれている可能性もあることを伝え、家族が語りかけたり肌に触れること、好きな音楽を聞かせることの意義を伝えていく。そして、家族成員が望めば、清拭や足浴等の清潔ケアをともに行うことも、家族成員と患者の交流を促すことにつながる。

❸プライバシーが守れるよう配慮する

家族が周囲を気にせずに、患者に語りかけたり身体に触れたりすることができるよう、個室利用が困難な場合にもカーテンや間仕切りを活用して、ひとときでもプライバシーを守れるような配慮を行う。そして、患者が自宅で使用していたバスタオルや寝衣、あるいは家族の写真等の私物のもち込みを認めることも、患者と家族成員のプライベートな感覚を演出する上で役立つ。

3 十分な情報提供により病状や治療に関する理解を促す

（1）入室当初の情報提供

特に救命救急センターや集中治療室への入室当初には、家族成員は患者の状況に関する情報を得にくく、それが不安や恐怖をいっそうかき立て情緒的危機を強める結果を招きやすいことはすでに述べた。患者の急変を知り、駆けつけた家族成員の情緒的危機を回避するためには、できるだけ早く、患者に関する情報を提供することがきわめて重要である。

❶現状においてわかっていることをその都度知らせる

具体的には、処置や検査の最中で、医療者自身が患者の病状について十分な情報をもち合わせていない段階であっても、「こういう状況なので、このような処置や検査に全力をあげています」と家族成員に告げることは、家族成員の極度の不安を軽減することに役立つ。そして、できるだけ早く主治医からの病状説明の機会を設定するとともに、それ以降も、何の情報もないままに長時間家族成員を待機させることのないよう、患者に特別な変化が見られない場合にも、「今現在、変化はない」という情報を積極的に伝えていくことが望まれる。

❷現在行われている救命への努力を伝えることで生命予後に関する不安に応える

なお、入室初期の段階では、家族成員には患者の生命予後について知りたいというニーズが最も高い。「主人は大丈夫ですか？　助かるでしょうか？」と問われても、その質問に看護者が単独で責任をもって答えることは困難であろう。このような場合に看護者は、家族成員の言葉を、先行きの不確かさに耐えられず藁にもすがりたい気持ちの現れであると理解し、まずは「何といってもそれが今、いちばんご心配ですよね」と十分に受け止めることが必要である。その上で、生命予後については、主治医を含めて話し合う機会の設定を保証するとともに、看護者の立場から、今現在、患者の救命をはかるために、自分たちがどのようなケアを続けているのかを誠実に伝えていくことが大切であろう。家族成員の認識を、将来ではなく今現在実際に行われている医療者の努力に焦点づけることは、「先のことを考えたところで仕方がない。今、目の前にある問題をクリアしていくことが大切」というメッセージにつながり、これにより家族成員の先行きの不確かさに耐える力を支えることができる。

（2）医療者と家族とのコミュニケーションギャップの回避

　突然の出来事に遭遇した家族成員は、精神的な動揺が激しいがゆえにときとして冷静な判断力を失い、認知に歪みが生じる可能性も高い。しかし一方で、患者が生命の危機にさらされている救急医療や集中治療の場では、がんの告知のように、患者・家族の状況を十分にアセスメントして慎重に対応する時間的余裕はなく、刻一刻と変化する患者の容態を、よい兆候も悪い兆候も正確にありのまま家族に伝えていくことが求められる。家族側の条件が必ずしも整わないうちに、ときとして心理的苦痛を伴う、しかも日々変化する情報を伝えなければならないことに、重症患者をもつ家族へのインフォームド・コンセントの難しさがある。

　実際、医療者が伝えたと思っていた内容が実際にはほとんど頭に入っていなかったり、理解はできても心理的にそれを受け入れることができずにいたり、あるいは日々変化する情報が未消化なまま家族の混乱を招き、大きな誤解を生じている場合も少なくない。医療者と家族が患者の回復に向けて協働していくことが特に重要となるが、ひとたび家族が医療者とのコミュニケーションギャップを感じると、患者が生命の危機状態にあり医療者に対する期待が大きいだけに強い不信感を生み出す結果をも招きやすい。そして家族成員の誤った状況認識は、家族成員の、そして家族の適切な対処を妨げる要因ともなるため、家族成員の認知を助け、医療者とのコミュニケーションギャップを回避する働きかけが重要となる。具体的には、以下のような役割が重要である。

❶いつ、誰に、どのような段階を踏んで病状説明を行うかを判断する情報を、医療チームに提供する

　患者を含む家族が、現在直面している健康問題に対する理解を深め、納得のいく治療やケアを自ら選択していくためには、どのような情報を伝えるかといった内容もさることながら、どのように情報を伝えるかといったプロセスが重要である。例えば、患者の救命がもはや困難であり、家族に延命治療の方法を選択してもらわなければならないといった状況は、家族に再び脅威を与え、危機を招きかねない厳しい現実である。しかし、同じ情報でも、家族が深刻な情緒的危機状態にあるときよりも、次第に現実を認識し始めたタイミングを捉えて伝えたほうが当然望ましい結果をもたらすことができる。また、患者との心理的な距離がきわめて近く状況に巻き込まれている家族成員だけではなく、ある程度状況に距離をおいて客観的に全体を見つめることのできる別居家族も含めて話すことによって、家族の危機を回避することが可能になる場合も多い。

　そして、一度の病状説明で重大な結果を結論として伝えるのではなく、不確かなことは不確かなままその都度現状を伝えプロセスを詳細に話すことは、家族の心の準備につながる。つまり、いつ、誰に、どのような段階を経て伝えるかによって、家族の受け止め方が大きく異なり、危機対処に大きな影響を与える。救急医療や集中治療の場では、患者の病状が逼迫しており、家族の状況を考慮に入れる余裕のない場合も少なくないが、可能な限り家族の条件を考慮するきめ細かな配慮が求められる。面会等で各家族成員と接する機会の多い看護者は、それぞれの家族成員の心理状態の変化や家族内のダイナミクスを敏感に把握することができる立場にあり、自らが把握した情報を医療者に伝えて、家族の不要な動揺を避け最も成果が上がるよう、病状や治療に

関する説明をコーディネートする役割を有している。

❷病状説明の場で質問を促し家族との相互交流を実現させる

　当然のことながら主治医からの病状や治療の説明の席に同席し、どのような説明がなされたのかを把握しなければならない。そして、「この程度の内容ならば理解が得られるだろう」という思い込みから医療者側が一方的に情報提供するといったことのないよう、個々の家族成員の反応を詳細に観察し、リラックスした雰囲気をつくり出しながら家族成員からの質問を積極的に促し、医療者と家族との相互交流を実現させていく。家族成員の質問を促していくことは、「おまかせします」といった医療者に主導権を預ける姿勢から、患者・家族が医療者を主体的に活用する姿勢へと方向づけるためにもきわめて重要である。

❸家族の理解の現状を確認し、それを妨げている要因を明らかにする

　病状や治療に関する説明の後で、改めて家族成員が医師からの説明をどう受け止めたのかを確認し、何が明らかになり、何が疑問のまま残されているのかをともに整理していく。具体的には、病状や治療に関する主治医からの説明に応じて、諸検査の結果と現在の病状、今後の予測、そして、現在の治療の目標および行われている治療の内容、回復や症状を抑える可能性、また、危険性や合併症の可能性、治療のメリットとデメリット、他の代替治療の有無とその内容、積極的な治療はしないという選択肢とその場合に予測される経過、入院期間や費用等について、家族がどのように認識しているのかを問いかけながら理解状況を確認していく。そして、家族成員の理解や納得が十分得られていない場合には、それを妨げていると考えられる要因をともに明らかにしていく。

❹家族が理解可能な説明の方法を工夫する

　具体的に主治医から説明されたどの事柄について、なぜ理解や納得が困難だったのかを明らかにしたならば、その要因に応じて個々の家族成員に適合した方法を看護者の立場で工夫し試みる。例えば、使われた言葉が難しいと感じていたり、明確にイメージ化できなかった場合には、説明された内容を、家族成員が日頃使い慣れている言葉で、日常生活の中でなじみのある現象に置き換えながら再度説明を試みることが大切である。

❺目標と課題を確認する

　家族成員の病状や治療に関する理解が医療者と家族との協働活動を推進し、家族のセルフケア機能の向上に活かされるよう、説明された内容の理解のみにとどまらず、当面患者がどのような状態になることを目指すのか、現実的な目標と、その目標に到達するための医療者と家族の課題を確認する。例えば、脳出血で運ばれたある患者のケースでは、再出血を予防し、最良の状態で手術を迎えることが家族と医療者の共通の目標となり、そのために医療者は、患者の鎮静をはかるとともに脳の代謝を低下させ、血液中の酸素濃度を適切に保ったり、認知や判断能力が低下した患者の危険を守り心身の安定を保つことが課題となろう。そして家族にとっては、重症感を抱き身の回りのすべての活動を制限されている患者の不安を軽減し、励ましを与えるとともに、手術に備えて家族自身も体力を蓄え、患者の職場に理解を求めたり、経済的な見通しを立てることが課題となるだろう。

　また、患者が脳死状態に陥った場合には、患者らしい生を全うさせることが医療者

と家族の共通の目標となり、医療者には生ある限りケアに最善を尽くすことが、家族には、延命処置に関する意思決定を下すことが課題となることもあるだろう。

患者の現状や治療に関する情報提供は、家族の対処を促すことがその大きな目的である。看護者は単に理解を得るというだけではなく、それによって自分たちがどう行動すればよいのか、家族が自分たちの課題を導き出し明確化できるように支援する。

❻家族成員の心理的防衛機制を理解し、家族のペースを尊重する

危機状況にある家族成員が、さまざまな心理的防衛機制を用いて対処していくことはすでに述べたが、この中で用いられる逃避や否認、投影が患者の現状理解を妨げる方向に働くことがある。このような場合には、家族成員の現実を認めたくない気持ちをありのままに受け止め、大切な家族の一員が突然の病気や事故に見舞われた場合に、誰もが抱く当然の心理であると正常化（ノーマライジング）したり、それはむしろ家族の絆の強さを示す証でもあると別の枠組みで置き換えて理解を示す（リフレイミング）ことが必要である。

家族成員は、自分の感情が他者に受け入れられたという体験を積み重ねることによってはじめて厳しい現実に直面することができるのであり、看護者が何とか現実を認めさせようと説明を繰り返しても、自分のことを理解しようとしない看護者が脅威に映り、かえって心理的な防衛機制を強めて、家族成員と医療者とのコミュニケーションギャップを強化してしまうことにつながる。

患者と家族成員は、人生と生活を密度濃く分かち合っており、精神的な命を共有しているがゆえに、他人とは異質の喜び、悲しみ、怒り、憎しみの感情がある[7]。家族成員とのコミュニケーションギャップを回避するためには、まず看護者が、どれほど心を傾けてケアしたところで、第三者として患者や家族を見つめる自分には伺い知れない感情が家族成員には存在することを認め、むしろそれを前提に援助関係を発展させていくことが大切であろう。家族成員に、自分たち医療者と同じように現実を見ることを求めるのではなく、家族成員に今見えている世界を認め保証しながら、一方で客観的情報を提供することによって、結果的に家族成員自らが自分たちのペースで安心して自分の視野を広げていくのを待つ姿勢が重要である。

❼家族成員の情報を医療者にフィードバックする

看護者が家族成員とのかかわりの過程で把握した家族成員の心理状態や理解状況、伝えるべき内容のうち、不足していた情報を医療者に伝え、医療チームで共有することは、家族とのコミュニケーションギャップを回避し、それ以降の病状や治療の説明の質を高める上で必須である。また、このような情報の共有化を多くの事例で積み重ねていくことは、チーム全体の力量を向上させることにつながる。看護者は、行った病状や治療の説明に対する家族の反応を詳細に把握し、それを医療チームにフィードバックすることによって、チームの協働活動を推進する役割をも果たしていく。

4　家族の代理意思決定を支援する

意思決定支援は、あらゆる家族看護の領域において重要なテーマであるが、救急医療・集中治療の場においては、患者の意識が低下、または消失していることも多く、家族に治療や療養に関わる代理意思決定が求められることも少なくない。代理意思決定は、意思を表明することができない患者の権利をどのように擁護していくかという倫

理的な課題を内包し、また家族といえども、第三者の生命や人生に関する重大な決定を下すことによる負担を家族に強いるものであり、救急医療・集中治療の場においては、重要な家族看護のテーマである。

（1）適切な代理判断とは

　代理意思決定で重要なのは、家族や医療者が、自身の都合や価値観のみで判断せず、本人の意思の確認・推定を主軸として判断を下すことである。

　箕岡[8]は、厚生労働省「終末期医療の決定プロセスに関するガイドライン」に準拠し、適切な代理判断として、以下の点を挙げている。①まずは、患者本人の意思が最も反映される「事前指示書」が重要、②事前指示書がない場合には、「本人が意思表明できるとしたらどのような決定をするのだろうか」という、本人の意思の推定を適切に行う、③事前指示書がなく、かつ本人の意思の推定が難しい場合には、本人にとっての「最善の利益判断」、すなわち、「その人にとって何がいちばんよい方法か」を家族と医療者が一緒に考える。

（2）意思決定が困難になる要因と援助

　救急医療・集中治療の場など、患者がクリティカル期にある場合の家族の意思決定が困難になりやすい要因[9]として、ア．情緒的混乱の存在、イ．情報の不足、ウ．短時間での決定、エ．生命に関わる重責がある。代理意思決定を支援する援助としては、これらの要因を考慮する必要がある。

　具体的には、これまで述べてきたような情緒的支援に加え、家族に代理意思決定が委ねられる場面では、家族が、近い将来訪れるであろう患者の死、あるいは深刻な後遺症が残るという厳しい現状に直面し、急性の悲嘆反応を体験していることが少なくない。代理意思決定の促進には、家族の悲嘆作業への支援、すなわち、グリーフケアが重要となる。

　また、情報の不足に対しては、家族が患者の病状や治療に関わる選択肢をどのように理解しているのかを確認しつつ、情報をともに整理することが必要となる。そして、すべての情報を知るということではなく、「決定に必要な情報が得られているか」に焦点を当てて、不足情報の取得を支援することの重要性[9]が指摘されている。

　そして、短時間で決定せざるを得ないという困難さについては、短期間での家族介入として、家族と医療者が一堂に会して話し合う「家族カンファレンス」が試みられている[10]。

　さらには、家族の、患者の生命に関わる重責感を軽減し、代理意思決定を引き受ける姿勢への変化を促すためには、家族全体で意思決定役割を共有し、家族全体のコミットメントを促進すること、そして、医療者自身が、「キーパーソンにこだわらない」「意思決定は家族全体で取り組む作業である」ことを意識することが重要であると指摘[11]されている。

　代理意思決定は、家族への負担が大きく、不安や抑うつ症状を高めてPTSDのリスク要因となることが明らかになっているが、一方で、家族を意思決定プロセスに参画させることや、意思決定プロセスを支援することは家族の満足度を高めることもわかっている[11]。つまり代理意思決定は、家族にとって、プラスとマイナスの両面を有

する課題だと言える。看護者としては、家族が代理意思決定という困難な課題に取り組めるよう、家族の力を引き出し、家族の本心から話し合いを進め、医療者側の情報と家族のおかれている状況や考えを交換しながら、家族と医療者がともに納得して決定を下せるよう、意思決定に至るプロセスを支援していくことが重要となる。

（3）延命治療に関する代理意思決定支援の実際

救急医療や集中治療の場での延命治療に関する代理意思決定は、突然の出来事に混乱している家族が、患者の命に関わる重大な意思決定を、ごく限られた時間の中で下さなければならないという難しさがある。しかも、家族成員は日常とはかけ離れた慣れない環境におかれ、医療スタッフとは全くの初対面で関係性も築かれていないことが多い。こうした困難な状況の中でも、家族成員・医療者双方がともに納得できる意思決定を支援するために、看護師にはどのような役割が求められているのだろうか。

表7-1 は、救急医療や集中治療の場での延命治療に関する代理意思決定に看護師が果たす役割を示したものである。

まずは、家族成員が、「誰も相談する人がなくひとりで決めなければならない」という重圧を背負うことがないよう、看護師自らが支援の意思を示して家族成員と関係をつくり、医師と家族成員との架け橋になって家族と医師をつなげるなど、ともに意思決定を下すチームをつくる。すなわち医療・看護チームのチーム力を高める[12]役割が求められている。そして、前述したように、家族成員は急性の悲嘆反応を体験していることが多く、グリーフケアを意識した共感的なかかわりによって家族成員のつらい気持ちを和らげる支援が不可欠となる。そして、家族成員との対話を続けながら、病状や治療に関する説明を工夫し、患者の症状や治療に関する家族成員の理解、解釈を助けていく。

なお、意思決定にあたっては、「患者がもし話すことができたら、何を選択するだろうか」という患者本人の目線に立って検討することが代理意思決定の根幹となる。そのためには、事前指示書の有無や内容を問うだけではなく、限られた時間の中で、家族成員が患者の人生観や価値観を想起し、患者との無言の対話が交わせるような配慮や、「もしもお話しができたら、何とおっしゃると思われますか？」といった声かけも重要である。そして、家族の誰か一人に責任が集中することのないよう、家族内での情報の共有をはかるために複数の家族成員同席のもとでの面接を設定することも大切である。決断を下す家族成員は、自らの判断が非難されないかを気にかける一方で、同じ悲しみを抱えた他の家族成員と向き合えない[13]という複雑な心境にあるという報告もある。このようなことからも、家族成員が情報を分かち合い、意思決定に向かって協働するという、家族の協働および意思決定のプロセスへの参加を支援する役割は重要である。

このように、家族内での情報共有と十分な対話を支援していくが、家族内で意見が対立することも少なくない。そのような場合には、双方の意見を「それぞれが思う正当な判断」だとしてまずは受け止め、なぜそう判断するのか、双方の理由を尋ね、状況の理解に歪みがある場合にはそれを修正し、常に患者本人にとっての最善は何かを問いかけ対話を続けていく。このような、誰の意見も同じように取り上げ、考えるという姿勢は家族全員の納得を生み、徐々に一つの意見に収束されていくことが多い。

しかし、それでもなお、命に関わる重い決断については、家族ならではの迷いが生じる。このように家族成員に迷いがあり、決断を下すことができないでいる場合には、迷う気持ちを受け受け止めつつ、意思決定をともに担う者として、「もう十分に闘ってこられたので、ご本人も安心して逝きたいと思っていらっしゃるのではないでしょうか」などと看護師自身の個人的な考えも伝え家族の気持ちの後押しをする[13]こともときに必要となる。そして、家族成員は、意思決定を下した後に、後悔の念にかられたり、これでよかったのかと自問自答したり、さまざまな思いをもっている。このような家族成員の気持ちを受け止め、「家族は精一杯の決断をした」と医療者として決断を肯定する必要がある[14]。

　なお、延命治療の代理意思決定は、きわめて家族成員に与える心理的な負担が重いことから、同じ体験を有する家族同士の「分かち合い」や体験の振り返りを支援することも大切な支援である[13]。

5　健康を守りより快適に過ごせるような環境整備

（1）家族だけになれるプライベートな場の確保

　患者の突然の発症や事故に遭遇した家族成員の多くは、深刻な情緒的危機状態に陥り、家族にとって、家族の同一性が失われることに対する悲嘆のプロセスを歩むことが課題となることはすでに述べた。家族がこの課題を達成するためには、悲しみや怒りを押し殺して抑圧するのではなく、感情の赴くまま気持ちを表出し、さらには人目をはばかることなく、家族成員同士が、泣いたり、叫んだり、祈ったり、手を握り合ったり、抱きしめ合う体験が重要な意味をもつ。わが国では、人前で感情を露わにしたり、家族成員同士が感情をぶつけ合うことをよしとしない価値観が強いだけに、このような行為をごく自然に行えるようにするためには、家族だけになれるプライベートな場の確保が必要である。このような家族だけのプライベートな空間があれば、感情を表出し合うだけではなく、家族が情報を共有したり、今後の対処を話し合うことも自由にできる。

　諸外国では、家族の一員が生命の危機に直面した場合のファミリールームが病院内に確保されているが、わが国では、家族のグリーフワークをも視野に入れたハード面での配慮が非常に立ち遅れている。現段階で、個々の家族がプライベートに使用でき

表 7-1 延命治療に関する代理意思決定に看護師が果たす役割

①家族と医療者をつなぎチームをつくる
②家族成員のつらい気持ちを和らげる
③病状・治療に関する説明を工夫し、家族成員の理解や解釈を助ける
④家族成員が患者の意向を思いやることを促す
⑤家族内での情報共有と対話を促す
⑥意見の食い違いがみられた場合には双方の理由を聞き、患者本人にとって最善は何かを問いかけ対話を続ける
⑦迷う気持ちを受け止め家族成員の気持ちを後押しする
⑧家族の決断した選択を支持する
⑨意思決定に関与した体験の分かち合いを支援する

る部屋を常時確保することが困難であれば、医療スタッフがカンファレンス等で使用する部屋をその都度提供するなど、可能な範囲での努力を続けていくことが大切であろう。そして、将来的には、家族援助のための空間を病院内に確保し、家族援助が病院のシステムの中に位置づけられるよう働きかけていくことが求められている。

（2）家族成員の基本的ニーズを充足させる配慮

　家族成員が受ける心理的ストレスは、さまざまな身体的影響を及ぼし、それに加えて長時間の病院での待機が求められるなど、家族成員は身体的にも無理をせざるを得ない状況におかれる。このような中で、特に患者の入室当初には、家族成員は食欲が全くなかったり、いつ医師に呼ばれるか心配で食事のための時間も確保できないことが多く、睡眠のリズムも乱れがちになる。このように家族成員の健康や生活のリズムは大きく狂うことになるが、家族成員は、「自分が頑張るしかない」といった気持ちが強く、自分自身の健康が脅かされていることを問題だと認識できないことが多い。もしも家族成員に深刻な健康問題が発生すれば、家族のストレスは患者の問題だけでは済まされなくなり、さらに累積していくことになる。家族成員が問題であると認識しにくいだけに、家族成員の健康を守り、可能な限り快適に過ごせる条件整備への援助が重要である。

　具体的には、家族が待機している場の温度、湿度、換気、照明への配慮がきわめて大切である。また、長時間そこで過ごすことを考え、椅子の固さ等の快適性に考慮し、家族成員が、少しでも心を和ませリラックスして過ごすことができるよう、観葉植物を置いたり絵画を飾るといった配慮が求められる。そして、家族成員の最低限の食事と休息が確保できるように、病院内や近隣の食事場所に関する情報を提供し、待機場所にも湯茶の用意をすることや、夜間には寝具を貸し出すなども、家族成員の健康を守る上で重要な援助となる。

　なお、これら家族成員の健康を守る援助は、医療者側が提供するだけではなく、家族成員自身が自ら意識し実行できるよう、その重要性や気をつけて実行すべきことなどをパンフレットに示して提示することも有効である。

6 温かな関心を注ぎ必要なサービスにつなげる

（1）安心感と温かさの提供

　これまで繰り返し述べてきたように、危機状態にある家族に対する援助の基本を成すのは、あるがままの家族を理解し、傷つきやすくなっている家族に安心感や温かさを提供することである。多くの家族は、看護者の自分たちに寄せられた温かな関心と心からの励ましを感じ取ることによって、重大な機能不全に陥ることなく、厳しい現実を前にしてはいても何とかもちこたえる力を回復させていく。家族のもてる力を信頼し、家族の傍らで、家族の力が発揮されるよう温かく見守り続けることが、すなわち家族を支える中心となることを再度強調しておきたい。

（2）物語の聞き手になること

　家族を支える看護者の基本的な役割は、安心感と温かさを提供することにあるが、それは、看護者が一方的に与えるものではなく、家族が変化していくプロセスに確実

に応答していく相互作用の過程において具体的に示されるものである。すでに述べた通り、家族には衝撃的な出来事を体験したそのときから、家族の過去と現在、そして未来を一連の家族のストーリーの中に位置づけていくという課題が求められる。受け入れがたいこの現実を何とか引き受けていくためには、「彼女はこういう運命を背負って生きてきたんだ」、「自分たち家族は、こういう運命を背負って生きてきて、そして生きていくんだ」というその家族にとって納得できる物語をつくる必要に迫られる。たとえ時間が限られていたとしても、限られているからこそ、納得のいく物語をつくる方向で心を安定させなければならない[15]。多くの場合、家族成員が思い思いに物語を語りつつ、家族としての一つのストーリーがつくられていくのであろう。

そして看護者には、家族の求めを敏感にキャッチし、求めに応じていつでもその物語の聞き手となり、家族が一つのストーリーを次第に完成させていくプロセスを見守り、証人になるという役割を有している。現実から一歩踏み出すための家族のこの内的な作業を、看護者から「それでいいんだよ」と保証されることは、家族に前進への大きな力を与えることにつながる。看護者は、家族成員、そして家族が今どんなストーリーをつくりつつあるのかに関心を寄せ、求めに応じてその物語に耳を傾けることにより、家族の変化のプロセスを終始支え続けていく。

（3）あらゆるニーズの窓口となり、次のサービスにつなぐ

家族の一員の突然の変化は、家族成員の心身に重大な影響をもたらす。これまで述べてきたような援助を実施することによって、多くの家族は自ら歩み出していく力を発揮していくが、中には、怒りや投影などの防御的退行の段階が長引き、家族の現実的な対処を長期間妨げていたり、深刻な抑うつ状態に陥る場合もある。このような場合には、家族支援専門看護師、リエゾン精神看護師やカウンセラー、精神科医師に積極的にコンサルテーションを依頼し、適切な対応をはかることが求められる。

また、患者の健康問題は、経済的な問題をはじめ、家族の役割構造の変化などあらゆる影響を引き起こす。例えば、核家族の主婦が事故に遭って運ばれた場合など、その日から乳幼児である子どもの保育が困難となる。また、重介護を要する高齢者のいる家族では、介護者の入院によって介護の継続も困難な状況に追いつめられる。このような場合、別居家族も含めた協力とともに、積極的に社会資源を活用することが求められる。看護者には、家族全体のニーズを把握し、家族が問題を抱え込んで閉塞状態に追い込まれないよう、積極的に諸サービスを活用するよう促し、医療ソーシャルワーカー等に紹介して、確実なサービスの提供が受けられるよう援助することが求められる。

引用文献

1) 小島操子：看護における危機介入　改訂2版，金芳堂，p.50-64, 2004.

2) Rolland, J. S.：A Conceptual model of chronic and life—threatening illness and its impact on families, In C. S. Chilman, E. W. Nunnally, & F. M. Cox（Eds.）Chronic illness and disability；Families in trouble series, 2, Newbury Park, CA, Sage Publication, p.17-68, 1988.

3) Artinian. N. T.：Family Nursing in Medical—Surgical Setting, In Harmon Hanson, S. M. & Thalman Boyd, Family health care nursingtheory practice, and research, Philadelphia, F. A. Davis, p.269-300, 1997.

4) Leske, J. S.：Internal psychometric properties of the Critical Care Family Needs Inventory, Heart & Lung, 20,

p.236-344, 1991.

5) Titler, M. G., & Walsh, S. M：Visiting critically ill adults；strategies for practice, Critical Care Nursing Clinics of North America, 4, p.623-632, 1992.

6) Bruya, M. A.：Planned periods of rest in the intensive care unit；Nursing activities and intracranial pressure, Journal of Neurosurgical Nursing, 13, p.184-194, 1981.

7) 柳田邦男：犠牲　サクリファイス　わが息子・脳死の11日，文藝春秋，p.220，1995.

8) 箕岡真子：終末期における家族の意思決定を支援する，家族看護，12（2），p.10-13，2014.

9) 藤野崇：クリティカル期の家族の意思決定支援，家族看護学研究，20（2），p.149，2015.

10) 前掲書9），p.152.

11) 立野淳子：クリティカルケアにおいて家族の代理意思決定過程を支えるための取り組み，家族看護学研究，20（2），p.152，2015.

12) 吉田紀子，中村美鈴：クリティカルケア熟練看護師が見出した延命治療に関する家族の代理意思決定を支える看護実践，日本救急看護学会雑誌，16（2），p.1-10，2014.

13) 清水玲子，中村美鈴ほか：救急医療において延命治療の代理意思決定支援を行った家族の体験，関西国際大学研究紀要，19，p.45-55，2018.

14) 石塚紀美，井上智子：救命救急領域における家族の代理意思決定時の思いと看護支援の実態，日本クリティカルケア看護学会誌，11（3），p.11-23，2015.

15) 柳田邦男：「犠牲」への手紙，文藝春秋，p.151，1998.

参考文献

● 馬場亜希子ほか：救命救急センター入院中の患者家族への看護婦の関わり方―家族と看護婦の認識の比較，第27回日本看護学会集録，成人看護Ｉ，p.119-122，1996.

● 河野小百合ほか：集中治療を受けている患者の家族ニードの重要性と満足度―アンケート調査を試みて，第29回日本看護学会抄録集，成人看護Ｉ，p.9，1998.

● 安孫子智恵ほか：集中治療室入室患者の家族のニードを知る―Molterの重症患者家族ニードを用いて，第29回日本看護学会抄録集，成人看護Ｉ，p.10，1998.

● 石川仁美ほか：集中治療室入室患者のニーズに関する研究―Nancy. C. Molterの重症患者家族のニーズを用いて，第29回日本看護学会抄録集，成人看護Ｉ，p.11，1998.

● 緒方久美子ほか：ICU緊急入室患者の家族員が受け止める支援，第29回日本看護学会抄録集，成人看護Ｉ，p.12，1998.

● 日永田哲子ほか：緊急入院患者家族の情緒的危機に陥る要因と危機介入について，第29回日本看護学会抄録集，成人看護Ｉ，p.12，1998.

● 緒方久美子ほか：ICU緊急入室患者の家族員の情緒的反応と看護援助の在り方，第18回日本看護科学学会学術集会講演集，p.54-55，1998.

● Nancy. C. Molter：Need of relatives of critically ill patients；A descriptive study, 常塚弘美訳，重症患者の家族のニード―記述的研究，看護技術，30（8），p.137-143，1984.

● 堤邦彦ほか：救急医療における看護婦のストレスとストレスマネージメント，看護学雑誌，55（2），p.139-141，1991.

● ボブ・ライト：突然の死　そのとき医療スタッフは，若林正訳，医歯薬出版，2002.

● 山勢博彰編著：救急患者と家族のための心のケア　精神的援助の実際，メディカ出版，2005.

● 今岡真理，泊佑子：重症集中ケアにおける家族看護過程の特徴，家族看護学研究，12（3），p.125-132, 2007.

● 木元千奈美：救命救急センターに勤務する看護師の重度意識障害患者の家族への関わりの特性，家族看護学研究，19（2），2014.

● 山勢博彰：クリティカルケアでの家族看護の現状と課題，家族看護，10（1），p.10-18，2012.

● 福田和明：クリティカルケア領域における家族の捉え方・その特徴，家族看護，10(1)，p.19-26，2012.

● 山﨑ちひろ：クリティカル状況にある家族への理解，家族看護，10（1），p.433-439，2012.

● 宇都宮明美：クリティカル領域での代理意思決定支援，家族看護，10（1），p.40-47，2012.

● 立野淳子：クリティカル領域でのグリーフケア，家族看護，10（1），p.48-55，2012.

● 関根光枝：ポストクリティカル期における家族へのケア，家族看護，10（1），p.56-63，2012.

第 **8** 章

精神疾患をもつ患者の家族への看護

［対象の理解］

精神疾患をもつ患者の家族の理解

本項では、統合失調症をはじめとする経過が長期にわたる精神疾患をもつ患者の家族に対する看護について考えていきたい。

精神疾患をもつ患者の家族は、社会や自分自身の偏見に直面し、差別や孤立を体験して自尊心が低下する一方で、家族としての重い責任を日々感じている。まさに、苦境に立つ家族[1]である。しかし多くの家族は、長期にわたるケアに疲弊しながらも、精神疾患をもつ患者本人がよりよい人生を送ることができることを心から願い、世話を継続していく。ここでは、家族の一員が精神疾患を有することによって、家族がどのような影響を受け、何を支えに、どのようにしてさまざまな問題に対処していくのか、統合失調症を中心にして、精神疾患をもつ患者の家族の理解を深めていきたい。

1 家族の一員が精神疾患に罹患することによって家族成員が受ける影響

 ### 精神疾患をもつ患者の家族がおかれている状況

わが国の地域精神保健医療については、2004（平成16）年に策定された「精神保健医療福祉の改革ビジョン」において、「入院医療中心から地域生活中心」という理念が明確にされ、以来、「障害者自立支援法」（現「障害者総合支援法」）などの、さまざまな施策が打ち出されている。

実際、入院には、一時的な避難所や回復の場としてのメリットがある反面、患者に入院することによる不利をもたらし[2]、そして近年治療の進歩により、最も代表的な精神科疾患である統合失調症は、発病時、入院せずに外来で対処できるようになっている[3]。

厚生労働省が示した第5期障害福祉計画基本指針においては、「精神障害にも対応した地域包括ケアシステム」の構築が明記され、医療面はもとより、住まいや生活面、就労面などの多様な支援が一体的に提供される体制が目指されている。このようなケアシステムの整備によって、いかに不必要な入院を避け、長期入院患者の地域生活への移行と定着をはかっていくかが、現在のわが国の地域精神保健医療の重要な課題となっている。

さて、それではこうした状況の中で、精神障がい者の家族は、どのような状況に置かれているのだろうか。8年ぶりに行われた、公益社団法人全国精神保健福祉会連合会による「平成29年度日本財団助成事業　精神障がい者の自立した地域生活の推進と家族が安心して生活できるための効果的な家族支援等のあり方に関する全国調査」報

告書[4]からは、以下のような状況が浮かんでくる。

（1）本人・家族ともに高齢化が進む

　回答者3,113人のうち、70歳代が42.4%を占め、60歳代以上が占める割合は、86.2%であった。そして、患者本人の年齢は、45.3歳であり、8年前の前回調査に比べ、3歳程度上昇していた。こうしたことを背景に、相当数の家族が、自身の高齢化に伴う問題、特に「親亡き後」に強い不安を抱いていた。

（2）日常的にストレスを感じている

　うつなどの気分障害のスクリーニングテストである「K6テスト」の結果によれば、約7割（73.3%）の家族が日常的にストレスを感じていて、抑うつ状態である可能性が明らかとなった。

（3）本人の状態が悪化した場合の対応に心配や苦労を抱えている

　本人の状態が悪化して危機的な状況になったとき、「特に苦労や不安はなかった」と回答した家族は全体の8.5%に過ぎず、多くの家族が状態悪化時の対応に負担を感じていた。

　具体的には、「仕事を休んで対処しなければならないことがあった」、「本人がいつ問題を起こすかという恐怖心が強くなった」、「家族の精神状態・体調に不調が生じた」「家族の身体が危険にさらされると強く感じた」、「警察に通報せざるを得ない状況になった」「近隣とのトラブルが生じ、肩身の狭い思いをしたり、孤立感を覚えた」、「家族が精神科医療機関に相談しても、有効な支援が得られなかった」といった事柄であった。

（4）多くの家族は暴言、暴力を経験している

　本人の状態が悪化して危機的な状況となったときに、回答者の40.4%が言葉による精神的暴力を経験し、「身体的暴力」も39.0%が体験していた。

（5）病状悪化による危機状態において、同病者の訪問や24時間相談を求めている

　本人の病状悪化によって危機的な状況になった際に必要な支援として、「同じ病気をした人が、訪問して働きかける」（68.4%）、「どのように対応したらよいのか24時間相談に乗ってくれる」（51.4%）、本人との話し合いの場に同席し、対応を考えてくれる」（48.6%）

　「すぐに入院できるように搬送してくれること」（46.7%）といった回答が多かった。

　調査の自由記載欄には、「日常が患者中心に廻っている」「本人がイライラしたときになだめるのが大変」などという、本人の不安定さや家族の負担に関する記載が数多く認められている。

2　心理的影響

　精神疾患患者を抱える家族の一員は、強い不安や緊張、抑うつ、悲嘆、挫折感等の

ストレスを体験し、家族成員が抱える心理的な負担は深刻である。それはときに、精神症状にまで発展し、家族成員のニーズに応じたサービスを提供することは精神障がいの第1次予防の役割を果たす[5]と指摘されている。

一方、家族成員の中には、心理的な負担を感じながらも、「人間が生きていく上でいちばん大切なものが見えてきた」、「弱い立場の人たちの気持ちがわかるようになってやさしくなれた」、「自分自身が強くなれた」と、患者とのかかわりを通じてしか得られなかったであろう、大切なものを得ることができたと語る場合もある。看護者が、患者へのケアを通じて得ることのできるプラスの側面を理解しておくことは、家族成員のケアを価値づけ、苦悩のただ中にある家族成員の行く手を照らす意味できわめて重要である。

ここでは、上記のようなケアがもたらすプラスの側面を視野に入れつつ、家族への援助の際に中心的なテーマとなる家族成員の心理的な負担について考えていきたい。心理的な負担は、きわめて多彩で複雑な様相を呈するが、その主な内容としては、以下のようなものが挙げられる。

（1）心理的負担の内容

❶自責感

多くの家族成員は、病前の放任的、あるいは過保護・過干渉な養育態度が発病の原因であると感じたり、病気の重さに気がつかず精神科受診が遅れたことや、本人への不適切な対応によって病気が重くなったのではないかと自分を責め、自責感を抱いている。統合失調症は、身体的な疾患とは異なり、病気の本態を理解しにくいがゆえに、家族成員はなぜこのような状態になったのか、その原因を追求することで自分なりの回答を得ようとする。しかし結局のところ、その原因を自分に向けることでしか、納得のいく答えを見つけられず、家族成員は、「自分が患者を病気にした」という罪悪感を生涯背負い込むこともある。

一方、1950年代に、Fromm は、母親の性格上の欠陥や「悪い育て方」が、統合失調症の原因であるとし、「分裂病（統合失調症）をつくる母」という概念を提唱した。これは後に、統合失調症の子どもをもつどのような母親をも軽蔑するラベルとなり、家族を病的なものと見なす医療者の認識を強めた[6]。そして長い間、精神障がい者の家族は、病気をつくり出した「犯人」として医療従事者に認識され非難されてきた[7]。このような家族に対する医療者の認識が、家族成員の自責感を軽減するどころか、むしろ強化してきたと考えられる。

❷無力感

家族成員は、発病当初には、患者の幻覚や妄想・興奮等の陽性症状に激しく動揺し、一刻も早くこの悪夢を晴らし、別人になってしまったかのような患者をいつもの本人に戻してやらなければと焦る気持ちが非常に強い。そこで家族成員は、患者を説得したり、ときには叱ったり、また心を砕いて患者の話に聞き入る努力を払うなど、手探りで現状を脱出する努力を試みる。しかし、自分たちの接し方をいかに変えてみたところで、意図した変化はすぐには訪れず、家族成員は、深い無力感を抱くことになる。その後、急性期が過ぎ、活発な精神症状が見られなくなった後でも、家族成員は、患者の苦悩や生気が失われたような力無い姿を目の当たりにしながら、結局自分には患

者を助けることはできないのだと引き続き無力感にとらわれることが多い。そして、不幸にして再発を繰り返してしまうような場合には、家族成員はますますケア提供者としての自信を失い、いったい患者にどう接したらよいのか、自分が患者をかえって傷つけてしまうのではないかと恐れ、さらに無力感を強めていく。

❸孤立感

一般の市民には今なお精神障がいに対し根強い偏見があり、家族成員は、病気を周囲の人々に知られることによって、患者が疎外されつらい思いをするのではないかと恐れ、周囲の人々に病気を告げることをためらうことが多い。家族成員によっては、発病によって、「前を向いて表を歩けなくなった」と感じ、きょうだいや子どもの結婚等、将来の進路にも影響が及ぶことを恐れて、家族だけで抱え込んでいることもある。そして中には、他の家族成員にさえ病気を話せないでいる場合もある。また、精神障がい者をもつ苦悩は決して他人にはわかってもらえないという家族成員の強い思いも、病気を他者に話すことを躊躇させる。そして、その気持ちが高じて、「患者のことで指をさしたり文句は言わせない」と周囲に対し過度に防衛的・攻撃的な態度を示すこともある。

このような家族成員の姿勢は、当然のことながら周囲からの孤立をもたらす。自分だけで抱え込むことによっていっそう不安は高まるが、それを他者と共有できないことによって、孤立感はいっそう深まり、家族成員はますます周囲に対し心を閉ざすという悪循環に陥っていく。

❹疲弊感

多くの家族成員は、患者と自分の生のある限り続く、終わりのないケアを、「死ぬまで気が抜けない」と感じ、重荷を感じている。特に、患者の病状が悪化した場合には、家族成員も患者と一緒に興奮したり落ち込んだりして、心身ともに疲労感を覚える。そして、家族成員は、病状が比較的安定してからも、常に患者に気を遣い、壊れやすい患者の心を傷つけないようにしなければと常時緊張して接するために、精神的に消耗する。また特に、社会的逸脱行為がある場合には、家族成員は、患者を何とか監督しなければならないと感じ、休日もなく、夜間も安眠できないこともある。そして、何か事が起こった場合には、患者の安否の心配から始まり、周囲への後始末に奔走し消耗する。また、患者の攻撃性が高い場合には、孤立した環境で患者からの生々しい被害を体験する家族成員は恐怖感にも苦しむこととなる。そしてときには、患者を否認・排除したい衝動に駆られ、「自分の人生を患者に無茶苦茶にされた」と被害的な感情を抱いたり、患者に憎しみを感じることもある。

しかし一方で、「病気にしたのは自分のせい」という自責感も強く、患者を遠ざけたいと感じる自分自身を責めて、さらにいっそう深い精神的疲労の淵に沈む家族成員も少なくない。そして、患者のことがいつも頭に引っかかって心の底から笑うことができなくなってしまったと抑うつ感を抱く家族成員も多い。

そしてこのような疲弊感・負担感は、長年にわたり患者の世話をしている母親にとりわけ強いと言われている。発病初期の段階では、多くの母親は、患者との関係が発病前と同じ状態に戻ることを期待し、患者と密着・一体化して献身的に世話をする。しかし、再発を繰り返すことへの落胆や失望も大きく、次第に患者を遠ざけたい気持ちも大きくなる。しかし心理的な距離が離れても、実際に患者の世話をするのは母親で

あり、患者と物理的に密接した関係とならざるを得ない。心理的な距離と物理的な距離の差という強制的な状況が生じるために、母親の負担感や被犠牲感がさらに強まるものと考えられる[8]。

❺悲嘆

家族成員は、長引く経過の中で、患者の生活能力の低下や、「別人になってしまった」状態を見るにつけ、不憫を覚え、大切なものを失った悲しみを体験している。例えばある母親は、発病後20数年が経った今でも、町でベビーカーを押す若い夫婦を見かけるたびに、自分の娘は、子どもを産み育てることはおろか、恋愛することも仲間と他愛もないおしゃべりをして町を歩くこともおそらくできないだろうと、胸が締めつけられるような痛みを覚えると語っている。そして、このような悲嘆の感情は、疾病の理解や受容が困難であるが故にしばしば遷延化し[9]、例えば子どもを亡くした親に比べ、統合失調症患者の親の悲嘆のプロセスは、初期のレベルにとどまるという報告[10]もある。つまり、精神障がい者をもつ家族は、「慢性的な悲嘆」の中にあり、多くの場合、時間の経過とともに、軽減することはあっても、消滅することはない[11]。

（2）家族成員がたどる心理的プロセス

田上は、統合失調症患者をもつ親がたどる心理的なプロセスを、概ね以下のように整理している[8,12]。

❶第1段階：混乱期

患者の発病初期には、多くの家族成員が強い衝撃を受け、「ショックで、何がなんだかわからない」といった激しい情緒的混乱を体験する。支離滅裂なことを口走って、夜中に突然家を飛び出したかと思うと、何かに怯えるように部屋から一歩も出なくなるなど、理解できない行動を示す患者を説得したり叱ったりしているうちに、家族成員も一緒に興奮し、ときには泣き叫ぶなど激しく混乱する。いったい本人に何が起こったのか、自分がどう接し、何をしたらよいのか皆目見当がつかない。この時期の家族成員にとっては、まさに毎日が地獄のようにも感じられる。後に振り返って、「ただもう夢中だった」と回想されることも多く、この時期の家族成員は、過去からも未来からも切り離された世界に生きていると言える。

❷第2段階：過去を指向する時期

患者の発病前を振り返り、「元に戻る」期待が大きく、家族成員の心が過去を向いている段階である。家族は自責感に苦しみ、社会からも孤立していく。そして、患者が思った通りに回復せず、以前の患者とは違ってしまった現実を目の当たりにするにつけ、悲嘆の感情が強まる。

❸第3段階：現実に向かう時期

患者とも周囲の社会とも関係性が損なわれた状態から、関係性を取り戻そうと試行錯誤をする時期である。過去に向かっていた家族成員の関心は、目の前の現実の患者や周囲に向かう。これは家族成員が、過去から現在に至る時間の連続性を取り戻そうという試みでもある。

❹第4段階：未来を指向する時期

患者との関係性を回復して、患者とともに生きる新たな関係を築き、患者を含めて社会にかかわっていこうと未来を指向する段階である。過去へのこだわりが軽減し、

自責感や罪悪感の表出も少なくなる。諦めとともに、患者の現状に見合った期待をも抱くようになる。この段階に至ってはじめて、患者の受容が可能になると言える。

このような心理的プロセスは、常に段階的に進むわけではなく、行きつ戻りつしながら経過していく。そして、病気の経過が長期にわたっても、多くの家族は、第2、第3の段階にとどまることが多い。

3 身体的影響

家族成員が体験する激しい情緒的混乱や慢性的な悲嘆は、心理的な影響を与えるのみではなく、身体的にも家族成員の健康状態を脅かす。家族成員の中には、長期にわたる不眠や食欲不振、頭痛、胃の痛み、倦怠感等の症状を有する者も多く、家族自身が精神安定剤等を服用している場合も少なくない。また、在宅で患者の日常生活上の介護を行っている場合には、肩や腰の痛み、膝関節の障がい等も加わり、家族成員が高齢になるにしたがって健康に対する不安も大きくなる。また、患者が入院している場合にも、入院期間の長期化に伴う、親の高齢化が深刻な問題となっており、高齢の親自身に介護が必要な状態になっていることもまれではない。つまり、統合失調症をはじめとする精神障がい者をもつ家族は、精神障がいと身体的な健康障がいの両面において、ハイリスクグループであると言える。

2 家族成員と患者との関係性への影響

患者の発病によって、患者と家族成員の関係性もさまざまな影響を受ける。

1958年に、ブラウン（Brown, G.）[13]らが、統合失調症患者とその家族との関係性が患者の再入院率に影響を及ぼしたという研究結果を発表して以来、家族の関係性は、患者の病状に大きな影響を与える社会心理的環境として多くの研究者の注目を集めてきた。その後、患者の家族関係の一側面を、家族が患者に対して表出する感情によって把握する方法が確立され、家族の表出感情（Expressed Emotion：以下、EEとする）が統合失調症の予後に明らかな影響を及ぼしていることが明らかにされている。それは、世界各地で追試されているが、日本でも、大島、伊藤、三野らが、患者に対する批判や敵意、情緒的巻き込まれの度合いの高い高EEの家族は、低EEの家族に比べ、患者の再発率が有意に高いことを明らかにした[14-17]。

このようなEE研究は、患者の再発予防のためのさまざまな家族支援プログラムの開発を促してきた。しかし、家族支援プログラムは、患者の治療を中心に据えたものであり、家族それ自身のニーズに応えることが主たる目的ではない。したがってここでは、患者を中心にした高EE家族、低EE家族といった分類ではなく、患者と家族成員の関係性への影響を、できるだけあるがままに捉えることを試みたい。

統合失調症患者と家族成員との関係性は、言うまでもなく、その事例によってきわめて多様である。そして、同じ家族であっても、家族周期や患者の病状・生活能力の推移によっても変化していく。このようなことを前提にすると、統合失調症患者と家族成員との関係性への影響は概ね以下のように概括できる。

1　密着・一体化

　家族成員がしばしば、自分が患者を病気にしたのではないか、あるいは、病気を悪化させてしまったのではないかという自責感を抱くことはすでに述べた。そしてこの自責感がきわめて強く、病気を正しく認識することができない場合には、家族成員は、自分があたかも加害者であるかのように感じ、その償いのために、患者のすべての苦悩を一身に引き受け、あらゆる願いを叶えてやらなければならないといった自己犠牲的な気持ちが引き起こされる。そこで、患者の一挙手一投足に敏感になり、患者が表出するより前に患者が何を望んでいるのかをキャッチしようとし、ときには理不尽な患者の要求を過剰に受け入れるなど、献身的に患者に尽くすことになる。

　家族成員にとって患者は、もはや別個の人格を備えた個人ではなく、まるで自分の分身のようでもあり、密着・一体化が生まれる。そしてこの密着・一体化が強いと、患者を、「まるで天使のような子」、「私のお姫様」と賛美し理想化したり、「いつまでも赤ん坊で何もできないんです」と過小評価し、それは実際に、患者を一人にしておくことができず、家族成員自身が自分の外出を制限したり、患者の外出を制限することにつながる。この患者との密着・一体化は、家族成員の混乱が激しい発病の初期段階に見られることが多いが、逆に発病後の経過が長くなればなるほど、こうした傾向が強まる場合もある。

2　分離・排除化

　密着・一体化とは逆に、家族成員が患者を自分から切り離し、排除し、患者とのかかわりを回避しようとする関係性の変化もしばしば認められる。多くの家族成員が発病当初、患者に密着・一体化することはすでに述べたが、発病前の患者に戻ってほしいという期待が大きければ大きいほど、その期待が裏切られたときの失望も大きく、思い通りにならない患者に怒りや敵意を感じ、拒否的な感情がわき上がる。また、家族成員が日々の世話などに奮闘しても、「うるさい、殺してやる」などと患者から言われ、頑張っても頑張りがいがないという徒労感は、無意識のうちにも患者とかかわることに回避的な態度を生み出し、患者を排除する方向へと家族成員を向かわせる。しかし、家族成員は、患者を排除することに対する罪悪感も潜在するため、排除したいという気持ちと、家族だからこそ見捨ててはならないという気持ちの狭間で苦悩し、ますます患者に自然に接することができなくなり、患者との心理的な距離が遠ざかっていくという悪循環に陥ることもある。

　そして、このような苦悩から逃れるためにも、家族成員はしばしば、患者に対して無関心な態度を見せることがある。「もう、どうでもいい、なるようにしかならない」と運命に身を任せることで、患者にまつわる苦悩から解放されることを望んだり、無関心を装い、当たらず障らずの表面的なかかわりで、患者に対する自己の怒りや敵意、そして罪悪感が触発されないよう身を守ろうとする態度がよく見られる。これらは、患者に対する愛情と憎しみの間でこれ以上傷つくことを恐れる家族成員の対処の表れとも考えられる。

3 中立化

　これまで述べてきたように、患者と密着・一体化するのでも、分離・排除化するのでもなく、患者との適度の距離を保ちながら患者に関与していくという変化も見られる。その一つは、不用意に患者の内面に侵入することなく、かといって患者を遠巻きにして眺めるというのでもなく、患者の存在を心から尊重し、その場その場で患者に適切な心理社会的環境を提供できるよう、患者とかかわりながらともに存在するというあり方である。こうした家族成員の態度の根底には、患者に対する共感があり、病気という現実を直視しながらも、患者の残された能力に目を向け、患者の現状に適合した期待を維持しながら、患者とのかかわりを大切にするという特徴が見られる。このような家族成員の患者に対する共感を基盤とした中立的な関係性は、発病の初期の段階から形成されるものではなく、多くの場合、あるときは密着化したり、またあるときは逆に排除するというように、揺らぎを繰り返し、患者との距離のとり方を試行錯誤しながら徐々に獲得されていくものである。

　そしてもう一つの中立的な関係性は、患者との情緒的な交流は乏しいものの、あえて遠ざけるというのではなく、身内としての役割を淡々とこなしていくという関係性である。発病からの年月がたった事例に見られ、家族は、患者に対する期待を抱くことはほとんどなく、諦めて割り切ることによってその場その場に対処していくという特徴が見られる。

　なお、これまでに述べてきたような家族成員の患者に対する関係は、特徴的なものを述べたに過ぎず、実際にはきわめて複雑な様相を見せる。例えば、「もう、諦めています。できれば死んでくれたほうがいいですけれど」と、患者に対して拒否的で排除するような関係性を述べる一方で、目が覚めてから眠るまで患者のことを監視するかのような態度をとるなど密着した関係性が観察される場合もある。実際、患者との距離のとり方や関係性の築き方がわからず、家族成員自身が右往左往している場合も少なくない。援助にあたって看護者は、「共生的で密着した家族」、あるいは「拒否的で排除しようとする家族」などと、一側面のみで決めつけることなく、揺れ動く家族をありのままに理解することが大切である。

3 一単位としての家族に対する影響

　患者の発病によって、多くの家族は、かつて体験したことのないほどの深刻な危機に見舞われる。この危機を何とか乗り切るために、家族成員が互いに支え合い、協力し合ってお互いの絆をさらに強化していく家族もある。しかし、中には、「病気になったのは、母親の育て方が悪かったからだ」などと、病気の原因を相手に求めて攻撃したり、「父親が毅然とした態度で接せず、逃げてばかりいるから患者がますますダメになる」などと、他の家族成員の患者への対応を責め、お互いに反発し合っていく場合も多い。そして、例えば患者の両親に不和が生じると、患者のきょうだいにもその影響が現れ、あたかも夫婦の問題の身代わりになるようにさまざまな社会的不適応行動を起こしたり、両親のいずれにも固く心を閉ざしてしまうといった事態も生じる。そ

して、このような出来事が、夫婦のいっそうの葛藤を生み出し、患者の病状を不安定にするなど、循環的・円環的に家庭内に広がり、ついには家族が崩壊してしまう場合もある。このような、病気がもたらす家族内の関係性に対する影響は、慢性疾患一般に当てはまる事柄ではあるが、病気に対する理解が困難であり、患者の生活能力の障害が広範囲で長期にわたる統合失調症では、特に深刻化しやすいと言える。

そしてこれらの家庭内の葛藤は、家族成員間のコミュニケーションの歪みに負うところが大きい。Singer ら[18]は、統合失調症患者の家族においては、意味を共有するために必要な注意の焦点を基本的に共有すること、適切な人間関係の距離をとること、家族関係の実在性に対して信頼感を得ることなどの面で、コミュニケーションが障害されていることを明らかにしている。例えば、子どもの発病は母親の育て方に原因があると主張する父親は、子どもの発病に激しく混乱し、なぜ他人ではなくわが子が発病しなければならなかったのかと、その意味を自問自答しているのは母親と同様である。しかし父親は、発病の意味を見出す焦点を母親と共有することができず、これまでの家族の関係性を破壊し、不用意に他者の内的世界に侵入して相手を非難するという非建設的な形でしか自己の感情を表わすことができないこともある。

一方、自責感に苦しみ、患者のケアに孤軍奮闘している母親には、父親の表現の裏には実は自分と同じ苦しみがあることに気づく余裕もなく、父親のメッセージをそのまま受け取って、父親に対する憤りや憎悪を強めるという結果をもたらすことが多い。つまり、このような場合父親は、自己の感情と表現とが不一致なままメッセージを送っており、それが受け手によって修正される機会を与えられることもなく、言葉のみが一人歩きをして両者の間を駆けめぐるという現象が生じやすい。そして、ひとたび家族成員間に葛藤が生じると、「どうせ話してもわかってもらえない」、「結局イヤな気分にさせられるのなら言わないほうがいい」とますますコミュニケーションが乏しくなり、家族成員間で喜怒哀楽の感情や日々の悩み事を共有することが困難となる。なかには、面会に訪れてはいても、患者のことについては一切他の家族成員には話さず、家族内で患者の問題が隠蔽されていく場合もある。

4 家族の社会性に対する影響

多くの家族が、社会と自分自身の精神障がいに対する根強い偏見に苦しみ、孤立感を抱きがちであることはすでに述べた。実際、患者の問題を家族内だけで抱え込もうとする気持ちが強く働いて、家族だけではもはや対処できなくなった時点ではじめて他者に相談をもちかける場合も多い。家族成員の中には、他者の発言や文章の中に出てくる「精神病、狂気、異常、変わり者」などの表現にことのほか敏感になり、患者の問題を気づかれないよう、周囲に気を遣い、緊張し、神経をすり減らしている者も少なくない。そしてこのような人間関係のストレスを回避するため、家族成員には、なるべく人とのかかわりを縮小していこうとする傾向が見られる。

このように、家族はその社会性を縮小せざるを得ない状況におかれるが、家族の中には、やがて家族会等で胸襟を開いて語り合える仲間を見出し、むしろ積極的に他の家族を支える側に回るなど家族の社会性を発達させていく場合もある。滝沢[19]は、家

族が家族会と出会い、成長していく段階を以下のように述べている。

第 1 段階：大きな不安と驚き、怒りと絶望に襲われ、できれば患者のことは隠したまま
にしておこうと家族自体が閉鎖的な交際をしがちな時期
第 2 段階：家族会で同じ悩みをもっている人々と語り合い、心の底で思い詰めていたこ
とを吐き出して心が軽くなり、悩みが続いても気持ちが安定してくる時期
第 3 段階：他の家族のさまざまな工夫や努力を聞き、患者に対するかすかな希望をもっ
て、自分でもいろいろと試みる時期
第 4 段階：家族会の活動が生きがいになって、自分のためにだけ参加するのではなくな
る時期

5 家族の対処行動

　家族の一員が統合失調症に罹患することによって、個々の家族成員、そして家族は
実に多くの深刻な影響を受ける。そして、これらの影響に対し、家族成員、家族はさ
まざまな対処を試みている。岩崎[20]は、情動的負担に対し、家族は、さまざまな試行
錯誤を通して、患者に適切な心理社会的な環境を提供すべく、患者の話を受け止め、
患者の能力を活かし、外との接触を促すケアを試みていること、また、精神的支援を
動員し、自分の時間を確保し、また物事を肯定的に解釈することで自分自身をケアし、
自己の健康を維持するという対処を行っていることを明らかにしている。つまり家族
は、病気に関する知識や、医療者からの情報の不足により、試行錯誤を繰り返してケ
ア技術を習得せざるを得ない状況におかれ、半ば孤立無援の状況の中で、何とか自分
自身の健康状態を維持しながら努力を重ねていると言える。

6 家族の支え

　統合失調症患者をもつことによって、家族は多くのストレスを体験しながらも、長
期にわたる患者のケアを継続していく。例えば、「イエ」意識に縛られた義務感や世間
体も、あるときには家族の支えとなることもあるが、それらは積極的な意味で家族の
対処を動機づけることはできない。この家族の長い道のりを真に支えるものとしては、
以下のものが挙げられる。

1 患者に対する共感

　家族成員はときに、患者の世話に疲れ、すべてを投げ出したいような衝動に駆られ
ながらも、「いちばんつらく悔しい思いをしているのは本人」と患者の心情を汲み、共
感することで、ケアを継続していく。逆に、患者に共感できない場合には、不満や負
担感が増幅し、自分こそが犠牲者だという気持ちがわき上がり、ケアをはじめとする
患者にまつわる問題に対処し続けることが困難となる。実際、家族の患者への共感は、

患者への「高協力」を「高困難」に結びつけない主要な因子であることが明らかにされている[21]。

希望

発病初期は、「前の本人に戻る」希望を支えに、家族成員はケアを続けていく。しかし多くの家族成員は、次第に発病前の状態に戻ることが困難なことを認めざるを得ないことも少なくない。しかし、発病前の状態に戻ることが困難であっても、家族成員は絶望するわけではなく、「自分のことが自分でできるように」、「安定した気持ちで暮らせるように」などと、患者の能力に見合った現実的な期待を持ち、長期にわたるケアを継続していく。つまり、家族成員の患者に対する希望は、失われるのではなく、その内容が止揚される[8,12]のであり、家族成員は何らかの希望をもちつつケアを継続していく。

誇り

家族成員は、患者なりに自己の能力を拡大し、よりよい生活が送れるようになることを願い、希望を維持しながらケアを続けていく。それは、未来に向かう期待であるが、何かを期待し続けることだけが家族成員を支えるのではなく、今、この瞬間における患者の存在に対する誇りが家族成員を大きく支えていく。それは、患者に対する共感を基盤として、数々の「生きにくさ」を抱えても、なお患者なりに精一杯生き、健闘している患者に対する畏敬の念でもある。そして、患者を誇りに思うことは、患者とともに生きる自分への誇りにもつながり、たった一度許された人生を患者とともに歩めることへの静かな感謝の気持ちさえ生まれる。

このように、患者を、そして自分自身を誇りに思えるようになるまでには、長い年月と多くの紆余曲折が必要である。そして、患者を誇りに感じてはいても、病前の患者をふと懐かしみ、喪失の痛みを繰り返すこともある。しかし、家族であるからこそ患者の問題で深く傷つき苦悩も深い反面、また家族であるからこそ患者を誇りに感じることもできるのではないだろうか。家族を援助する看護者として、家族の苦悩のみならず、一方で、家族には患者を誇りとも感じられる力を秘めていることを理解しておくことは重要である。

7 親が精神障がいを有することによる家族発達への影響と支援

うつ病や統合失調症、アルコール依存症、パニック障害などの精神疾患は、年々増加し、平成26年の患者調査によれば、392万人の人が心の病気を抱えて日常生活を送っている。そうした当事者とともに生活する子どもも決して少なくないと予想され、昨今、精神疾患をもつ親と暮らす子どもに注目が集まり、支援に関するさまざまな取り組みが始まっている。

例えば、田野中・遠藤ら[22]は、統合失調症を患う母親と暮らした娘の経験を明らかにし、横山・蔭山[23]は、精神障がいのある親に育てられた子どもの体験を明らかにし、支援のあり方について論じている。

精神障がい者の親と子どもは、家族の発達段階という文脈から考えると、主には養育期、教育期、排出期の発達課題が、親の精神疾患の影響によって、その発達課題の達成が困難に陥りやすいと考えられる。家族の発達段階別にみると、以下のような影響が生じやすいといえる。

1　家族の発達段階別にみた発達課題への影響

（1）養育期

　この時期は、なんといっても親が、育児という新しい役割行動を修得し、乳幼児を健全に育てることが主要な発達課題となる。

　しかし精神疾患による諸症状によって、親と子どもとの間に安定した愛着関係を取り結ぶことができず、子どもの、以降の人生における他者に対する基本的信頼感の形成が不安定となる傾向を生み出すことがある。また、親が、食事や清潔、更衣などの基本的な日常生活上の世話ができず、栄養不良に陥ったり、基本的な生活習慣のしつけができず、子どもの成長発達が脅かされることもある。

（2）教育期前期

　子どもが学校生活を始めるこの時期は、学校を通じての社会とのつながりが強まり、子どもの社会化を促すことが最も重要な発達課題となる。

　しかし、親の症状の影響によって、子どもは遅刻や欠席を余儀なくされたり、落ち着いて友人と過ごしたり、遊びにいくことができないこともある。そして、これらのことが、学校でいじめを受けるきっかけになることもある。また、親の不安が強かったり、周囲の人々に対して被害的な感情をもっている場合には、外部の人との交流が制限されたり、さらには、親が他の母親・父親との交流がうまくもてないため、子ども同士の交流が制限されることもある。子どもの中には、「親をおいたまま友達と楽しく過ごすべきではない」という気持ちが強くあり、自分が家族を離れて楽しむことに罪悪感を抱くこともある。また、親の病気のことは恥ずかしいことであり、人には口外すべきではないという意識も働き、周囲から孤立しがちにもなる。

　このように、学校等、外部の人々との関係を築くことに困難を抱える一方で、子どもが家族内では病気の親やきょうだいを世話したり、炊事、洗濯、掃除などの家事を担うケアラーとしての役割を果たしていることも少なくない。

（3）教育期後期

　この時期は、親は子どもの進路や将来の職業選択について助言し、進学などに伴う経済的な必要性に備え、子どもの自立を後押しする役割がある。しかし、親は、自分自身の病気に対処することで精いっぱいで、子どもの将来の進路を考えられる状況ではない場合もある。また、親が病気によって働けなくなったり、金銭の管理ができなくなることで、生活が困窮し、厳しい生活を強いられることも少なくないが、特にこの時期に、親からの経済的な支援が見込めず、子どもが将来の進路を諦めざるを得ないことがある。

　子どもの成長に伴って、家庭内で親やきょうだいの世話をするケアラーとしての役割は一層大きくなる。子どもは家庭の安定を願ってひたすら努力するが、手に負えな

いような問題が噴出するとそれは子どもにとって大きな心の傷となり、「大人は誰も助けてくれない」といった不信感に発展することもある。

（4）分離期

この時期は、子どもが最終的に自立を果たしていく段階である。親離れ、子離れを同時に達成していくことが望ましい。

しかし、親が精神障がいをもつ家族の場合、長年の親が子どもに依存する生活から脱却することができなかったり、子どもも親と離れることに罪悪感が生まれ、親子の心理的距離が取りにくくなることも多い。本来は、子どもが自立を果たしていく時期であるが、家庭内の介護者役割の増大と、子どもの側の社会経験の少なさ、自信のなさから、親離れがなかなかできないこともある。しかし、やがて親元から離れる機会が訪れるにつけ、子どもは、少しずつ子ども自身の人生に向き合うことができるようになる。

なお、生まれ育った家族から離れた後も、精神障がいをもつ親の子どもは、結婚や子育てなど人生の節目で、幼少期における自身の未解決な課題に直面することが多い。横山[2]は、「ありのままの自分を出せない」、「誰にも頼れない生き癖をもつ」「自己肯定感が低く自信がない」などの後遺症を抱えていると指摘している。

2 家族支援

親が精神障がいをもつというハンディキャップを内包する家族が、子どもの養育や教育に取り組み、やがて子どもを社会へと自立させていく過程をどう支援したらよいのだろうか。

横山は、小さい子どもへの支援に焦点を当てた場合には、以下の3点が重要だとしている。

①精神疾患のある親だけではなく、家族全体に寄り添う支援
②親の病気を子どもが理解できるようにする
③支援機関の連携による、子どもが安心できる環境づくりを行う

母子保健支援システムにおいても、学校からの支援においても、医療の場においても、精神障がいのある親に育てられている子どもに支援が届けられていない現状がある。当事者の親のみならず、家族全体を支援の対象としたサービスをシステム化していくことが求められている。

[援助の実際]

1 精神科領域における家族援助プログラム

　看護者は、外来・病棟・そして地域でと、さまざまな場で家族と出会い、援助を実施している。また、援助の方法も、面接や電話で家族からの相談に応じたり、家庭訪問をしたり、また、複数の家族が集う家族会で構造化されたプログラムの一部を担いサービスを提供することもある。看護者が医師や精神科ソーシャルワーカー（PSW）らとともに取り組む家族援助プログラムについて、詳しくは成書に譲り、概要のみ簡単に述べたい。

1 家族援助に関する歴史と現状

　家族援助に関する歴史を概観すると、1940年代、アメリカでは精神分析の流れの中で家族病因論が盛んになり、そこから家族療法が発展した。一方、イギリスでは、病因としての家族ではなく、患者の再発に関連する環境要因としての家族に注目が集まり、EE（Expressed Emotion）に関する研究が盛んに行われるようになった。そして、EEが統合失調症の予後に影響を及ぼしていることが明らかにされ、それは患者の再発予防のための心理教育的な家族支援プログラムの開発を促してきた。現在欧米では、統合失調症の再発防止における心理教育アプローチの有効性は、ほぼ確定されている[24]。

　わが国では、1987年に、精神衛生法が改正され、地域精神医療と患者の社会参加の重視の方向性が明確に打ち出された。それにより、患者を支える家族に対する援助の必要性が高まり、1988年以降、家族に対する心理教育的アプローチが急速な広がりを見せた。

2 心理教育と家族支援プログラム

　心理教育とは、以下のような基本要素をもつ家族アプローチの総称である。

①情報の共有：病気や治療に関する情報の医療者と家族との共有
②対処技能向上の促進：日常生活を行う上での問題解決や対処方法の話し合い
③参加者同士の心理的支え合い：参加者同士の相互交流による心理的サポート

　そして、精神科領域の家族看護に関して豊かな経験をもつ看護者は、家族援助に関して、心理教育的な視点を重視していた[25]。

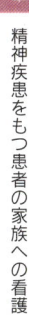

| 表 8-1 | 心理教育的アプローチの分類 |

集団での教育	対応の練習	参加家族	プログラム名
あり	含本人	単家族	心理教育（Anderson）ファミリーワーク
		グループ	心理教育的複合家族グループ
	家族のみ	単家族	講演と家族指導
		グループ	（心理教育的）家族教室
なし	含本人	単家族	BFM（行動療法的家族指導）
		グループ	
	家族のみ	単家族	相談、助言、指導
		グループ	家族会、サポートグループ

（後藤雅博編：家族教室のすすめ方，金剛出版，p.11，1998 より）

　なお、実際の心理教育的アプローチは、大別して、集団での教育を前提にするか否かに分けられ、さらに患者本人を含むか否か、そして、単一の家族を対象にするかグループでの運営とするかによってさらに分類できる（表8-1）。このうち、わが国では、患者が参加しないグループでの家族教室の形態が一般的である。

② 援助の基本姿勢

　家族看護の目的は、家族のセルフケア機能を向上させることである。そしてそれは、家族が自ら対処し、その試行錯誤の過程の中から身につけていくものである。看護者は、家族のパートナーとして家族の対処の過程に同伴し、その家族の目標の実現に向かって家族と協働する。多大な心理・社会的影響を受けている精神疾患をもつ患者の家族と協働を達成するためには、特に以下のことを意識しておくことが重要である。

1 家族には、さまざまな課題や問題に対応する能力があると信じること

　家族が激しい混乱の最中にあったり、家族成員の気持ちがバラバラで根深い葛藤を抱えていたり、また、患者以外に病気や社会的な問題を抱えている家族成員がいるなど、家族の力が著しく弱まっている家族と出会うことも少なくない。家族があまりに多くの深刻な問題を抱えていることに、看護者自身が狼狽したり、諦めの気持ちが先に立ってしまうことがある。しかし、その家族なりに何とか生活を維持してきたのであり、どのように対処してきたのかを注意深く見つめれば、たとえ些細に見えることであっても、その家族なりに工夫や努力がなされていることに気づくはずである。温かな視線で、日々の生活や家族成員の言動の裏に見え隠れする感情を丁寧に見つめ、どんな家族でも潜在的な能力があることを信じる姿勢がすべての援助の前提となる。

2 患者を含む家族自身こそが彼等の問題に対する専門家だと位置づける

　家族の一員が精神疾患をもつという体験は、ときに家族を著しく消耗させる。このような家族と協働する場合に、看護者が陥りやすい罠は、延々と続く愚痴や出口のない家族間の諍いに看護者が耐えきれず、早く看護者が思い描く「よい状態」に家族を早く誘導しようとして焦ることである。しかしこのような焦りは、必ず患者や家族成員に伝わり、彼等の居心地を悪くさせ、かえって家族のストレスを増幅させる結果となる。患者も家族成員も数々の試行錯誤や失敗をくり返しながら、自分たちのペースで対処方法を学び、成長を遂げていく存在である。彼等が彼等の人生をコントロールしていく専門家であり、看護者はどんな家族にも沿っていく専門家であることを常に意識しておく必要がある。

3 援助の実際

1 患者の変調に気づいた時期

　本人が治療のルートに乗る以前の段階では、患者の精神症状も強く、家族全体が危機状態に陥っていることが多い。したがってこの最初の段階では、いかに早期に治療を開始し、それ以上の患者・家族の消耗を防ぐかが最も重要な課題である。そしてまた、この段階での援助は、それ以降の患者の療養や家族の対処に多大な影響を与える。患者が受診する以前の段階で家族との接点をもつことの多い保健所や市町村保健センター等の公的機関に所属する看護者は、援助において以下のことを重視する。

（1）家族の感情をありのままに受け止める

　この時期の家族は、患者の突然の変調に驚き、圧倒され、何がなんだかわからずに、本人に受診行動を促すという対処さえとれずに激しく動揺している場合が少なくない。この時点では、「大変でしたね。よく相談してくださいました」と、まずは相談行動を起こすことができた家族の行動力を支持し、誰にも相談できない孤立感や恐れ、不安、自責の念など、そのときに家族が体験している感情をありのままに受け止めることが大切である。これは危機状況にある家族に、安全圏を保障することにつながり、これにより家族は、受診をはじめとした現実的対処に乗り出していくエネルギーを得ていくのである。

（2）「精神病」に対する恐怖感を軽減する

　この時期の家族が最も恐れているのは、「もしかしたら精神病ではないか」という恐怖である。いくら早期受診の必要性を強調しても、精神病に対する家族の恐怖感を軽減しなければ、実際の受診行動にはつながらない。そこで、家族自身の精神病に対する偏見を是正し、治療に対する希望をもってもらえるように援助することが必要となる。具体的には、もし仮に統合失調症等の精神病であったとしても、それは特別なも

のではなく、きわめて頻度の高い病気であり、脳の化学物質の過剰分泌による生物学的疾患であること、また有効な治療法が開発されていることなどを繰り返し伝える。

（3）家族が取り組むべき問題の整理

受診行動に至らず問題を抱え込んでいる家族の中には、「そのうちよくなるのではないか」という漠然とした期待が何度も裏切られ、かといって思い切って受診させることもできず、どうしたらよいのか出口が見つけられずに、家族成員がお互いに非難し合ってストレスを大きくしている場合も少なくない。このように、家族が今優先して取り組まなければならない課題が何かを見失い、エネルギーを浪費しているような場合には、家族成員の気持ちを十分に受け止めた上で、本人こそが苦しんでいるのであり、今何を家族として優先させなければならないかを問いかける働きかけを根気強く続けていく。

家族の中には、本人の苦しみを理解できないわけではないが、もしも精神病と診断されてしまったら、商売や本人・同胞の結婚や就職に差し障りがあるのではないかと受診を躊躇している場合もある。看護者は、家族が思い悩んでいることのすべてを真摯に受け止め、一つひとつの事柄について、家族自身で誤解や思い込みを解いていくことができるよう、援助していく。仮に受診までにかなりの時間を要したとしても、それがその家族にとっては必要なプロセスだと考え、納得して治療に踏み出せるよう、看護者はそのプロセスを家族とともに丁寧に歩んでいく。

（4）患者の意思を尊重した受診の実現の促進

家族は受診させたいと願っても、本人が頑なに拒み、どうしても受診させることができないと悩む家族成員も多い。なかには、本人に「精神科であることを偽って受診させたい」と相談に訪れたり、保健師等の第三者が強制的に受診させることを依頼してきたりすることもある。しかし、病状にもよるが、本人の同意を得ずに受診した場合、その後の本人と家族の溝は深まり、人間関係の修復に時間がかかり、結果的に家族は深刻なストレスを抱え込むことになる。可能な限り、本人の意思で受診行動がとれるような方法を家族成員とともに考えることが重要であろう。

具体的には、家族成員が本人に受診を一方的に勧めるのではなく、家族成員が、本人が何に怯え何を困難に感じているのかを理解し、本人の悩みを共有した上で、その解決の方法を本人とともに考える姿勢をつくり出していくことが大切である。看護者は、単に受診につなげればよいというのではなく、本人と家族成員の今後の関係性を見据え、家族成員が本人に受診を促すよう働きかけるプロセスにおいて、本人への理解や共感性が高まるよう意図的に働きかけていく。

2　急性期の患者をもつ家族への援助

急性期にある患者の中でも、初発患者の家族は、情緒的な混乱も激しいが、反面「何とかしてやりたい」という気持ちも強く、前向きに対処しようという意欲と行動力が保たれている。発病からの期間が長くなるに伴って、長期化する世話に家族も疲れ、家族自身の高齢化や世代交代などが重なって、患者との関係が希薄化する傾向があることから、発病当初の援助がきわめて重要となる。発病当初の援助が、その後の患者

と家族のあり方の鍵を握るといっても過言ではない。

　急性期にある患者の家族への援助のポイントは、以下のように整理できる。

（1）第1段階：家族の激しい混乱の収拾

　治療を開始した当初の家族は、激しい情緒的混乱の中にあり、深刻な疲労感を伴っている。援助の焦点としては、このような混乱した状態を早期に脱することができるようにかかわることが求められる。

❶安心感の提供―初回受診時

　初めて精神科を訪れる家族成員は、救いを求める気持ちとともに、「とうとうここへ来てしまったか」という思いも同時に抱き、この先どうなってしまうのかという不安も強い。待合室に座っている家族成員は、一般科とは異なった待合室の雰囲気に圧倒され、患者を連れて逃げ出したいような不安を抱えて、かろうじてそこに踏みとどまっている場合も少なくない。また、初回の入院患者の家族は、入院させて肩の荷を降ろしたい気持ちをもちながらも、一方で、果たして患者は入院環境になじんでいくだろうか、さらに恐怖や不安を味わわせることになるのではないだろうかという心配や、入院させなければならなかった家族として無力感、そして患者に対する後ろめたさなども感じており、情緒的に不安定な状況にある。また、再発した患者の家族も、努力が報われなかった徒労感や患者の予後に対する強い不安、自責感を抱えており、落胆は計り知れない。いずれにしても看護者は、家族成員のこのような心情を理解し、患者とともに家族成員にも安心感を与えることが何より大切である。

　具体的には、まずは親しみや温かさを込めた穏やかな口調を心がけることが大切である。事務的で冷たい態度は、家族成員の防衛を強めてしまうことにつながる。そして例えば、初診の患者や初回入院の患者の家族には、受診や入院の手続きを丁寧に説明し、必要に応じて行動を誘導したり、少しでもリラックスして診察や手続きが待てるよう落ち着いた居場所を確保するなどの配慮が大切である。そして、問診等の場面では、自責感に苦しんでいる心情を理解し、自分たちが看護者から非難されていると感じさせることのないよう、むしろ「ご家族の方も大変でしたね」とここに至るまでの家族の労を積極的に労う。そして、今の現状を、患者の回復に向けて少なくとも新たなスタートが切れたのであり、これからは患者はもちろんのこと、「看護者は、あなた方家族の力になりたいと考えている」というメッセージを明確に伝えていく必要がある。

　そして、中でも特に不安が強いと思われる家族成員には、いつでも話を聴く機会を設ける用意のあることを伝える。この初期の段階では、看護者が家族に働きかけるよりもむしろ、家族成員が語る内容に耳を傾け、むしろ看護者が彼等の体験世界に身を置くことのほうが必要かつ有効である。看護者は、特に再発を繰り返す患者の家族に対し、例えば「不安の強い母親」、「統合失調症患者の家族の典型」、「高EE家族」などとラベリングをして画一的に家族を捉えやすいが、家族成員の心理や患者との関係性はきわめて複雑でかつ多様である。それぞれの家族成員独自のストーリーをありのままに受け止め、その世界を共有するよう心を砕く姿勢が求められる。家族成員自身が、他者に無条件に受け入れられたという体験を重ねてはじめて、家族成員は、患者を受容することの本質的な意味を実感をもって学んでいくのである。

なお、中には、初期の出会いの段階では、他者には弱みを見せまいと防衛の殻を固くしている家族成員も見られる。このようなときには、無理にその防衛の殻を崩すことはせず、まずはその家族成員が最も関心を寄せている事柄に誠実に応えていくことを優先する。それにより、家族成員の気持ちが解けていくのを見守り、安心して自己の感情が表出できるような条件を整えていく。

❷休息の確保

　患者が急性期にある時期は、家族成員も患者の症状に振り回されて緊張が持続し、心身ともに消耗しており、患者同様に休息を必要としている。この時期の家族成員に必要なのは、持続した緊張状態から自分自身を解放し、休息をとることである。しかし、家族成員の中には、「元の状態に早く戻してやりたい」という気持ちばかりが先行し、自分自身の疲労に気づくことができず、いっそう強いストレスへと自分自身を追い込んでいく場合も少なくない。このような場合には、家族成員の睡眠や食事の摂取状況を尋ねながら、家族成員が自分自身の健康状態に気づいていけるよう促していく。そして、患者のためにも家族成員自身の休息が必要であることを伝え、どのようにしたら休息が確保できるのか、仕事や家事とのバランスをとりながら、家族成員が安心して気兼ねすることなく休息できるよう働きかける。そして、家族成員の精神的健康状態のアセスメントを的確に行い、うつ状態に陥っている場合には、受診を勧めることも必要となる。

❸身体的な健康状態を取り戻す

　家族成員の中には、患者の変調に気づいた時期から生活のペースを崩し、身体的な不調を訴える者や、以前から患っていた慢性疾患の治療を中断しており、病状が悪化している者も多い。患者の治療が開始され、活発な精神症状がコントロールされていたり、患者の入院によって家族成員の自由になる時間が確保できるこの時期は、家族成員が自分自身の治療に専念することができるチャンスでもある。患者のためにも今こそ自分の身体を大切にすべきことを伝え、必要な検査や治療が継続できるよう、積極的に働きかけていく。

❹インフォームド・コンセントの促進

　治療の開始にあたって何より大切なのは、患者と家族が、医療者からの病気や治療に対する十分な説明をもとに、納得して治療を選択することであり、看護者も医療者の一員として、インフォームド・コンセントを促進する役割を有している。精神科領域の場合、激しい混乱の中にある患者はもちろんのこと、家族成員もまた動揺しており、状況の理解や意思決定が困難な状態にあることが多い。しかし、だからこそいっそう、個々の家族成員のペースに沿ったわかりやすい説明がきわめて重要となる。

　具体的には、医師による病状説明に同席し、医師の説明に対する家族成員の反応を確認するとともに、その後、家族成員が病状をどう受け止めたかを話題にし、家族成員の理解を補い、必要に応じて医師からのさらに詳しい説明を実現させていく。統合失調症という診断が下り、治療を開始する比較的早い段階で、家族成員に最低限理解してもらうことが必要な内容は以下のようにまとめられる。

[１　病気や治療に対する説明]

ⅰ．統合失調症は、100〜120人に一人発症する頻度の高い病気である

　まずは、家族自身に「この病気は特別」という偏見や恥の意識をもたせることなく、

周囲からの孤立を防ぐために、統合失調症がきわめて発症率の高い、誰にでも罹患する可能性のある、ごくありふれた病気であることを伝える。また、例えば、誰でもがよく見聞きする胃潰瘍等の身体疾患の発症率と比較して示すことも、統合失調症に対する家族成員の思い込みに気づくきっかけを提供する意味で有効である。

ⅱ．育て方や遺伝が病気の原因ではない

まず何といっても、自分たちが患者を病気にしたのではないかという自責の念から家族を解放するために、「あなたのせいでも、他の誰かのせいでもない」というメッセージを明確に伝える。家族成員が、遺伝が関係しているのではないかと考え苦しむ場合も少なくない。そこで、統合失調症になりやすい傾向が遺伝する可能性はあるかもしれないが、遺伝だけで発病することはないと伝えることも重要である。

ⅲ．統合失調症の症状は、脳内の化学物質のアンバランスによる情報過多によるものと考えられている

家族成員にとっては、患者の見当はずれで理解しがたい言動がいっそう不安を高め、どのように患者に対応したらよいのかの判断を困難にさせる。そこで、家族成員にとって奇異に映る行動が患者の内部のどのような変化によってもたらされるのかを伝えることが不可欠となる。

具体的には、統合失調症の体験を、「さまざまな情報を伝える脳の中の化学物質である神経伝達物質が一般の人よりも多く出過ぎているために、情報過多になってしまう」と説明することによって、家族成員は、夜眠らなくなり、異様なほどに周囲の気配や物音を気にしたり、落ち着かなくなったり、あるいは疑い深く怒りっぽくなるなどの患者の言動を「なるほどそうか」と理解できるようになる。さらに、「情報過多の状態では消耗する一方なので、ゆっくり休養することが大切である」と伝えることによって、人前に出たがらず閉じこもっているのは、それ自身が統合失調症の症状ではなく、情報過多による消耗から身を守ろうとする患者の精一杯の対処であると理解できるようになる。

ⅳ．情報過多の状態にある急性期には、睡眠と休息により脳を休めることが何より大切

家族成員が、患者に起きている変化を理解した上で、これから受ける、あるいは今現在受けている治療の意味を適切に理解することは、家族成員に安心感を与え、医療者とのパートナーシップを確立する上で、きわめて重要となる。

具体的には、急性期にある患者の状態を、情報過多あるいは脳が覚醒し過ぎた状態と説明し、薬物の力を借りたり、ときには物理的な周囲の刺激の遮断といった措置を講じながら一刻も早く脳を休めることが先決と説明する。これによって、家族成員は、急性期の治療を受けている患者を、「無理矢理薬で寝かされてしまった」、「このままではボーッとした廃人にされてしまうのではないか」などと不必要な不安を抱くことなく、安心して治療を見守ることができるようになる。

ⅴ．病気から回復する場合もあるが、何らかの障がいが残り再発の可能性もある

統合失調症について、「不治の病」、「一生精神病院で過ごさなければならない」など、悲観的なイメージをもって苦しんでいる家族成員は少なくない。家族成員にとって、この病気が治るのかどうかは、最も関心の高い事柄である。病気の予後を伝える場合には、家族成員が現実的な希望を維持できるような伝え方が、それ以降の家族成

員の対処意欲を高める上でも重要となる。

　具体的には、発病間もない患者の家族であれば、これまでに行われた統合失調症患者の長期追跡調査の結果を提示し、約半数は、社会生活が可能な段階にまで回復することを示す。そして、現在完全な治療法はないが、再発はかなり予防でき、生活上の障がいの多くは克服できることを伝える。なお、患者が元に戻ることを期待するあまり、家族成員が必要以上に頑張り続けたり、悲嘆の過程が遷延しないよう、障がいとして残りやすい症状があることは初期の段階で説明することが望ましい。一方、再発を繰り返した患者をもつ家族成員の場合には、必ずしも徐々に病状が重くなるわけではなく、今現在患者ができることをこのまま維持していくことは十分可能であることを伝える。

［2　入院患者の処遇に関する説明］

　初めて患者を入院させる家族成員にとって、一般科とは異なる精神科の病棟で患者がどのように扱われ、どのような生活を送るのかは、非常にイメージしにくい。中には、患者の人権を無視したこれまでの精神病院の報道等から、精神科医療に対して最初から否定的なイメージを抱いている場合も少なくない。家族成員が、「ここなら大丈夫」と病院に信頼を寄せることができなければ、患者への治療も、家族成員にとっては不安以外の何ものでもなくなってしまう。病棟を訪れた家族成員に、職員と患者とのやりとりや全体の雰囲気に、ホッとするような印象を抱いてもらえるよう心がけることはもちろん大切であるが、病状や治療の説明と同様に、患者が尊重され、人権が十分に守られることを書面と口頭によって丁寧に説明し、保証することが不可欠である。

　特に、隔離や身体拘束については、なぜ必要なのか、どの程度の期間必要と考えているのか、患者本人にどのような説明を行うのか、隔離や身体拘束を受けた場合、どのようなケアが提供されるのかを、家族の反応を確認しながら納得が得られるよう十分説明しなければならない。そして、面会や電話の使用、手紙のやりとりは原則的には自由であることを説明するとともに、治療や患者の保護のために制限せざるを得ない場合は、隔離や身体拘束と同様に、その理由と予測される期間を十分に説明しなければならない。そして、もしこれらの説明に納得できないと感じたときには、相談できる地域の行政機関があることを伝えておくことも大切である。

（2）第2段階：急性期を脱した後の対処に向かう条件づくり

　激しい情緒的混乱や疲労が軽減するにつれ、家族成員の関心は、患者の回復や、退院後の生活に向かうようになる。看護者は、患者の回復状態と家族成員の気持ちの変化に注意を払いながら、徐々に患者のリハビリテーションや急性期を脱した後の生活に対する家族の対処の条件づくりを進めていく。

❶家族の協力態勢づくり

　患者の発病によって、家族成員間に人間関係の葛藤が生じ、それがまた患者の病状に影響を与え、家族全体が深刻な危機状況に陥る場合が決して少なくないことはすでに述べた。

　このように、ストレスが家族内で累積することを防ぎ、家族成員が互いに支え合って、患者の発病にまつわるさまざまな困難に対応していく姿勢をつくり出していくこ

とが重要となるが、そのためには、家族の関係性が硬直する以前の発病当初の働きかけが鍵を握る。

　具体的には、前提として、患者の発病や症状の悪化は、特定の家族成員のせいでは決してないことを十分に理解してもらうことが不可欠である。そして患者の問題を家族全体の問題だと捉え、今後の心理的負担や責任を家族全体で分かち合うことがいかに大切かを強調して伝える。そして、入院患者の家族では、外泊や退院に向けた治療に関する説明にも、可能な限り複数の家族成員が同席してもらえるように働きかけていく。

❷今後の病状に関する理解の促進

　この頃になると、多くの患者は、徐々に睡眠のリズムもつき始め、家族成員も患者の変化を実感するようになる。次にはどのような変化が待ち受けているのかを理解することは、家族成員が目的地にたどり着くまでの地図を提示することにつながり、先行きの不確かさがもたらす家族成員の不安を解消することができる。また、回復への道のりの全体像を理解することによって、例えば退院後に、患者が過度に依存したり引きこもったりなど一時的に後退しても、「以前はできていたこともできなくなってしまった」と否定的、固定的に捉えて動揺することなく、回復過程の一里塚として受け止めることが可能になる。

　患者の回復の状況にもよるが、活発な精神症状が出現していた急性期を過ぎた段階で家族に提供すべき情報としては、次のようなものが考えられる。

1. さまざまな症状が本人と周囲のエネルギーを奪う急性期を脱しつつある。
2. 次には、急性期の後のエネルギーが枯渇して活動性が低下する時期が訪れる。急性期の症状が激しいほど、長引くほど消耗期も長くなり、数ヵ月単位の休息が必要。
3. 活動性が低下する時期に十分な休息と睡眠がとれると、回復過程が始まる。回復期の前半は本人も回復を焦るが、むしろ「ゆとり」が大切。生活のリズムが十分安定した後には、後半には積極的なリハビリが必要。

❸外泊への理解の促進

　入院治療を受けた場合には，外泊を経て退院を迎えることが多い。外泊は、家庭という実生活の場面で、患者が自己を確認することであり、社会生活者としてのイメージの形成には欠かすことができない。そこで、上記のような患者の回復過程に関する理解をもとに、家族成員に、外泊が患者の回復に重要な意味をもつことを理解してもらうことが必要となる。これは、家族自身が患者の回復に参画する一つの方法として外泊があることを示すものであるが、だからといって家族成員に外泊の受け入れを強要するようなことがあってはならない。外泊させることによってまた以前のような激しい症状が再燃するのではないかという家族成員の不安は強いため、実施にあたっては、外泊の意味を伝えるとともに、患者と家族成員の双方の話し合いを重ね、慎重に実施することを伝える。

❹外泊への具体的準備

［1　外泊の目標の明確化］

　外泊は、単に患者が自宅に帰ることに意味があるのではなく、患者の社会復帰を促

進し、家族の対処能力を向上させることがその目的である。したがって、外泊の実施にあたっては、一回一回の外泊に目標を設定しておくことが大切である。何の目標もないままに外泊したところ、家族成員は、何とか帰院のときまで時間をやり過ごすことだけを考えており、家族の対処能力の向上には何の意味もなかったといったことのないようにしたい。目標の設定にあたっては、患者自身の考えを十分に聞きながらも、家族成員の不安にも耳を傾け、外泊がお互いの失敗体験にならないよう、そのときどきで達成可能な目標をやや低く抑えて具体的に設定していく。

［2 自宅での家族の対応に関する理解の促進］

a．相互理解を促す

家族成員の患者に対する共感が、ケアの支えになることはすでに述べた。患者にとっても、家族成員が自分のつらさに共感してくれることは、障がいをもちながらもよりよく生きようとする上で大きな支えになる。そこで、これから外泊を重ね、患者との生活を再構成していこうとする家族成員に、理解困難な患者の言動がなぜもたらされるのか、その生物学的根拠を示し、家族成員に合理的な理解を求めるのみではなく、症状を体験している患者の内的世界を患者の立場で理解できるよう援助することが重要となる。

例えば、伊藤[26]は、統合失調症の急性期の状態を、「混んだスーパーのレジに並んでいて、支払いの段になって財布が見つからず、さあどうしようと舞い上がってしまった状態」と説明し、気ばかり焦って何とかしなければと思い、同じポケットに何度も手を突っ込むばかりでまとまった行動がとれず、周りの人が笑ったり、イヤな顔をしているのではないかと気になって、集中できず茫然自失になっている心境だと述べている。

このように、家族成員に、患者の内的世界を伝えるには、患者の内的世界を、家族成員が少しでもイメージできるように、日常の体験と結びつけて示すことが有効である。

b．患者の生活者としての特徴を共有する

病気や治療に対する理解をもとに、どのように患者に対応すればよいのか、一般的な原則について家族成員に伝えることが不可欠であるが、そのためには、病気そのものではなく、家庭で暮らす生活者としての患者にとって、日々の暮らしの中でどのようなことが困難となるのか、改めて確認しておくことが求められる。例えば、「ストレスに弱い」「対人関係が苦手」「一度にたくさんのことができない」「集中力、持続力がなくなる」「生活習慣が乱れる」といった患者が日常生活で困る症状を家族に説明することが必要となる。

c．患者への対応の基本的な姿勢を確認する

家族成員と、日常生活上、患者が何を苦手とするのかの理解を共有できたなら、そこから患者への対応の基本的な姿勢を確認し合う。具体的なポイントとしては、以下のようなものが挙げられる。

・**労いやほめ言葉でストレスを減らす**：ストレスに弱いことは患者の特徴の一つである。この特徴を踏まえ、批判するのではなく、労い、ほめることによって患者の健康な部分が引き出されることを家族成員と確認する。

・**世話をし過ぎない**：急性期を過ぎ外泊が可能になる段階では、まだ家族成員の不安も

強く、病状悪化を恐れて、病棟では患者がしていることも肩代わりして世話をし過ぎてしまうことがよくある。しかし、病気がもたらす障がいは、患者のごく一部にしか過ぎず、患者は、障がいと健康な部分とを併せもった存在であり、今後は健康な側面を拡大していくことが家族成員の役割でもあることを改めて確認し合う。家族成員に、患者が病棟で、何ができて何ができないのかを伝えるとともに、患者の自立の大切さを伝えることによって、退院後、どうせ言ってもわからないからと子ども扱いするのではなく、障がいを背負った個人として患者を尊重し、ともに生活を営む家族メンバーとしての最低限のルールは守れるよう、患者の真の自立を促すという姿勢が生まれる。

・**はっきりとしたメッセージを伝える**：外泊を前にした家族成員は、患者を傷つけてしまうのではないかという不安も強く、遠回しな言い方をして、かえって患者を混乱させてしまったり、どのように伝えたらよいのか考えることに疲れて、言葉を呑み込んでしまっていたりすることが少なくない。そこで、脳内の化学的アンバランスによって情報過多に陥っていることが患者の障がいの根本にあることを再確認しながら、メッセージは意識的に短く簡潔に伝えることを強調する。これにより家族成員は、一度に一つの事だけを伝えることや、紛らわしい言い方は避け、明瞭に伝えることの大切さを学びとっていく。

d．面会場面の患者と看護者との対応を見ることによって学びを深める

患者への対応の基本について理解はできても、自宅で実際に思ったような対応がとれるかどうかは家族成員の危惧するところでもある。面会場面で実際に看護者の対応を見てもらうことが、家族成員の理解を深めることに役立つ。

例えば全く意味のないように思える儀式的な行為を患者が続けている場合はどう対応すればよいのかなど、その家族成員が最も心配している場面をあらかじめ把握し、看護者がうまくいった対応の方法を紹介したり、可能ならば実際にその場を見てもらうなどの工夫が必要となる。その場で看護者が行っているケアをそのまま修得してもらうことは不可能であり、看護者と同様の力量を求める必要は全くないが、看護者の対応に触れることで、家族成員の中に、患者への対応のイメージが形成され、ケアのバリエーションを広げていくことができる。

（3）第3段階：地域生活の安定を目指した準備

昼夜のリズムが安定し服薬の継続性が確保されるこの時期には、急性期を脱した後の生活に向けて具体的な準備を進める。

❶今後の治療に対する理解の促進

これまでにも、ストレスに対する脆弱性を弱める薬物療法の重要性については家族成員に強調して伝えていたが、再度、服薬の重要性や作用のしくみ、そして副作用に対する理解について重ねて説明しておく必要がある。

家族成員の中には、薬のせいで寝てばかりいるのではないかと考えたり、長期服用によって薬物の依存症になるのではないかと心配して、服薬をやめさせたり、量を調節してしまう場合もあるので、まずは一般的な症状に対応した薬の作用のしくみや副作用について伝える。その後に、患者が服用している薬の種類と作用、副作用について、個々の家族の理解状況を確認し、必要に応じて説明を繰り返す。

一般的な説明の中では、なぜ薬が症状に効くのか、その作用をイメージとして理解

してもらうことが何よりも大切である。「統合失調症の症状は、脳内の化学物質のアンバランスによる情報過多によるものと考えられている」ことを家族に伝えるときに、「脳の中の化学物質」に重きを置いて、その化学物質をブロックする役割をするのが薬だと伝えるのも一つの方法である。また「情報過多」に重きを置いて、必要以上の情報が出入りしないようにするのが薬の役目だと説明するのも一法である。そして、具体的には、①鎮静・静穏化、②抗幻覚・妄想、③再発予防、④賦活効果があることと、それぞれを代表する薬の名称を伝える。

なお、薬の再発予防の効果については理解されにくく、むしろ家族成員は、眠気や自発性の低下等の副作用がもたらす不利益のほうに目を奪われやすい傾向がある。抗精神病薬は、例えば解熱剤や鎮痛剤のように、症状が治まれば服用の必要がなくなるのではなく、高血圧症や糖尿病患者が生涯にわたって薬を服用するのと同じように、日常生活を支障なく送り、再発を防ぐためには、長期的な服薬が必要なことを伝える。

一方、長期の服薬が大切だとはいっても、家族成員にとっては副作用に対する不安は深刻である。どのような副作用があるのかを具体的に説明し、それを軽減するための薬の投与や薬の変更、投与量の減量など、具体的な手だてがあることを伝える。そして、このような副作用と本来の作用とのバランスを考えてもなお、ほとんどの患者には長期連用のメリットのほうが大きいことを強調する。

❷再発の兆候に関する理解を促す

退院を前にした家族成員には、すぐに再発してしまうのではないかという不安を抱いている者も多く、「何とか再発をくい止めたい」というのが多くの家族成員の願いである。しかし、規則的な服薬を続けていても、社会生活上のストレスをすべて阻止することは不可能であり、患者の脆弱性ゆえに、再発を起こしてしまうこともある。再発を防ぐことの重要性を過度に強調することによって、家族成員が神経質になってしまわないよう配慮する。気をつけていても再発は起こり得るが、その兆候に早く気づいて主治医に相談するなど適切な対応を図れば、それもうまく乗り越えられることを伝える。

なお、一般的な再発の兆候として、睡眠の乱れ、刺激に過敏になる、頭が冴える、行動の抑制が困難、気分の変動が激しい等の変化が見られることを示す。

❸今後のリハビリテーションに対する理解を促す

リハビリテーションは、薬物療法と並んで、患者の回復には欠かすことができない。しかし、脳卒中や骨折後のリハビリテーションは抵抗なく理解できても、精神疾患患者にとってのリハビリテーションは理解されにくく、「できなくなったことを早く元に戻してできるようにするのがリハビリ」と早急に結果を求める家族成員も少なくない。そこで、精神科医療におけるリハビリテーションの基本的な考え方を伝えていく必要がある。

具体的には、当面の症状が治まったからといって、すぐにリハビリを開始することは、かえって病気の経過を長引かせることを説明する。すなわち、消耗期に十分な睡眠・休息をとることが、その後のリハビリの準備として重要なことを説明する。そして、歩行機能や筋力の増強を目指す骨折後のリハビリとは異なり、患者の生活行動の拡大や対人関係など、患者の生活全般に注目し、損なわれた部分を鍛えるのではなく、残された健康な部分を、段階を踏んでゆっくりと伸ばしていくことを強調する。これ

により家族成員は、何か特別な訓練を受けることがリハビリのすべてではなく、家庭での日々の日常生活そのものが患者にとってはリハビリになることを理解していく。

❹家族自身の QOL の大切さについて強調する

患者のストレスを減らすといっても、家族成員自身に心のゆとりがなければそれは困難である。これまでに患者のストレスを減らすようなよい関わりができたときと、逆に患者のストレスを強めてしまった関わりとの両方の体験を家族成員から引き出し、なぜうまくいったのか、なぜうまくいかなかったのか、そのときの自分自身の精神状態の違いについて語ってもらうことは、いかに家族自身がゆとりをもつことが大切かを実感させるのに有効である。そして、家族成員にゆとりがあればこそ、患者の話を最後までゆっくり聞くこともでき、患者の些細な言動の変化に過度に反応せず、焦らずに見守り、暖かく包み込むような対応が可能になることを家族成員と確認する。

❺地域のネットワークにつなげる

この時期の家族は、回復の喜びとともに、この先家族で患者を支えていけるのだろうかという不安も強い。特に患者の病気のことを周囲に知られたくないという気持ちが強い家族は、自分たちだけがすべてを背負っていかなければならないという悲壮な覚悟さえ抱いていることがある。このような周囲の社会に心を閉ざした姿勢は、患者の世話に対する負担感を強めるため、退院にあたり、その家族成員が心を開いて相談し語り合うことのできそうな人や機関を地域社会に見つけ、家族を地域社会のネットワークにつなげておくことが求められる。具体的には、同じ患者をもつ家族や、デイケア、あるいは地域活動支援センター作業所、精神科訪問看護ステーション等を紹介し、退院前にこれらの人々と触れ合う機会を設けたり、積極的に訪ねてみるよう勧める。

3 急性期を脱した後の援助：日常生活上の問題解決を促す

川口[27]らは、退院後 1 年未満の統合失調症患者を介護している親の負担感の関連要因を調査したところ、子どもの対応についての情報を集める努力をしている親ほど介護負担感は低く、子どもを「威圧する」、「あきらめる」、子どもとのかかわりを「回避する」という対処を行うほど、介護負担感は高いことを明らかにしている。また、子どもの社会生活技能が低いほど、親の負担感は高かった。これらのことからも、退院後の援助では、患者自身の社会生活技能を高めるとともに、家族が適切に患者に対応し、対処技能を高めて、家族の日常生活上の問題解決がはかれるよう支援することが重要である。

（1）家族の健康管理

退院直後は、家族成員も緊張が高まり、心身の疲労が急速に高まっていくことがある。しかし家族成員は、患者の問題に目を奪われるあまり、自分自身や他の家族成員の健康問題を見過ごしている場合も多く、ときには周囲の目を気にして検診や受診にも消極的になり、健康を守るための地域資源をうまく活用できていないことも多い。そこで、疲労が蓄積しやすい退院後には、個々の家族成員の健康状態を把握し、健康管理と家族成員の QOL の向上を目指した援助が重要となる。

特に、家族成員の誰かが慢性疾患を有している場合には、定期的に受診し服薬でき

ているかを確認し、食生活や休息の取り方など、患者の世話をしながらも自分の身体を大切にする工夫を家族成員とともに考えていく。そして繰り返し、家族がみな元気で笑顔でいることが、患者にとっても何よりのケアであり、自分自身を大切にすることが患者を大切にすることでもあり、自分を犠牲にすることは患者にとって望ましくない結果を招くことを伝えていく。そして、家族成員が、自分や他の家族成員の健康状態が乱れるサインを素早くキャッチでき、自己の生活との関連でその変化を認識し、必要なセルフケア行動を適切に、しかも堂々と行えるよう、援助を重ねていく。

（2）情緒的サポート

患者とともに生活を再開してみると、思わぬところで気を遣って消耗したり、予期せぬ患者の反応に出合って驚いたり、もう少し入院させればよかったと悔いてみたりなど、家族成員は何かと動揺することが多い。入院中に一度は気持ちの整理ができていたように感じていても、残存している症状や能力の低下という現実を突きつけられるにつれ、家族成員の心は激しく揺さぶられる。看護者には、精神障がい者をもつ家族の悲嘆がいかに深刻なものであり、完全に患者を受け入れることは極めて困難であることを十分に理解し、この家族成員の揺らぎは当然の反応であると共感をもって受け止めることが求められる。この段階で、他者にしっかりと受け止められたという感覚がもてないと、退院後の生活に向かうエネルギーが充填されず、疎外感や被害感ばかりが募り、家族成員の心理的負担がきわめて重くなっていく。患者の回復が一進一退を繰り返すように、家族成員の悲嘆のプロセスも、一進一退を繰り返すのがごく当たり前であると理解し、十分な情緒的サポートに努めることが重要である。

（3）問題解決を促す

患者への対応によって生じる日常生活のさまざまな問題を解決する方法としては、個別にアプローチする方法と、家族成員同士がお互いに学び合う集団の場にアプローチする方法がある。ここでは、Insoo が開発したソリューション・フォーカスト・アプローチ[28]を参考に、個別の援助を中心に考えてみたい。

❶うまくいっていることを評価し自尊心を高め、その方法を強化する

家族成員の中には、ごく限られた問題に目を奪われるあまり、他の十分うまくいっていることを意識化できずに自信を失っていることも少なくない。例えば、臥床がちだった患者が徐々に生活範囲を広げ、作業所に通い出したのに、ときどき朝起きられずに遅刻すると訴える家族には、臥床がちだった患者が作業所に通えるまでに回復したこと、その間の家族成員の関わりを十分に評価し、焦らずに患者を信頼してそのやり方を引き続き時間をかけて行ってみるよう提案する。そして、ストレスに対する脆弱性ゆえに、新しい局面を迎えるたびに後戻りすることはむしろ当然であり、患者が動揺しやすいこの時期にこそ、慣れ親しんだ家族の対応が患者には受け入れやすいと伝える。家族成員にとっても、うまくいった行動パターンを繰り返すほうが、患者の現在の問題行動をやめさせようと試みるよりも、はるかにたやすい。

❷うまくいった体験を意識化させ、その方法を強化する

家族成員の悩みをよく聞いてみると、常に問題が起こっているのではなく、ごく例外的にでもうまくいっている場合があるものである。例えば、患者が朝起きられずに

遅刻すると訴える場合にも、実際には、1週間に1回、あるいは1月に1回の割合でも、遅刻せずに出かけられることがある。このような場合には、その例外的にうまくいった体験を意識化させ、なぜうまくいったのか、どのような条件が患者と自分自身に揃い、患者にどのように対応したのかに注意を向けるよう促す。たとえそれが偶然のように思えても、その偶然を引き起こすために患者にどのような対応が有効かを、家族成員はそこから学んでいくことができる。

❸うまくいかなかったことを明らかにし、別の方法を試すよう促す

家族成員が長期間同じ対応を患者に繰り返し、成果が上がっていないにもかかわらず、それを繰り返している場合も多い。例えば、朝なかなか起きられない患者を何とか遅刻せずに作業所へ送り出そうとガミガミと注意し、患者は気分を害してますます引きこもるという悪循環が長年にわたって継続している場合がある。このようなときに、単にガミガミ叱らないことだけを強調しても、「わかってはいるけれどついつい怒鳴ってしまう」その行動をやめさせることは簡単ではない。何かをやめさせるのではなく、何か違う行動に置き換えるほうが家族成員にとってははるかにたやすい。ガミガミと叱ること以外で、家族成員の患者を応援する気持ちを伝える方法はないかを考えてもらい、家族成員の変化によって患者がどう変化していくか、そのプロセスに注意深く関心を払い、より有効な方法をともに見い出していく。

（4）家族成員間のコミュニケーションを促す

患者と家族成員との間の問題は、コミュニケーションがうまくいかないことに由来することが多い。家族成員は、労いや感謝を表し、一度に多くのことを伝えず、明瞭に話すといった基本的な事柄を理解していても、実際になかなか行動には至らず、意識してはいても長続きしないことが多い。在宅における援助では、患者と家族成員とが助言した事柄を実際に試みる場を設定することもでき、実践に即した助言が大きな力を発揮することも多い。

具体的なポイントとしては、相手が気持ちよく感じられるように依頼したり、相手の肯定的な行為に感謝の気持ちを伝えたり、否定的な見解や感情を建設的に表現するコミュニケーションに焦点を当てる。例えば、相手が気持ちよく感じられるよう、相手に依頼するときには、明るい表情で、何をしてもらいたいか、そうすると自分がどう感じるかをはっきりと伝える方法について助言する。また、相手の肯定的な行為に感謝の気持ちを表す場合には、相手と視線を合わせながら大きな声ではっきりと、そのとき自分がどんな気持ちがしたのか、なぜ嬉しかったのかをときには身振りや手振りも交えて伝えることを助言する。

また、相手に対する否定的な見解や感情を建設的に表現するためには、「あなたが〜しなかったのがいけない」という「あなたメッセージ」ではなく、「私は、あなたが〜しなかったことが残念だった」という「私メッセージ」で感情を爽やかに表現する具体的方法を提案する。いずれにしても、家族成員の中に、実際に自分が患者とこのような会話を交わしているイメージがもてなければ変化は生じない。看護者を患者に見立てて練習をしたり、また逆に看護者が家族の役を演じ、家族成員には患者の立場で看護者の発言にどのような印象を抱くかを体験してもらうなど、ときにはロールプレイなども交えた具体的な助言が必要である。

なお、家族成員間のコミュニケーションを促す援助としては、患者以外の家族成員間のコミュニケーションにも注目しなければならない。具体的には「どうせ話してもわかってはもらえない」と深刻なコミュニケーションギャップが生じる前に、それぞれの家族成員の言葉の裏に隠された意味をその都度相手に代弁したり投げかけたりする援助が重要となる。そして、ときには、悲しみや苦悩を分かち合って、お互いへの配慮や関心、承認を呼び起こすために、家族面接の機会を提供することも必要である。しかし家族面接は、一方で、相手に対する非難や不満、失望、怒りといった強い感情的反応を引き起こす危険性も秘めている。強い感情の爆発は、それを解決する明確な戦略と技術をもたない限り、さらに否定的な感情を煽り、かえって家族を消耗させる結果を招く。そして家族の言い争いや非難は、彼等が、「なぜこのようになったのか、誰が間違っていて責任は誰にあるのか」といった問題に焦点を当てることから派生することが多い。看護者としては、現在の問題の根を過去にさかのぼってたどっていこうとする会話をコントロールし、今後の現実的な問題の解決や課題の達成に焦点を当て、「（過去はどうあろうとも）これからうまくやっていくためにはどうしたらよいでしょうか」と未来を志向したコミュニケーションがはかれるよう援助していく。

（5）患者との体験の共有を促す

　家族成員、中でも患者の親がたどる心理的プロセスは、患者が発病前の元の状態に戻ることへの期待が大きく、心が過去を向いている段階から始まり、患者との関係性を取り戻そうと試行錯誤を重ね、次第に過去へのこだわりが軽減し、患者を含む社会とかかわっていこうと未来を志向する段階へと移行していくことはすでに述べた。この過去から未来への家族成員の視点の変化は、新たな患者との関係性を再構築できるか否かによるところが大きい。そこで、退院後の家族援助では、生じた問題の解決をはかるのみではなく、さらに積極的に患者と家族成員の双方にとって肯定的な体験の共有を実現させていくことがきわめて重要である。看護者は患者・家族成員と話し合いながら、患者の病状や生活能力と家族成員の心理的プロセスの両者を的確にアセスメントし、体験を共有するタイミングと、家事や余暇活動、趣味、スポーツなどのうちどのような内容が患者と家族成員にとって望ましいかを判断し、提案したり、体験を共有できる機会を提供していく。

　また体験を共有するといっても、最初は、患者はうまくできるのだろうかという心配から、むしろ家族成員が主導権を握ってしまったり、逆に遠巻きに眺めて患者を観察していたりなど、患者と適切な距離をとることができず、場は共有していても、肯定的な体験を共有することが困難なことも多い。患者を障がい者とのみ捉えず、家族の一員として、患者とともに生活の中のさまざまな行為を、たとえ一瞬でも楽しむことができるよう、患者・家族成員とともに工夫を重ねていく。

（6）社会資源の活用を促す

　精神疾患をもつ患者の家族は、自分自身の偏見から、困っていても周囲に援助を求めない傾向にあり、福祉制度についても病気や障害をオープンにすることにつながるため、活用への抵抗が強い。そこで、患者のためにも家族自身のQOLを大切にするためにも、家族のみで対処しようとするのではなく、周囲の支援をうまく活用するこ

とが家族の力でもあると伝えることが重要である。そして、家族成員が納得して社会資源の活用に踏み出せるよう、病気や障がいをオープンにすることによって、誰にどのような不利益が及ぶのか、また、逆に社会資源を活用することによって誰にどのようなメリットが予測されるのかを家族成員とともに現実的に検討していく。

　具体的には、ソーシャルワーカーと連携をはかりながら、患者・家族成員の居住地にどのような制度や施設があり、どのようなニーズに対してどのようなサービスが受けられるのかをできるだけ具体的に伝えていく。必要に応じて、家族成員が実際に施設を見学できるような機会も提供することが望ましい。また、施設のみではなく、地域社会の中で困ったときに相談できる同じ障がいをもつ患者の家族や、精神保健ボランティアなどを紹介し、ネットワークにつなげていくことも重要である。そして、実際の社会資源の活用にあたっては、患者本人が活用するサービスについては、家族成員の押しつけではなく患者が主体的に活用していくことの大切さを強調し、そのために家族としてどのように患者に関わるかを話し合う。また、他の家族成員の理解を得るために、どのように社会資源を説明し、話し合ったらよいかを助言する。

(7) 家族同士の支え合いを促す

　看護者がいかに質の高いケアを家族に提供したとしても、同じ苦労を重ねてきた他の家族の助言はまさに説得力があり、その家族が与える力を看護者が代替することはできない。また、同じ悩みをもつ他の家族と触れ合うことによって、自分自身の中に他者を支える力を発見し、そのことが前進へのパワーを与えてくれることも少なくない。看護者は、自分自身が直接サービスを提供するだけではなく、仲間の中でその家族成員が力を与えられたり自分の力を発揮できる場をつくり出すことも重要な援助である。看護者は、家族がさまざまな社会資源を自ら活用し、また逆に自らが社会資源となって他者を支える存在になるよう援助することによって、家族をエンパワーし、セルフケア能力を高めていく。

4　長期入院患者をもつ家族への援助―退院支援に関するかかわり

　数年、あるいは数十年に及ぶ入院期間中に、両親が高齢化し実家の世代交代も生じて、家族とのかかわりがほとんどもてなくなってしまった患者も少なくない。

　長期入院患者の地域生活への移行が促進されているが、退院をめぐる患者と家族成員の考えの相違や、キーパーソンに対する不安が、退院調整の障壁の一つとなっていることが報告されている[29]。

　また、看護師が認識する退院支援の困難として、退院に対するさまざまな家族の抵抗、家族と接点がもてない状況、家族との敵対関係[30]が明らかにされている。

　ここでは、これを踏まえ、長期入院患者の退院調整における家族支援について考えてみたい。

(1) 支援の前提

❶患者本人のセルフケアの促進

　何といっても、患者本人の「退院したい」という気持ちを喚起し、自尊心を高め、さらにはセルフケア能力や対人関係能力の向上をはかる支援が不可欠である。患者本人

の意欲や、病状、日常生活の安定性が家族成員への安心につながり、家族成員の退院に向かう気持ちを後押しする。

❷家族を支援するという姿勢

長期入院患者の退院調整では、家族成員と改めて話し合い、課題の解決をはかっていくことが必要となる。しかし、看護師が日頃から家族成員にほとんど関心を寄せることなく、突然家族に「退院」を切り出しても、家族は戸惑うであろう。日頃から、院内行事などでの患者の近況を伝えるなど、家族成員を支援の対象と位置づけ、話し合うことのできる関係を保つ意図的な働きかけが必要である。

なお、一方、看護者から見れば、患者に対する関心が希薄であるかのように見える家族成員の中には、自分自身の体調の悪化や加齢によるサポート力の低下によって、患者を想う気持ちをもちながらも退院という課題に向き合えない場合もある。また、長期間、離れていたことによって、急性期の患者の混乱したイメージが修正されず、暴力を受けた生々しい体験が蘇り、病院に足が向かないこともある。そして、家族として、十分な役割を果たしてこなかったという一抹の後ろめたさや漠然とした心のつらさを抱えている場合もあるだろう。

家族は患者をサポートする資源だという見方ではなく、家族は支援の対象であることを前提[31]とし、「面会に来ない家族」の背景に、どのような事情や気持ちがあるのか、まずは看護者が関心を寄せることが第一歩となる。

（2）支援のポイント

❶家族の負担感に伴う抵抗を緩和する[31]

患者が入院していた期間が長期にわたっていると、患者が不在の状態で家庭内の関係性や日常生活が構築され、その家族なりの安定が保たれている。家族にとっての退院は、その安定状態を乱す大きな脅威ともなり得るものであり、家族成員の中には、今の安定を崩したくないという気持ちが強く働くことがある。

したがって支援にあたっては、退院に伴う家族成員の退院をめぐる負担感をいかに和らげるかが重要な鍵となる[32]。

具体的には、家族成員を脅かすことなく、無理強いはしないこと、常に家族成員を労い、話に十分耳を傾けることが大切である。さらに、自分たちだけで世話をするのではなく、活用可能な社会資源について説明し、具体的に提案することも家族成員の負担感の軽減に役に立つ。家族成員の、患者の病状やセルフケア能力に対する誤解がある場合には、患者の現状について理解を促すことも必要となる。また、あれこれと要求するのではなく、その家族成員に可能な範囲の協力を求めることが、家族の負担感を軽減する。

❷患者と家族成員の歩み寄りを促進する

長期にわたる入院期間で、患者と家族成員が疎遠になっている、退院に対する意向が対立している場合もある。患者の退院後の安定した生活を実現させるためには、退院支援において、患者と家族成員が歩み寄り、支え合う関係性を構築することが望ましい。

ときには、例えば子どもの立場である患者の気持ちを親に代弁したり、親の子どもを思う気持ちを患者に代弁したり、お互いの気持ちや考えを仲介しながら両者の気持

ちをすり合わせていくことも必要となる。また、外泊を繰り返すことによって、家族成員に患者のよい変化を実感してもらい、「実績」をつくる[33]ことで安心感が生まれ、両者の関係性が徐々に修復されていくこともある。患者と家族成員とが対立関係にある場合には、すぐには関係性の好転が望めないことが多いが、粘り強く働きかけることを大切にしたい。

❸退院後への生活の不安を解消する

退院にあたっては、患者も家族成員も、さまざまな不安が頭を過る。こうした不安を丁寧に聞き取りながら、一つひとつ解決の方法を検討し、不安を解消していくことが必要である。

そのような意味でも、外泊は重要な意味をもつ。一回一回の外泊に小さな目標を設定し、成功体験を重ねていくことは、患者・家族成員の双方にとって自信につながる。外泊後に、外泊中の様子を聞き取りながら、家族成員に患者への対応を助言し、症状への理解を深めることで、不安を軽減することができる。

また、退院後に利用する可能性のある社会資源を見学する、地域の当事者であるピアサポーターとの交流をもつことなどは、患者、家族のリカバリーのモデル[34]ともなり、不安を解消し、退院を後押しすることにつながる。

引用文献

1) 野村忠良：苦境に立たされる家族と社会改革の必要性，精神科臨床サービス，17（1），p.16-21，2017.
2) 武井麻子，末安民生ほか：系統看護学講座　専門分野Ⅱ　精神看護の展開　精神看護学②，p.93，医学書院，2017.
3) 長谷川憲一，伊勢田堯：日本の家族支援制度と海外の家族支援制度，精神科臨床サービス，17，p.11-15，2017.
4) 公益社団法人全国精神保健福祉会連合会：平成29年度「精神障がい者の自立した地域生活の推進と家族が安心して生活できるための効果的な家族支援等のあり方に関する全国調査　報告書，2018.
5) 安西信雄・池淵恵美監訳：リバーマン実践的精神科リハビリテーション，新樹会創造出版，2010
6) Walsh, F., Anderson, C. M：Chronic Disorders and Family, Haworth Press, New York, 1988.（野中猛・白石弘巳監訳：慢性疾患と家族，金剛出版，1994）
7) Hatfield, A. B.：Psychological costs for schizophrenia to the family, Social Work, 23, p.355-395, 1978.
8) 田上美千佳：精神分裂病患者をもつ家族の心的態度に関する研究，お茶の水医学雑誌，46（4），p.181-193，1998.
9) Miller, F., Dworkin, J., Ward, M., Barone, D.,：A Preliminary study of unresolved grief in families of seriously mentally ill patients, Hospital Community Psychiatry, 41, p.1321-1325, 1990.
10) Atkinson, S. D.：Grieving and loss in patients with a schizophrenic child, Am J Psychiatry, 151, p.1137-1139, 1994.
11) 岩崎弥生：精神病患者の家族の情動的負担と対処行動，千葉大学看護学部紀要，20，p.29-40，1998.
12) 田上美千佳：精神分裂病患者をもつ家族の時間的経過における心的態度の変化―親を対象として，日本看護科学学会学術集会講演集，p.102-103，1998.
13) Brown, G., Birley, J. L. T. and Wing, J. K,：Influence of family life on the course of schizophrenic Disorders：A replication, Br. J. Psychiatry, 121, p.241-258, 1972.
14) 大島巌・後藤雅博・伊藤順一郎ほか：地域における家族支援プログラム―保健所などの全国実態把握とモデル事業の試み，ぜんかれん保健福祉研究所モノグラフ，No. 17，（財）全国精神障害者家族会連合会，精神障害者社会復帰促進センター，1997.
15) 伊藤順一郎・大島巌・岡田純一ほか：家族の感情表出（EE）と分裂病患者の再発との関連について―日本における追試研究の結果，精神医学，36，p.1023，1994.
16) 三野善央・田中修一・井上新平ほか：家族の感情表出と分裂病の経過，第13回社会精神医学会，和歌山，1993.

17) 大島巌，伊藤順一郎，柳橋雅彦ほか：精神障害者を支える家族の生活機能とEE（Expressed Emotion）の関連，精神神経学雑誌，96，p.298，1994.

18) Singer, M. T., & Wynne, L. C.：Thought disorder and family relations of schizophrenics, Result and implications, Archives of General Psychiatry, 12, p.210-212, 1966.

19) 滝沢武久：ストレス下における家族の自助集団―精神障害者家族会（親の会）の現場から，家族生活とストレス，石原邦雄編，垣内出版，p.302-332，1986.

20) 岩崎弥生：看護者として何ができるか―妹の発病を経験して，精神科看護，68，p.11-14，1998.

21) 大島巌：精神障害者をかかえる家族の協力態勢の実態と家族支援のあり方に関する研究，精神神経学雑誌，89（3），p.204-241，1987.

22) 田野中恭子，遠藤淑美，永井香織，芝山江美子：統合失調症を患う母親と暮らした娘の経験，佛教大学保健医療技術学部論集，第10号，49-61，2016.

23) 横山恵子，蔭山正子：精神障がいのある親に育てられた子供の語り　困難の理解とリカバリーへの支援，明石書店，2017.

24) Kavanagi, D. j.：Recent developments in expressed emotion and schizophrenia, Br. J. psychiatry, 160, p.601-620, 1992.

25) 渡辺裕子，鈴木和子，永井優子ほか：精神科看護における家族看護過程の特徴に関する研究，その3．家族援助内容における特徴，千葉大学看護学部紀要，19，p.147-153，1997.

26) 鈴木丈，伊藤順一郎：SSTと心理教育，中央法規，1997.

27) 川口めぐみ，長谷川美香，出口洋二ほか：退院1年未満の統合失調症患者を介護している親の介護負担感の関連要因，家族看護学研究，20（1），p.2-12，2014.

28) ピーター・ディヤング，インスー・キム・バーグ著，玉真慎子，住谷祐子，桐田弘江訳：解決のための面接技法―ソリューションフォーカスト・アプローチの手引き―〈第2版〉，金剛出版，1998.

29) 吉村公一：退院の意向をもつ長期入院統合失調症患者に対する精神科看護師の「退院調整の障壁」―精神科看護師の態度からの一考察―，日本精神保健看護学会誌，22（1），p.12-20，2013.

30) 石川かおり，葛谷玲子：精神科ニューロングステイ患者を対象とした退院支援における看護師の困難，岐阜県立看護大学，13（1），p.55-66，2013.

31) 高橋未来，葛谷玲子，石川かおりほか：精神科長期入院患者の退院支援における家族への看護の検討―複数施設で実施する事例検討会を通して―，岐阜県立看護大学，16（1），p.113-120，2016.

32) 石川かおり，葛谷玲子，高橋未来：精神科長期入院患者の退院を支援する看護の検討，岐阜県立看護大学紀要，14（1），p.131-138，2014.

33) 田嶋長子，島田あずみ，佐伯恵子：精神科長期入院患者の退院を支援する看護実践の構造，日本精神保健看護学会誌，18（1），p.50-60，2009.

34) 柳尚夫：地域移行推進員としてのピアサポーターを活用した地域移行システム．保健師ジャーナル，73（8），p.639-644，2017.

参考文献

- 渡辺裕子，鈴木和子，永井優子ほか：精神科看護における家族看護過程の特徴に関する研究，その1．看護職の家族援助に関する基本的認識における特徴，千葉大学看護学部紀要，18，p.1-9，1996.
- 渡辺裕子，鈴木和子，永井優子，鈴木啓子，中川幸子，桜庭繁，齋藤和子：精神科看護における家族看護過程の特徴に関する研究，その2．情報収集から問題の明確化，計画立案までの過程の特徴，千葉大学看護学部紀要，18，p.11-19，1996.
- 後藤雅博：精神分裂病の家族教室，家族教室のすすめ方，心理教育的アプローチによる家族援助の実際，後藤雅博編，金剛出版，p.29-41，1998.
- 後藤雅博：家族援助プログラムの広がりと制度化へ向けて，精神科看護，68，p.20-25，1998.
- 高橋万紀子，板山稔，安倍由香ほか：精神科病棟から初回退院した統合失調症と暮らす親の在宅移行期の体験―地域生活を継続する統合失調症の親のインタビューから―，家族看護学研究，20（1），p.26-37，2014.
- 藤野成美，ほか：統合失調症患者の家族介護者における介護経験に伴う苦悩，日本看護研究学会雑誌，32（2），p.35-43，2009.
- 半沢節子，田中悟郎，後藤雅博ほか：統合失調症患者の母親の介護負担感に関連する要因―家族内外の支援状況と家族機能の関連―，日社精医誌，16，p.263-274，2008.

第**9**章

高齢者介護を行っている家族への看護

　わが国では、急速な高齢化が進行し続けている。それに伴い、家族内で高齢者の介護にかかわっている家族をいかに支えるかということが家族看護の大きな課題になっている。特に最近では、高齢者の介護に直面する次世代の少子化、晩婚化、非婚化などの社会的な問題と相まって高齢者介護への負の影響が大きく取り上げられるようになってきた[1,2]。

　また、老年社会学、社会福祉学、家族療法などの分野でも介護家族への援助は大きな課題[3,4]となり、高齢者虐待など介護の負の問題の予防、対処への取り組みが始まっている。そのような中、家族看護では、高齢者介護を単に高齢者と単一の家族介護者（配偶者、子どもなど）という二者関係だけに焦点を当てるのではなく、介護という課題に対して家族全体がどのような正と負の影響を受けているのかできるだけ詳細なアセスメントを行う。その上で、介護を家族の発達課題の一つと捉え、外部のソーシャルサポートを有効に活用し、家族が有するセルフケア機能を最大限に発揮して家族単位でよりよい対処と生活ができるようにする。これは、高齢者介護を行う家族の健康促進と介護に伴う生活の再構成のプロセスを援助することでもある。

　しかし、このプロセスを遂行するためには、個として高齢者の介護を主に担う介護者を中心に、その他の家族成員の介護協力や高齢者への間接的な支えを家族内ソーシャルサポートやネットワークとして捉える[5]のか、あるいは、高齢者と介護者および同居・別居にかかわらずその他の家族成員を一つの家族システムとして捉えて援助の対象とし、その他の外部からの援助をソーシャルサポートとするのか議論が分かれる。家族看護の立場では後者を建前とするが、実際の援助活動の場面では、高齢者を中心に介護者やその他の家族成員という個人の健康や生活の維持促進を通して、結果としての家族セルフケア機能が保たれ、向上することを目指して、近隣の人なども含めた重層的な援助が展開されるのである。

　ここで、高齢者介護、特に認知症の高齢者を介護する家族を対象とした研究結果[6]から、わが国の高齢者を介護する家族の対処スタイルの特徴について述べる。日本の家族は、高齢者に介護が必要になると、まず家族内で主となる介護者とそれを間接的に補佐する家族成員という複数体制をとり、それをさらに子どもや孫など次世代の家族や親しい友人、近所の人のサポートシステムを補充し、そしてそれら全部を外部から支える専門職者のサポートを得るという重層的な家族システム対処によって介護に伴う家族の危機を乗り越えるという特徴がみられることがわかった。これを図に示すと図9-1のようになる。

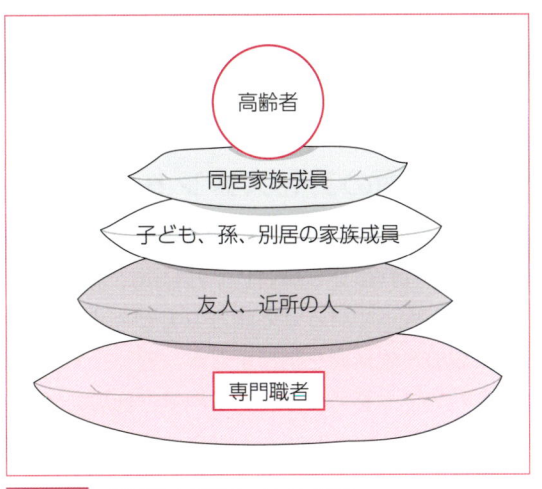

図 9-1 重層的な家族システム対処

1 家族が受ける影響

　看護者は、まず家族が介護によってどのような影響を受けているのか査定する。それには、介護を必要とする高齢者がどのような身体的、精神的、社会的状態であるかを把握することから始めるのは言うまでもない。そして、それらの情報が介護者のみでなく家族全体にどのようにかかわっているのかという視点からアセスメントを行うことが必要である。

<**事例**>

　パーキンソン病と認知症がある 82 歳の男性（要介護度 3）を 78 歳の妻が介護し、近所に住む娘夫婦がそれをサポートしている家族の例では、まず、本人の歩行能力などの ADL（日常生活能力）や認知症の程度、コミュニケーション能力などを把握する。そして、それによって家族が、どのような影響をどの程度受けているのかを知ることが必要である。それは、腰痛や疲労感などの身体的影響、また長年連れ添った夫の認知症によって妻の受けている精神的なショックや受容の度合いなどの精神的影響、外出が思うようにできない、経済的負担などの社会的な影響などが考えられる。

　また、娘夫婦の生活にどのような直接的、間接的影響をもたらしているのかについても徐々に把握していく。特に、娘夫婦は子どもの養育などの発達課題との両立ができているのか、娘の親に対するイメージの変化による精神的苦痛はないかといった理解も重要であろう。

2 家族の対応能力

1 家族の構造的側面のアセスメント

次に、介護から派生するこれらの種々の影響に対して、家族がどのような対応を行っているのかを知らなければならない。それには、まず、家族の構造的側面と機能的側面から、その家族がもっている対応能力のアセスメントを行う。

通常、同居家族の家族構成を把握するが、近年、わが国でも同居している家族の世帯構成人数はきわめて少なくなっているので、別居している家族の続柄や年齢、居住地も把握する必要がある。そして、それらの家族が現在、介護以外にどのような発達課題をもって生活しているのか、また家族の本来の生活時間の配分やリズムを知ることが重要である。というのは、家族は、介護している人である前に、生活を営んでいる生活者として存在しているということを忘れてはならないからである。

この事例のように、親の介護を手伝っている娘にとって、自分の子どもの養育は介護を行うようになる以前からの重要な課題であるし、それによって生活のリズムや時間の使い方が決まっているわけで、それらの本来の生活を妨げることはむしろ長期的な介護にとってマイナスとなる。

また、家族の体力や健康状態も重要な情報である。療養者の介護を行っている家族は、介護力という資源としての役割を果たしていると同時に、介護から健康上の影響を受ける存在でもあるからである。さらに、家族の生活を成り立たせている職業や家業と経済力についても知らなければならない。これは、長期になりがちな介護を続けるための経済的な基盤として、重要な対応能力の一つであると同時に、その家族の生きがいや人生の課題を知り、職業生活と介護生活の両立を支援するという意味からも重要な情報である。

次に、家族を取り巻く環境についてのアセスメントになるが、まず家屋の状況は、介護を行う上で大きな要因となる。特に、浴室やトイレの場所や構造、室内の段差や階段の手すりの有無、病室の日当たりなどは介護の遂行において必ず知る必要がある。同時に、家族が住んでいる地域の環境、特に交通の便、買物のしやすさ、介護を支援する地域サービス機関の存在、近隣との日頃の付き合い方も家族の対応能力の情報の一つである。

2 家族の機能的側面のアセスメント

こうした家族の構造的側面のアセスメントに続いて、機能的側面から介護に対する対応能力のアセスメントを行う。しかし、機能的側面は、目に見えやすい構造的側面と異なり、普段の家族の状況を十分に知っていないと把握できないことが多く、家族に援助を行いながら、少しずつ把握するということになる。

家族の機能的側面のアセスメント項目には、家族成員間の情緒的関係、コミュニケーション、相互理解、家族の価値観、役割分担、勢力構造、社会性などが挙げられる。これらの機能はどのように家族の介護に対する対応能力を構成しているのであろうか。

表 9-1　高齢者介護を行っている家族のアセスメント内容

1.　家族の受けている影響

影響要因としての高齢者の状態
　　日常生活能力（ADL）
　　精神的健康状態（うつ状態、認知症の程度など）
　　社会的能力（コミュニケーション、友人関係など）

身体的影響
　　疲労感、腰痛、肩こりなどの状態
　　胃潰瘍、高血圧などのストレス性疾患

精神的影響
　　負担感、不安、抑うつ症状
　　高齢者（配偶者、親）に対するイメージの変化による苦悩

社会的影響
　　職業、趣味、余暇活動、学校生活、近隣との交流への影響

2.　家族の対応能力

構造的側面
　　家族構成（続柄、年齢、同居・別居の別、居住地）
　　発達課題（育児、生きがいなど）
　　生活時間
　　体力・健康状態
　　職業・家業・経済力
　　家屋構造（浴室、トイレ、段差、手すり、居室の状況など）
　　地域環境（交通、買物の便、社会資源、近隣など）

機能的側面
　　家族成員間の情緒的関係、コミュニケーション、相互理解
　　家族の価値観（介護に対する考え方、イメージ）
　　役割分担（協力体制、柔軟性）
　　勢力構造（リーダーシップ、キーパーソン）
　　社会性（外部資源に関する情報収集能力、活用能力、近隣との交流）

3.　家族としての過去の対処経験

家族としての老後の設計や生きがい
家族としての過去の健康問題への対処経験

4.　家族の対応状況

新たな役割の獲得
生活の変化に対する受容
対処行動（介護役割に対する認知的・情緒的対処）
日常生活の調整（食生活、睡眠時間、息抜きの工夫、仕事の調整）
役割分担状況
社会性の拡大（介護資源・制度の情報収集、活用状況）

5.　家族の適応状況

高齢者と家族の心身の健康状態の変化
家族内の人間関係の質の変化
家族の日常生活の質の変化

家族成員間の情緒的関係を見るのは、介護される高齢者と介護する家族との今までの情緒的な関係が、現在の介護したりされたりする関係を両者が受け入れることに大きな影響を及ぼすからである。わが国では、長男の妻が義理の両親を介護することが多かった時代には、それまでの嫁姑関係が悪かった場合に介護がうまくいかないことが起こりがちであった。むしろ実の娘や息子が中心に介護し、息子の妻や娘の夫が協力するといった関係のほうがうまくいくことが多いのも、基本的な情緒関係が介護に大きな影響を及ぼすためであろう。

　同じように、家族の本来のコミュニケーションや相互理解の状態は、介護という問題が発生したときの対応能力に大きな影響を及ぼすものだが、必ずしもすぐに把握できるとは限らず、介護を進めている状況の中から少しずつ、本来の家族のコミュニケーションや相互理解の状況をさかのぼって把握することが多いのが現状であろう。

　また、家族の価値観は、介護のすべての行為や親をどう看取るかという介護方針を決定するときなどの大きな要因である。例えば、家族があまり完璧なケアはできなくとも、訪問看護なども利用してなるべく最期まで自宅で療養を続けるのがよいと思っているのか、あるいは高度な医療や介護設備の整った施設でのケアを望ましいと思っているのか、つまり日頃から、個々の家族がもつ老後の生活や介護に対するイメージや価値観をまず理解しなければならない。

　また、家族機能の中で役割分担の機能は、介護にとって特に重要である。つまり、家事などの普段の役割分担の状況や柔軟性が、介護が必要になったときの家族内の協力体制に反映するからである。

　例えば、いつも母親が家事をすべて一人で担っている家族よりも、父親や子どもも家事を分担することに慣れている家族のほうが、介護という新しい仕事が増えたときにはよりスムーズにいくことは当然である。それと同時に、家族内の誰がどのような事柄にリーダーシップを発揮しているのか、または、誰が家の中の物事を考えたり、決めたりするキーパーソンと言えるのかを探っておくことも、介護の方針や重要な決定を促すときに役立つ。

　最後に、家族の社会性という機能であるが、これは、家族が社会に対してどれだけ有効なつながりをもっているかということである。それは、家族成員が属している職場や地域のグループでの活動状況だけでなく、近所との付き合いの深さなどで表される。これらは、介護の問題についての情報収集能力や外部の介護資源の活用能力などに影響する。

3　家族の発達段階と対処経験

　高齢者介護を行っている家族には、その家族としての発達課題がある。例えば、夫婦でこれからの老後の生活を楽しみたいという目標や新しい生きがいの発見などがあろう。また、子世代には、まだ子育てや教育の課題、さらに職業の継続による家族生活の維持という本来の課題も考えなければならない。

　また、家族がこれまでどのような健康問題をどれだけ乗り越えてきたのかは、介護の対応能力にも影響するはずであるから、機会をみつけてこれまでの家族の経験の有無を聴取することも有効な手段である。

　介護によって家族が受けている影響と対応能力のアセスメントを行ったら、次は実際に家族がどのように介護の問題に対応し、介護生活に適応しているのかを査定しなければならない。

1　家族内の役割変化

　まず、介護という課題に直面した家族は、これまでの生活に大きな影響が及び、生活の変化を余儀なくされたり、それまでの家族内の互いの役割を変えなければならなくなる。

　例えば、これまで元気であった夫が脳梗塞によって療養生活に入った場合、本人のこれまでの生活が根本的に変わるだけでなく、妻は家事だけではなく介護という課題を新たに抱えることになる。また、夫婦が一緒に行っていた旅行も頻回にはできなくなり、近くに住む息子夫婦も、週末には訪問して、布団干しや買い物を手伝うなど新しい役割を担うという変化が起こる。これは、日常介護を担当している妻にとって大きな精神的なサポートにもなるであろう。つまり、家族は介護によって新たな役割を獲得しなければならないのである。

2　生活の変化に対する具体的な対処状況

　次いで、生活の変化や新たな役割を担うことに伴うさまざまな問題への対応状況について具体的にアセスメントを行う。介護を始めることになった家族は、まず、生活の変化や新たな役割を受け入れなければならない。

　特に、認知症や身体的な障がいを伴うような場合、家族はそれまでの頼りになる配偶者や親の変わりゆく姿を受け入れるという受容のプロセスを経験するが、これには苦悩を伴うことが多い。生活の変化や新しい役割、変わってしまった家族の姿に対する受容がどの程度できているのかを共感とともに把握する。そして受容の過程で家族が行っているさまざまな対処行動を理解しなければならない。

　例えば、今まで育ててもらった老親を今度は自分が看る番である場合、これまでの支えられる関係から支える立場へと親子関係を変えようとする努力が必要となり、また家族が介護を受け入れることも求められる。今は介護が自分にとって大切な課題であると自分を納得させようとする認知的対処行動や、介護に少しでも何らかの楽しみを見出そうとするなどの情緒的対処行動は、家族の代表的対処行動と言えるだろう。

　また、具体的な対応状況を知るためには、日常生活において、食生活、睡眠時間、息抜きのための工夫、仕事の時間との調整などがどのようにされているのかを一日の生活の流れに沿って聞いてみることが必要である。

　また、介護に伴う一つひとつの仕事を誰がどのように行っているのか、療養者の受診の付き添い、さまざまな手続きなどの戸外の介護上の仕事は誰が行っているのかなどについても、役割分担の状況を詳しく聞いて確かめる。

4 家族の適応状況

　家族はこれらの対処の積み重ねによって、介護に伴う新しい役割や生活に適応していくわけであるが、そこで現時点で家族がどのように適応しているかという適応状況のアセスメントを行わなければならない。この適応状況は、看護者がその家族に家族看護のニーズがあるかどうかを判断するために最も早期に把握しなければならないアセスメント項目である。その意味で、アセスメント項目の中で最初に位置づけられるものである。

　まず、介護にかかわっている家族の一人ひとりについて、新しい介護役割のために疲労感や腰痛などの身体的な健康上の問題や、抑うつや不安などの精神的な問題が起こっていないかのアセスメントを行うことが必要である。また、家族の獲得した介護に関する知識や理解がどの程度であるかを知り、介護意欲や介護に対する取り組み方などから個々の家族成員の適応状態を把握する。

　介護という課題を新しく担うことによって、家族が介護保険制度などの社会的な制度や資源について情報を得たり、活用することができるようになったり、地域のボランティア組織や近所の人の助けを受けることが抵抗なくできるようになれば、いわゆる家族の社会性が高まったと言える。それによっても、家族の全体としての適応状態を知ることができる。このことから、介護という課題をもちながら日々の家族の生活の質が保たれているかについてアセスメントを行う。

　さらに、介護によって家族内の情緒的関係、コミュニケーション、相互理解といった関係がどのように変化したのか、特に情緒関係などに悪影響を及ぼしていないか、反対に、介護によって家族のコミュニケーションの機会が増えて、相互理解が深まったと言えるかなど、家族関係の質に注目して適応状況を把握する。

［援助の実際］

2 介護を行う家族への援助方法

　これまで、高齢者介護という課題を抱えている家族が受けている影響とそれに対する対応能力、さらに実際に家族が行っている対処や適応の状態のアセスメントについて詳しく述べてきた。これらに基づき、看護計画を立てて家族を援助していくわけであるが、家族自身がもっているセルフケア機能を最大限に発揮して最終的に介護という課題を生活の中に統合しつつ適応していくためには、どのような援助課題があるのか考えてみる。

　以下では、援助の対象をイメージしやすいように、アセスメントで挙げた事例（P. 251）を想定して、その家族の援助にかかわる訪問看護師を中心に、入院していた病院の退院調整看護師、家族が住む地域の保健師やケアマネジャーなどの役割を含めて考えてみたい。

1 家族成員の健康の確保

　家族に高齢者介護という課題が生じたとき、家族看護では、高齢者の健康回復への援助はもちろんであるが、その他の家族成員の健康の確保に配慮することが一つの援助課題となる。というのは、高齢者の状態によって、食事、歩行、排泄、清潔、入浴など日常生活上の身体的な介助による負担だけではなく、家族全体の生活の変化による精神的ストレスが増大したことにより、家族成員の健康を阻害することが多いからである。もちろん、介護保険制度などを利用し、できるだけ外部資源を導入することで家族の負担を軽減するように援助するが、日常的な介助や最終的な責任と判断は家族に任されることが多い現状では、在宅介護は家族成員自体の健康が前提となるであろう。

　例えば、訪問看護を開始する看護師にとって、まず気になるのは、ともに生活する家族成員の構造的、機能的な対応能力であろう。もちろん、家族成員にもそれぞれの生活があり、職業生活や趣味などの生きがいは重要である。また、別居の子どもや親戚の協力が得られている場合でも、それぞれ育児や生活上の発達課題を抱えていることが多い。その上、高齢者を介護する高齢の配偶者は、生活習慣病や慢性疾患を抱えていることも稀ではない。

　このような現状の中、家族が介護という重い課題に対応していくには、家族成員一人ひとりの健康について自覚を促し、無理のかからないような介護生活を家族とともに設計することが重要である。例えば、介護者に高血圧症の持病がある場合には、訪問看護の場面で介護者の血圧測定を行いながら、介護という課題を抱える家族の生活

上の配慮などの相談に応じるということも一つの方法である。また、介護者に自覚症状がある場合には、忙しい日常の中でも定期健診や受診を優先するよう勧め、そのための方策を考えることも看護職の役割である。

2 家族内介護協力の促進

　介護は、長期にわたるものであるから、家族全員が何らかの方法で介護の一端を担うという協力体制は、主に介護する人の負担を軽くする上でたいへん重要である。それは、単に身体的な介護を手伝うということだけではなく、主に介護を担っている人に対しての精神的な支えになるという効果がある。例えば、週末に、別居している子どもの家族が訪問して、日頃できない布団干しや重いものの買い物などを手伝うことは、間接的に介護者のストレスを軽減する上で有効な手段であり、そのことで同時に子世代、孫世代の高齢者介護に関する理解も深まっていく。また、介護保険制度などの公的な機関での手続きは、介護者の外出がままならない状態では、代わって行う家族成員が必要な場合も多い。このようにして、徐々に家族全員が何らかの介護参加をしながら介護の役割を柔軟に交替し、ときどき介護者を気晴らしに連れ出すことなども重要な協力であろう。このように家族内の協力体制を高めるためには、その家族に実行可能な体制をともに考え、些細なことであっても実行できていることを肯定的に評価し、結果的に家族のセルフケア機能を高めていくということが重要な援助課題である。

3 家族内コミュニケーションの促進

　介護という新しい課題ができたとき、家族は、まずどのようにそれに対処するのか方針を決めるために話し合わなければならない。また、介護の役割分担も、話し合うことから始まるであろう。つまり、介護という課題の達成のためには、家族内のコミュニケーションが不可欠なのである。特に介護によって夫婦間だけでなく、親子や孫など世代間のコミュニケーションも必要になる。これらのコミュニケーションの善し悪しが介護の質を決めると言っても過言ではない。また、介護によって今まで以上にコミュニケーションの機会が増えて、家族のコミュニケーションの能力が高められ、相互理解が高まる結果となるということもある。つまり、介護は家族にとって特に世代間のコミュニケーションと相互理解のための貴重な機会を与えてくれるのである。また、認知症患者と家族のコミュニケーションのあり方は、症状の改善と悪化に大きな影響を及ぼすという研究結果[7]が報告されている。

　このような家族のセルフケア機能を高めるためにも、看護者は家族内のコミュニケーションを促進するような働きかけを行う。例えば、介護の方針を決める必要が出たとき、「ご家族でよく話し合ってみてその結果をよろしかったら教えてください」、「ご自分の考えを家族の方に少し話してみたらいかがでしょうか」などと提案する。また、なかなか本音を言えない家族に代わって本人の了解を得た上で家族の気持ちを間

接的に伝えて代弁することもできる。

わが国の家族の特徴として、家族同士ではあまり感謝の気持ちを表現しない傾向が強いので、代わりに感謝の気持ちを伝えることによって、家族間のコミュニケーションを促進することもできる。反対に、家族成員から他の家族成員に助言してほしいと頼まれることもあるが、それは慎重に行ったほうがよい場合が多く、なるべく家族が自分自身で表現できるように表現の仕方を一緒に考えることも必要であろう。また、看護者が訪問したり、家族面接を行うことによって家族が話し合う場をつくる結果となっていることも多いので、むしろ意識的にコミュニケーション促進の役割を担うことが必要であろう。

4 介護の意義の共有―介護による家族の成長を信じる

家族が介護にかかわることによって、家族内のコミュニケーションの機会が増えたり、役割分担の柔軟性が増し、家族のセルフケア機能が高まる。その結果、家族の相互理解や情緒的な交流という家族本来の維持機能が高まり、家族の意思決定も容易になる。

つまり、家族は介護から多くの学習の機会を得ているのである。しかし、家族自身はこのことに気がつかないことが多く、ただひたすら日々の介護に取り組んでいるものである。そこで、看護者は、そのような家族を温かい目で見守っていることと、家族が介護によっていかに成長を遂げているのかを表現し、介護が家族に目に見えない効果をもたらしていることを自覚できるようにする。また、そのような介護の意義を家族内で共有することがさらに家族の絆を深めるということを、折に触れてさりげなく示唆することもできる。

介護というものはよく育児と比較され、育児に比べて負担感が強く、先の見通しが立たず実りない行為であり、介護を担当する者が自分だけがなぜこのような世話を押しつけられるのかという被害者意識や孤独感に陥りやすいと言われる。しかし、世間の偏見や家族内の無理解がそのような気持ちにさせているのであって、介護にもそれなりの意義を感じることができるような周りの支えが必要なのである。看護者は、介護の最中にはそのような余裕がなくとも、介護という一つの発達課題を達成し得たときには、必ず深い達成感や体験価値を獲得するということを家族に伝えることが重要である。これは、必ずしも言葉で表現しなくても、援助者がそのことを確信して家族とともに介護から学ぶ姿勢でいれば、自然に態度で表すことができるし、家族もそれを感じ取ることができるものである。

なお、訪問看護制度の普及に伴い、家族は訪問看護によって患者への専門的なケアを受けるばかりではなく、家族の介護に関するさまざまな問題について相談したり指導を受けたいというニーズをもっている。つまり、訪問看護においても家族は単に技術的な看護介入だけではなく、介護方法はこれでよいのか評価をしてもらいたいと思っていたり、生活全体を見渡した家族看護を潜在的に望んでいる。これに対して看護者は、技術的援助を行いながら患者のみではなく家族や生活のアセスメントを行い、家族へのさまざまな助言・提案を行い、同時に家族への心理的な援助を行わなければ

ならない。

　また、これらの訪問看護において重要なことは、医療機関でのケアから在宅ケアに移行するときの継続的な家族看護である。家族は、これまで受けてきた医療が、在宅でどのように引き継がれるのかについて大きな不安を抱いていることが多い。施設ケアから在宅ケアに家族が不安なく移行できるようにするためには、施設内の看護師と訪問看護師との密接な連携が必要である。まず、施設内の看護師は退院を前にした家族に対して家族の状況と療養環境などについて十分なアセスメントを行い、それに基づいた退院指導を行う。そして、在宅でのケアを引き継いでくれる看護者に対して細かい申し送りを行わなければならない。そのため、訪問看護師は退院前に一度患者と家族に直接、面接する機会をもち、家族がどのような不安や要望をもっているのかを把握しておくことである。そうすれば在宅ケアにスムーズに移行でき、その後の家族看護の計画も立てやすくなる。在宅ケアが普及するにつれて、このような家族看護のための連携方法の確立と、そのための退院調整看護師など広い意味で家族看護を行う専門的な看護職の存在がますます重要になっている。

５ 家族の社会性の向上と介護負担の軽減

　家族が介護を在宅で行う場合、それを支える介護保険制度やその他の社会資源の活用が不可欠であることは広く知られるようになり、家族も外部からの援助を受けることをためらわなくなってきている。

　つまり、家族の介護に関する情報収集能力や外部資源の活用能力を含めた新しい意味での家族機能は確実に高まったと言える。しかし、家族内のことで他人の世話にはなりたくないという古い家族観が根強く残されている地域もあり、そのような地域では、看護者が家族に、制度や社会資源を受け入れるように働きかけなければならないという現状もある。また、介護は家族や親戚だけで行うのではなく、隣近所や、地域のボランティア組織など身近な人々の援助を受けたほうが効果的であることが多い。

　例えば、認知症の高齢者の徘徊に家族だけで対応するのは難しく、近所の人々に声をかけて見守ってもらったり、連絡してもらうことが必要になる。これらは家族が社会に向かって開放的になり、地域社会の中でともに助け合うという共生の精神をもつことが基本になる。つまり介護を通して家族は社会性を身につけることを余儀なくされるし、それが社会全体の介護に対する意識を高めることにもなる。

　このような家族の社会性の向上と社会全体の介護協力意識を高めることも、援助者の役割である。その家族の社会性の向上のためには、介護の支援制度や社会資源の紹介だけではなく、具体的な家族の対処方法を提案したり、保健師やケアマネジャーなどが自ら地域の人々に協力を呼びかけることなどが必要である。

わが国の認知症患者は人口の高齢化に伴って増加を続けている。また、65歳以上の者のいる世帯は全世帯の半分近くなり[8]、その中で介護が必要となった主な原因は現在、認知症が最も多い[9]。厚生労働省は2012年より認知症施策推進5か年計画「オレンジプラン」を公表し、2015年には、7つの柱からなる新オレンジプランとして、地域の見守り支援活動を強化する方策を推進している[10]。これらの政策に家族介護者への支援が一つの柱となり、家族を含む生活支援が包括的に確保される地域包括ケアシステムの実現を目的とした地域連携型の取り組みが行われ始めている。

また、2019年には、新たに認知症施策推進大綱（表9-2）を発表し、「共生と予防」の二本柱による認知症の人々が生きやすくなるための種々の具体的対策を打ち出している。この中で、「共生」には、地域で暮らす当事者としての認知症の人自身からの発信を促し、認知症の人とその介護者の負担軽減をはかるために企業や公共施設、地域への協力要請と認知症サポーターの養成をさらに促進することを目指している[11]。

一方で認知症家族会の活動によって同じ問題を抱える家族同士が自分の問題を表出し、互いに助け合う活動やそれらの活動を地域で支える助け合いの意識が芽生えてきている。また、認知症の人の家族自身の努力によるものだけではなく、市町村や町内会など身近な地域住民同士で助け合いの活動が活発化し、介護家族を支える身近なサポート源が開発されて、家族にとって有効な資源となってきた。これらは、地域の中に家族機能を拡大するというパブリックファミリズム（p.42）の一つであり、超高齢社会にとって不可欠であり、地域で働く訪問看護師、保健師にとって、その活動の推進は重要な役割である。

認知症の症状の特徴には、主に記憶障害、見当識障害、失語や失認等の中核症状とその他の認知症に伴う行動、心理症状（BPSD）とがある[12]。認知症の中核症状の一つである記憶障害は、適切な医療によって進行を遅らせることができるが、家族が認知症の人に対する基本的な対処の仕方を学ぶことによって、かなり周辺症状の発現を少なくすることができると言われている[13]。このような認知症の特徴的な症状とその対処方法について、家族が学ぶ機会をつくり、家族の心理的負担を軽減する看護職の教育的な関わりは大変重要である。

しかし、認知症の症状が家族にとって受け入れがたいものであるとき、家族が「あいまいな喪失」[14]という苦悩を味わっていることがあり、結果としてそれが心理的虐待という結果となって表れることがある。「あいまいな喪失」について、パーキンソン

表9-2 認知症施策推進大綱の5つの柱

1. 認知症への理解を深めるための普及啓発・本人発信支援
2. 認知症の予防
3. 認知症の医療・ケア・介護サービス・介護者への支援
4. 認知症の人へのバリアフリーの推進・若年性認知症の人への支援・社会参加支援
5. 認知症の研究開発・産業促進・国際展開

病と認知症のある 82 歳の夫を 78 歳の妻と近居の娘が介護している事例（p.251）で考える。

　夫は、自身の運動機能の衰えと同時に自己の認知能力の低下に気づいて思うように生活できない焦燥感を感じており、家族に感情をぶつけることが多くなっている。一方、妻の方は、かつては頼りにしていた夫が心身ともに衰えて、目の前の夫を自分の夫として認めがたいという気持ちを抱いて苦しんでおり、最近では自分自身の体調悪化も重なり、夫への介護に無力感を感じ、前のように介護に前向きではなく、むしろ夫を無視するようになった。また、娘は、失禁してしまった父親を見ると若いときの立派な父親像が一変してしまい、大声で叱責することもある。この事例の場合、父親は目の前に存在するにもかかわらず、妻や娘にとっては、かつての夫、父親という本来の存在のありようを喪失してしまったという「あいまいな喪失」の苦しみを体験していると言えよう。

　看護職者は、このような本人と家族の両者の苦しみと、そこで起こっている関係性の変化を理解し、どちらの苦しみにも寄り添うことが必要である。また、同時に外部サービスの利用により、心理的緊張を緩和し、弱ってきて周りの助けを必要としている存在としての夫や父親像を受け入れて家族内で新たな関係性を築けるように援助することが家族看護にとって重要であり、結果的に家族関係の悪化や心理的虐待の予防につながる。

　しかし、家族の介護負担感が増大して家族のみでの在宅介護が困難になった場合には、その認知症の人とその家族に最も適した新たな介護サービスについての情報提供や家族の選択のプロセスを支える援助が必要となる。その場合でも認知症の人にとっては環境の変化はマイナスの影響が大きいと言われているので、なるべく環境が似通った近隣で、在宅介護を助ける通いやすいデイケアやグループホームなどの地域の介護サービスや施設を選択肢として提案することが望ましい。

　このように、認知症の人とその家族への看護では、認知症の進行に伴う家族の苦しみに寄り添うだけではなく、認知症の症状は周囲の対処の仕方によってかなり改善することを家族が学び、本人の変化を受け入れ、ときにはともに楽しむ余裕がもてるように、家族として対処し、成長していくプロセスを見守っていくことが肝要である。その上で、社会資源を最大限に活用する力を引き出すという家族単位の社会性に働きかける援助方法の重要性が示唆されていると言えよう。

引用文献

1）春日キスヨ：変わる家族と介護，講談社，2010.

2）上野千鶴子：「ひとり暮らし＝孤立」か？，訪問看護と介護，17（2），2012.

3）湯原悦子：追い詰められる介護者の心理的・社会的背景，訪問看護と介護，17（2），2012.

4）上野千鶴子：ケアの社会学，大田出版，2011.

5）安達正嗣：高齢期家族の社会学，世界思想社，1999.

6）Suzuki, K., Hara, R., Shikimori, H., et al.：Characteristics of Japanese Family Coping Styles When a Member Suffers From Dementia. p.121, 10th International Family Nursing Conference, 2011.

7）Adams, T.：Communication and interaction within dementia care trials, Dementia, 4（2），185-205, SAGE PUBLICATIONS, 2005.

8）厚生労働省：平成 30 年　国民生活基礎調査の概況
https://www.mhlw.go.jp/toukei/saikin/hw/k-tyosa/k-tyosa18/dl/02.pdf（2019.08.20 最終閲覧）

9）内閣府：平成 30 年版高齢社会白書　全体版　2 健康・福祉
　　https://www8.cao.go.jp/kourei/whitepaper/w-2018/html/zenbun/s1_2_2.html（2019.08.20 最終閲覧）
10）日本認知症ケア学会編：認知症ケアにおける社会資源（第 5 版），p.72-88，ワールドプランニング，2016.
11）認知症施策推進関係閣僚会議：認知症施策推進大綱，社会保障審議会，資料，2019.
12）長谷川和夫，本間昭，永田久美子：認知症ケア最前線　理解と実践，p.3-76，ぱーそん書房，2014.
13）松本一生：家族と学ぶ認知症，金剛出版，2006.
14）ポーリン・ボス：「さよなら」のない別れ，別れのない「さよなら」―あいまいな喪失―，南山浩二訳，学文社，2005.

第9章　高齢者介護を行っている家族への看護

263

第**10**章

終末期患者の
家族への看護

［対象の理解］
家族成員が終末期を迎えることによって家族が受ける影響

この章のはじめに、まずは、家族の一員が終末期を迎えることによって家族成員や家族が受ける影響を考えてみたい。

家族の中の誰かが終末期を迎えるという出来事に直面した家族成員に、皆さんはどのようなイメージを抱いているだろうか。悲しみ、戸惑う家族像が浮かんでくるかも知れないし、また、苦悩の中にあっても奮闘し、大切な人の死を看取る力強い家族像を想像する人もいるだろう。

皆さんのもつイメージが多様であるように、誰かが終末期を迎えるという出来事に直面した家族成員、家族の体験は、実に多様性に富んでいる。患者との続柄、愛着の強さ、これまで重ねてきた歴史、患者の病気の経過、療養する場所、地域性、患者と家族成員の死生観・価値観、パーソナリティー、家族のもつ資源、家族内部の機能状態等々、それには多数の要因が影響しており、一つとして同じ体験はない。同一家族内でも、成員によってその体験の様相はさまざまである。

家族を援助する看護者として大切なことは、対象となる家族の体験にいかに近づくことができるかである。ここでは、対象理解のための多様な視点を学んでいただきたい。

心理的影響

1 予期悲嘆

家族の中の誰かが、もはや死が避けられない終末期であると知ることによって、他の家族成員は、多かれ少なかれ心理的な衝撃を受ける。それは、近い将来にやってくる患者本人との死別を意味するからである。

人は、人生において、肉親や友人、あるいはペット、さらには、地位や財産、仕事や社会的な役割など、さまざまなものを失う喪失（loss）を重ねていくが、その中でも大切な人との死別は最も強いストレスとなる。そして、こうした強いストレス、すなわち喪失を体験した場合には、悲嘆（grief）と呼ばれるさまざまな心理的身体的反応が現れる。

悲嘆は、図10-1 の通り、悲しみだけではない、実に多様な側面を示す。そして、終末期患者の家族は、一人ひとりが患者の死が予測される段階で、前もってこうした悲嘆を体験することが多い。これが予期悲嘆[1]である。家族成員の予期悲嘆は、患者の死が現実になったときの衝撃や悲嘆を軽くするとともに、立ち直りを早める役割を果

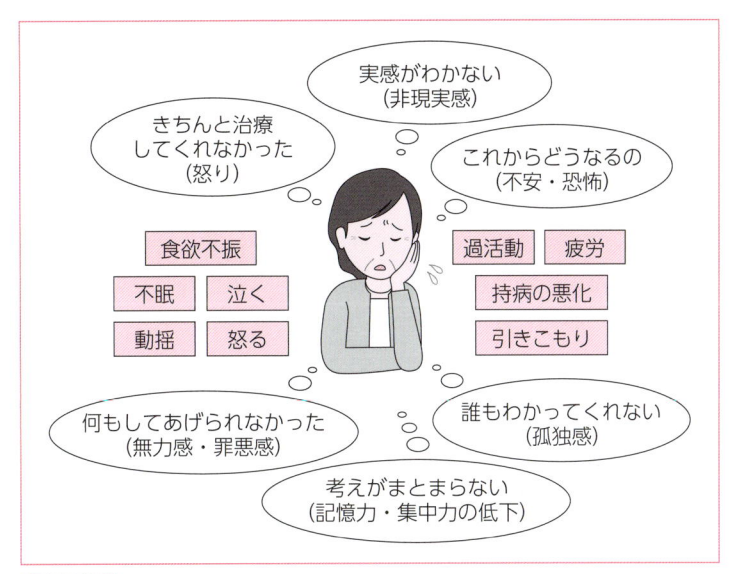

図 10-1 悲嘆による反応
〔児玉久仁子：解説 家族へのグリーフケア 基礎知識と家族看護学に基づく支援, コミュニティケア, 19(8), p.15, 2007〕

たすことがある[2]とされている。看護者としては、家族の言動から予期悲嘆の苦悩をキャッチし、十分に予期的な悲嘆のプロセスを歩めるよう支援することが必要となる。

2 家族成員が体験する感情

このような予期的な悲嘆を体験する家族成員であるが、ここで改めてどのような感情を抱き、何を考え、どのようにふるまうのか、家族成員の体験を整理しておきたい。

(1) 苦悩

大切な人との死別が避けられないという状況は、介護者に限らず広く情緒的な絆を共有する家族成員の心に以下のようなさまざまな苦悩をもたらす。家族成員とパートナーシップを構築し、ともに患者の終末期から看取りの日々を歩んでいくためには、家族成員が抱く感情を理解し、受け止めることが必要となる。

❶悲しみ

患者の命がいくばくもないことを知った家族成員は、患者の死を想うことで深い悲しみを体験する。ある家族成員は、「悲しくて何も手につかない」「一人になるとひたすら悲しくて涙が流れる」と語り、またある家族成員は、「常に憂鬱で何をしても楽しくない」と語るなど、悲しみの感情を表現することがある。

❷無力感

病状が進むにつれて、患者は持続的な痛み、呼吸困難、全身倦怠感など多様な症状に悩まされるようになる。こうした終末期の苦痛症状に対する治療は急速な進歩を遂げているが、それでも完全に患者の苦痛を取り除くには至っていない。こうした患者の苦痛は、側で見守る家族成員に大きな苦しみをもたらす。愛する夫や妻、そしてわが子、自分を育ててくれた親がこれほど苦しんでいるのに何もできない自分が情けなく、自分が無力であることをいやというほど思い知らされる。特に在宅で介護してい

る場合には、主介護者も他の家族成員も、患者の苦痛をどうすることもできない無力感を抱く[3]とされている。

また、家族成員は、病状の進行に伴う苦痛症状に対する無力感のみならず、余命が限られていることを知り苦悩する患者と向き合い続ける中で自分の無力を痛切に感じ苦悩を深める。

このような感情を抱く家族成員の中には、無意識にも自分自身を守るために面会の足が遠のく場合がある。家族成員が患者への関心を失ったわけでは決してなく、むしろ患者の苦しみをわがことのように感じてしまうために、面会に行きたくてもいけないという状況が生じる。このような場合、家族成員は、本来はいちばん大切なときに自分が患者を孤独にさせてしまったのではないかと自分を責め、いっそう身動きがとれなくなるという悪循環に陥ってしまう場合がある。

❸怒り

大切な人を失うかもしれないという悲しみは、怒りの感情を引き起こすことがある。「なぜ、こんなことになったのだ」と理不尽な状況に対する怒りがこみ上げたり、うまく対応できない自分自身に怒りがこみ上げたりすることもある。また、その怒りが医療者に向けられることもある。

家族成員の怒りをぶつけられた医療者は、何とか誤解を解こうとして状況を説明しがちであるが、説明、説得しようとする態度がかえって怒りを助長させてしまうこともある。溢れ出る激しい感情をまずは受け止め、相手が冷静さを取り戻せるように対応することが必要である。

❹不安

患者の病状が進行していることを感じるにつれて、家族成員は「この先、どうなっていくのだろう」「もっと苦しいことが起こるのではないだろうか」「最期はどのように訪れるのだろうか」と先行きが見通せないことによる不安を抱える。また、在宅で介護している家族成員は、「果たして自宅で看取ることができるだろうか」と心配を募らせ不安を体験する。

こうした不安は、今後の患者の経過や介護に対するものばかりではなく、患者亡き後の生活を想うことによっても強化される。例えば、大黒柱の夫が終末期を迎えている場合には、夫の死は、一家が経済的な柱を失うことを意味し、患者の死後の生活に対する不安を引き起こす。また、経済的にも精神的にも夫を頼りにしてきた妻の場合などは、夫を失った後、自分がどのように子育てをし、生きていけばよいのか、まさに茫然自失の状態となることもある。

家族、家族成員は、それぞれ個別の事情を抱えており、患者を失うということのその家族成員にとっての意味もまたそれぞれに異なる。いったい家族成員は、今、何に不安を抱いているのかをキャッチすることが大切である。

❺負担感

「大切な家族の一員ゆえに、大切に世話をしたい」と強く願いつつも、次第に体力・気力の限界を感じ、「もう、限界」「こちらがまいってしまう」と次第に負担感が募っていく場合もある。在宅で終末期患者を介護する場合には、患者の世話と仕事との両立に板挟みとなり、負担感が増幅していくことも多い。

家族成員の中には自分を鼓舞する気持ちが強く、体調の不調を感じていてもそれを

負担感として言葉に出すことを躊躇している場合が少なくない。このようなときには、負担感を共有することが援助の第一歩になる。

❻後悔

突然に患者が終末期だと診断されることもあるが、多くの場合は、終末期に至るまでにさまざまな治療に関する意思決定を繰り返してきている。そして、その意思決定に家族成員も強く関与していることが少なくないばかりか、小児や患者に意識障害がみられる場合には、家族が代理意思決定を下していることもある。

いよいよ終末期を迎えるにつけ、「あのときに手術を受けていればよかったのではないか」、「積極的な治療を打ち切るべきではなかったのかも知れない」と後悔の念が押し寄せることもある。答えの出ない問いであるだけに、家族成員が患者の死後もずっとその気持ちを持ち続けることもある。

（2）肯定的感情

上述のように、家族成員は、つらく苦しい感情を抱く。しかし、このようなつらさだけではなく、終末期であるからこそ患者との距離が近づき、何気ない日常の一コマに普段では感じることのない価値を感じて、ともに過ごせる喜びを感じることもある。

特に在宅における看取りの過程においては、自宅で過ごしているからこその療養者の笑顔に接し、限られた時間をともに過ごすことのできる喜びを感じたり、自分の介護が療養者の役に立ち、自分が療養者にとってかけがえのない存在だと感じる達成感、療養者と自分との絆を再確認することによる安心感など、家族成員は、数々の苦悩とともに深い幸福感[4]も同時に体験することが少なくない。

このように家族成員は、さまざまな苦悩と、しかしそれだけではなく苦悩の中にあるがゆえの肯定的な感情も同時に抱いている存在である。看護者は家族成員の苦悩を受け止める一方で、患者と家族成員との交流によって、双方に快の感情が生まれるような機会を積極的につくり出すことを大切にしたい。

（3）ゆらぎ

家族成員には、苦悩と喜びの両側面の感情が存在することを述べたが、この相反する感情、あるいは考え、思いがそのときどきに出現し、"たえざるゆらぎ"[5]の中にあるのががん終末期患者の家族成員の特徴である。例えば、余命いくばくもない患者に尽くしたい、報いたいと思いつつも、負担感に押しつぶされそうになったり、「休みたい」と願うものの、反面、次の瞬間には「側を離れたくない」と感じたりなど、家族成員の中には相反する感情が混在し、その間を行き来していると考えられている。

この"たえざるゆらぎ"は、自分自身のそのときどきの感情に向き合い、蓋をすることなくそれを認めるという家族成員の力によるものであり、むしろ家族成員の健全さのバロメーターとも言える。看護者としては、この家族のゆらぎをあたり前の健全な反応だと認め、"ゆらげない家族"、"ゆらぎすぎる家族"への援助に焦点を当てる[5]ことが大切である。

2　身体的影響

1　予期悲嘆としての身体症状

　予期悲嘆が、身体症状として現れることがある。例えば、突然の動悸、息苦しさ、胸が締めつけられるような感じ、めまい、嚥下時の違和感、あるいは胃の不快感や頭痛、食欲不振、不眠、疲労感、倦怠感など、その症状は多岐にわたる。

2　介護による身体的負担

　介護による身体的な負担が最も大きいのは、家族成員が自宅で療養者を世話する場合であろう。

　症状が重症化し、排泄、食事、清潔といった日常生活の基本的行為が自力では行えなくなると、当然、必要とされる介護が量的に増え、質的にも変化する。療養者によっては、昼夜のリズムが逆転したり、夜間に痰の吸引で頻繁に起きなければならなくなるなど、介護する家族成員は夜間の睡眠の確保も困難となることがある。

　また、いよいよ臨死期が迫り連日病院で患者への面会や付き添いを続けている場合には、十分な食事をとることもままならず、入浴もできないという状況にもなる。他の家族成員と交代したとしても、疲れが抜けず、疲労が蓄積する場合も多い。こうした家族の健康問題については何も語られない場合も多いが、看護者が体調を尋ねていくと、実は足腰の痛みを抱えていたり、排泄のリズムが狂って頑固な便秘に苦しんでいたりといったことも少なくない。

　このような家族成員の健康問題は、その人がすでに慢性疾患を抱えている場合には一層深刻となる。高齢者が高齢者を介護する「老老介護」がますます増えつつある現在、看取ろうとする家族もまたさまざまな持病を有していることが多い。家族成員に緊張を強いることの多いこの期間、自分のことは後回しにしてうっかり受診できずに服薬が中断し、深刻な問題に発展するということのないよう、家族の健康状態のモニタリングが必要となる。

3　家族内部、家族の生活にもたらされる影響

　これまで個々の家族成員について考えてきたが、家族の一員が終末期を迎えることによって、家族というシステム全体、そして日々の生活にもさまざまな影響が及ぶ。

　長戸[6]は、家族の一員を失うことは、その人の存在を失うということだけではなく、その人とともに築いてきた家族、その人を含めた家族としての現在の生活、さらにはその人の存在を前提とした将来の家族生活をも失うことであり、家族の存続を脅かす出来事だと述べている。つまり、がん終末期患者の家族は、家族危機に陥る可能性をはらんでいると言える。

1 日常生活上の影響

　もはや家族成員との死別が避けられないという厳しい状況の中で、家族は、あたり前の日常性を保持することが困難になる[6]。つまり、家族は患者中心の生活を送らざるを得ず、看病や死という「非日常」の要素が大きな割合を占める[7]ようになる。例えば、毎朝変わらぬ挨拶を掛け合ったり、いつしか習慣になったお気に入りの音楽を聴いたり、庭の木々や花の手入れをしたりといった、ごく普通の日常を保持することが難しくなっていく。

　しかし、この日常の暮らしを維持することは、家族成員の気持ちの安定につながり、患者にとっても「今まさに生きている」実感を与え、そしてそれはすなわち患者がよりよく生きるという家族の願いの実現にもなる[8]。家族の普段の暮らし、日常性を維持するという視点は、家族援助の大切なポイントとなる。

2 家族成員間の関係性—さまざまな葛藤

　終末期は、患者に残された時間が限られているからこそ、逆に心通わせ、寄り添い続けるときにお互いの関係が強まり、絆が強化されていくという側面がある。元気なときには意識的にはしなかったような行動、例えば寝顔をじっと見つめたり、顔に触れたり、そんなことの一つひとつに、夫婦、親子、家族としての絆を感じることもある。

　しかしこのようなプラスの側面ばかりではなく、患者や家族成員間の関係に葛藤が生じ、お互いの距離が離れていくこともある。ここでは、患者と他の家族成員、他の家族成員同士、同居家族と別居家族とに分けて、葛藤が生じる状況について述べる。

（1）患者と他の家族成員との間の葛藤

　庄村[9]は、死にゆくがん患者と家族成員との相互作用には、「両者の結びつきを強める」成り行きと「両者の人間的成長が促される」成り行きがある一方、「両者の溝を深めうる」負の成り行きがあることを明らかにしている。

　それは例えば、患者が自宅で療養したいと強く希望する一方で、妻は自宅で介護することへの責任の重さに困惑し、両者の間に溝が深まったり、家族成員の元気であって欲しいという願いからの励ましが、患者にはひどく負担になり、両者の心理的な距離が開いていくというような関係性である。また、死に際や死後のことについて家族成員と話し合いたいと望む患者と、患者の死について話し合うことに抵抗がある家族成員との間で、溝が生じることもある。さらには、自らの余命がいくばくもないことを知って苦悩する患者の姿を受け止めきれずに、近寄れない、どう接したらよいのかわからず困惑し、両者に溝が生じることもある。看護者には、何が溝を埋み出しているのかを探りながら、両者の溝を埋める役割が求められている。

（2）他の家族成員間

　家族の一員がもはや終末期にあり、死別が間近に迫っていることがわかると、主介護者は患者から目が離せなくなる。緊張とやがて迎える死に対する怖れや、こみ上げる悲しみで、多くの場合は心のゆとりを失う。こうした中で、他の家族成員の何気な

い一言で、対立や関係の隔たりが生じることもある。また、退院させて自宅で看取るのか、あるいは、入院させて病院で看取るのかといった療養場所の決定や介護方法をめぐって、家族成員間で対立が生じることもある。

齋木ら[10]は、在宅終末期がん療養者の臨死期において、家族介護者が、看取りまでのわずかな時間をいかに過ごすかについて、家族介護者の間ですれ違いが生じることがあると述べている。しかしこうした一時的な対立は、家族成員が互いに感情や考えを吐露し合って折り合いをつけていく一つの過程でもある。率直なコミュニケーションによって、対立や溝を乗り越え、家族としてのまとまりを強めていけるよう、支援したい。

（3）同居家族と別居家族

終末期患者とともに生活する家族にとって、別居家族は気持ちの拠り所、あるいは面会や日常の家族の生活の手助けといった手段的なサポートの面でもきわめて大きな支えとなる。家族の小規模化がさらに進みつつある現在、別居家族や親戚のサポートは、ますますその重要性を増していると言えるだろう。

しかし、別居家族もまた、同居家族と同様にさまざまな不安や心配を抱えていることが少なくない。むしろ離れているからこそ、より一層不安にかられ、何とかしたい、何とかしなければといった気持ちが起こることもある。そこで、同居家族に他人から伝え聞いた民間療法を勧めてみたり、転院や自宅介護を提案するなど、さまざまな意見や情報をもち込んでくる場合もある。また、心配が同居家族を非難するかのような言動につながり、患者の傍らで精一杯の対応をしている同居家族との間に溝が生じることもある。

終末期患者の家族は、家族危機ともいえる困難に直面しているからこそ、家族成員の力が結集できたときに絆が強化され、家族として成長していく。しかし同時に、厳しい現実に気持ちが揺れ動き、互いのすれ違いが関係性の歪みをもたらすこともある。

3 家族と社会との関係性

（1）社会とのつながりの変化

家族という存在は、自分たち家族内部と、友人や知人、あるいは近所の人々、職場や学校といった外部との間に境界をもち、必要な情報やサポートを受け取り、また適宜発信していくといった、社会との間の相互交流をはかっている。この、相互交流のあり方に変化がもたらされるのも終末期患者の家族の特徴の一つである。

具体的には、患者に心残りがないように、親しい友人や交流が途絶えていた旧友、遠来の親戚が訪ねて来る、また訪ねていくなど、家族の社会性が豊かになることがある。しかし反面、特に患者の病状が進むにつれ、家族成員が仕事を続けることができなくなる、近隣や友人との普段の交流をもつことが困難となるなど、社会との接点が減少していくこともある。

多くの場合は、看取りを終えた後に、普段の社会性が取り戻されていくが、中には死別後の悲嘆のプロセスにおいて家族成員が地域社会から取り残されてしまったように感じ、孤立感を強めていく場合がある。

（2）看取りを支える援助者との関係性の強まり

　家族の看取りにおいて、医療者をはじめとする援助者の存在は、きわめて重要な位置を占める。例えば、療養経過において、これまでは患者のみが医療者とかかわっていたとしても、終末期を迎え、患者が意思決定できなくなり、家族成員を含めた治療方針の変更の話し合いがもたれる場合も多い。家族成員には、医療者から提示される情報を理解し、患者の意思を代弁したり、あるいは家族内で話し合い、自分たち家族としての意見を伝えて、医療者と互いに納得するまで十分に話し合い合意を形成する[11]ことが必要となる。

　そして、在宅介護やさらに看取りに向けた体制を強化する必要が生じた場合には、医師や看護師のみならず、ケアマネジャーや介護職者等の援助者からの支援を必要とすることも多い。特に在宅で療養者を看取ろうとする場合には、このような医療者・介護職者の支援が家族の覚悟を支える要因[12]であり、特に医療者・介護職者の存在は、療養者と向き合う原動力[8]ともなる。

　このように家族は、患者の病状が終末期に至ることで、周囲の援助者との関係性を強化していく。

　以上、家族の一員が終末期を迎えることによって、家族成員や家族が受ける影響を述べてきた。一拘りに「終末期」といっても、がんによる終末期と老衰等で終末期を迎える非がん高齢者の場合では、家族の体験も異っている。ここで終末期を迎えた非がん高齢者の家族について述べておきたい。

　多死時代を迎えたわが国にあって、非がん高齢者の看取りもまた大きな課題となっている。非がん高齢者の終末期の特徴として、以下の点があげられている。

　①在宅で過ごす日数が、がんの療養者に比較して各段に長い

　②経過が長期に及び、介護者の苦痛や負担が大きい

　③終末期への移行が穏やかで、本人・家族ともに終末期の自覚が希薄である

　④予後の予測がつきにくい

　⑤認知機能の低下により、意思疎通が困難なことが多い

　そして、このような特徴を有する終末期を迎えた非がん高齢者の家族の、終末期から死への認識について、久保川ら[13]は、以下の点を明らかにしている。

　①家族は、「家族としての情愛」や「ともに暮らした歳月」を基盤として、「記憶を糧に紡ぐ介護」の日々を送っている。

　②家族は介護に誇りをもち、「精一杯尽くす喜び」や「生前供養としての介護」と現状を捉え、「満たされた介護」と認識している。

　さらに、家族が高齢者の死を認識することで、その存在の尊さを改めて思い返し、自らが長期間介護と看取りを提供できる（た）という誇り、家族として命・歴史をつないでいくという事実−家族を照らす"光"をもまた感じる可能性について示唆している。

　今後のわが国の80代高齢者の家族予測[14]をみると、団塊世代が80歳以上になる2035年頃には、現在以上に85歳以上の高齢期を夫婦2人で、もしくは一人で、しかも近くに住む子どもがいないという高齢者が膨大な数に達すると予測されている。在宅で家族による長期にわたる介護を受けて死を迎える高齢者は減少し、施設やホーム

ホスピスといった場が、非がん高齢者の最期の日々を生きる場としてさらに注目が集まっていくだろう。このような場においても、家族が、家族としての情愛を基盤に記憶を紡ぎ直し、たとえ短期間であっても、精一杯尽くす喜びを体験し、家族として「命をつなぐ」体験ができるよう支援することが必要であろう。

［援助の実際］

 求められる家族の対処

　家族への援助の目的は、家族成員との死別が不可避であるという現実から派生する、多くの影響に対する一単位としての家族対処を促すことである。

　それではいったいどのような対処が家族に求められるのだろうか。それらの対処の達成は、同時に家族援助の到達点すなわちゴールを示すものでもある。

1 看取りに伴う二次的ストレスの予防

　家族の一員が終末期を迎えることによって、個々の家族成員の身体や心のみならず、家族の生活や家族成員間の関係性、さらには家族と社会との関係性にも影響が及ぶが、それらはお互いに関連し合って、さらに大きなストレスを生み出すという性質がある。例えば、主に介護にあたっている家族成員が介護に伴う精神的・身体的疲労から健康問題が生じ、介護にあたることが困難になったとしよう。患者は側にいてくれる家族の支えを失って不安は増していくであろうし、病状にも大きな影響が及ぶかもしれない。患者の世話ができなくなり、誰かが替わって介護につくことになれば、その家族成員の身体的・精神的負担は重くなり、介護をめぐって家族の人間関係に葛藤が生じることも考えられる。また、それまでその家族成員が家庭内で担っていた役割が十分に果たせなくなることによって、家族の生活にも多大な影響が及び、家族はそれをカバーしようとそれまでの役割分担を再編成していくが、そのこと自体が家族には多大なストレスとなる。

　このように家族のストレスは、一つのストレスが他のストレスを呼びさらに大きなストレスに膨れ上がるという累積性をもつ。したがって、まず二次的なストレスの発生を予防し、その累積を防ぐという家族対処が必要となる。

2 看取りに関する意思決定

　家族が当初の混乱から脱し、セルフケア機能を発揮して危機状況に対する対処をはかっていくためには、自分たちがどのような看取りを望み、どのような方法を選択していくのか家族が自ら意思決定を下していくことがきわめて重要となる。

　実際の医療現場では、患者にどのような余生を送ってもらうか、家族にいかに看取ってもらうかなどの重要事項の決定に知らず知らずのうちに医療者の意向が強く反映することも少なくない。自分たちがどう問題に対処していくのか、家族自身がその方向性を決定し、自分たちの意志で選び取ってはじめて、家族はさまざまな困難に打ち勝

ち、主体的に問題に対処していくことができるのである。この看取りに関する意思決定は、一連の家族対処の根幹を成す、重要な対処であると言える。

3 死別が近いことに対する情緒的・認知的対処

　患者が終末期を迎えることによって、本人はもちろんのこと、他の家族成員がいかに精神的な打撃を受けるかについてはすでに述べた。しかし、終末期の患者を抱える家族には、患者の病状の変化に伴って家族が解決しなければならない問題が次から次へと生じ、一刻も早く主体的に問題に取り組む姿勢を取り戻さなければならない。家族はまさに呆然自失の状態から、悲しみ、怒りの感情に襲われ、自分を見失う段階を経て現実を受け止める気持ちへと変化するが、これはただただ時間の流れに任せるというだけではなく、そこには患者・家族成員個々の情緒的・認知的対処が強く働いている。

4 家族内相互作用の強化

　家族の一員が終末期を迎えるという出来事によって家族内部に葛藤が生じ、一時的に集団としてのまとまりが弱くなることについてはすでに述べた。しかし、家族の意思決定に添って家族が望む看取りを実現させようとするならば、まず家族は家族内の相互作用を強め、自分たち家族が有している家族内資源の十分な活用をはかっていかなければならない。

5 ソーシャルサポートの活用

　終末期の患者を抱える家族が、次々に生じる問題にその都度適切に対処していくためには、親戚や医療者などの家族外部の資源の活用は欠かすことができない。自分たちの望む看取りを実現していくためには、医師や看護師をはじめ、親戚や近隣の人々、ボランティアやソーシャルワーカーなど、多くの人々の協力を得ていかなければならない。特に終末期の場合には、痛みのコントロールや延命治療に関して医師との良好な関係を保持しておくことが絶対の条件となり、家族には自分たち家族の望む看取りのために社会資源をうまく活用するといった対処が必要となる。

2 援助の実際

■熟練した身体的ケアの提供—家族対処を促す前提としての援助

　家族の対処を促すためには、まず看護者が家族全体のストレスの源でもある患者の苦痛を熟練した技術で軽減し、患者を安楽に導くことが前提となることを強調しておきたい。いくら家族対処を促すといっても、患者が苦痛に呻いている状況では家族は脅かされるばかりである。看護者が適切な判断と技術で患者の苦痛を軽減していくことによって、自分たち家族のパートナーとして看護者を認識し、その支えを得て家族の主体的な問題解決へと歩み出していくのである。つまり、終末期患者を抱える家族への援助は、患者への熟練したケアの上に積み重ねられてこそ効を奏するものである。

1　二次的ストレスを予防する援助

（1）家族成員の健康管理について助言する

　家族像を形成する段階で家族成員個々の普段の健康状態を情報収集しておき、慢性疾患等を抱える人がいないか、特に介護者の健康状態についてつかんでおくことは言うまでもない。家族は少々身体の具合が悪くても弱音を吐いてはいけないという気持ちから自ら不調を訴えないために、倒れるまで無理を重ねることも少なくない。したがって家族成員の健康管理のための助言で最も重要なことは、家族の潜在的なニーズをいかに早くキャッチするかということにある。そのためには、患者の状況に加えて家族に対しても「夕べは患者さんのお熱が出て大変でしたね。奥さんも眠れなかったでしょう」と声をかけて家族の訴えを引き出していくことが大切である。そして、顔色や表情などを観察し場合によっては血圧等も測定して、疲労がたまっているような場合には昼間自宅で休息をとるよう提案していく。このように折りに触れて家族成員の健康を看護者が話題にすることによって、家族成員は自分自身の健康にも注意を向けるようになり、患者の介護と自分自身の健康とのバランスをうまくとっていけるようになるのである。

（2）介護と生活の両立がはかれるようにする

　家族成員個々の健康状況と同様に、初期の段階でその家族の発達段階や介護者の就業状況を捉えておく。そして、子どもがいる家庭であれば、例えば「お子さんの世話はどなたがなさっているのですか」「お仕事のほうは大丈夫ですか」などと問いかけ、介護と家庭生活との両立をはかるための工夫がどのようになされているのかを確認していく。そして、問題を抱えている場合には対処方法を一緒に考え具体的な提案を行いながら、介護と家庭生活を両立させる可能性を探っていく。家族は直面する事態の困難さに心が奪われ、今このときをどう過ごしていくかを考えるのが精一杯であるが、仕事を続けるか否かといった将来に大きく影響する問題がある場合には、患者の死後の生活をも見越した広い視野に立って家族を援助することが大切である。

（3）介護方法を指導する

　家族が患者の苦痛を少しでも軽減し、患者の生活をより豊かにできるよう介護方法の指導を行う。具体的には、清拭やマッサージの方法、口腔ケア、安楽な体位の整え方、あるいは食生活や排泄を順調に進めるための工夫、睡眠や休息を確保するための環境整備や気分転換のはかり方など、ごく一般的なケアのコツを患者の病状に合わせて指導していく。このような働きかけによって、家族は対処方策を豊かに身につけていき、自信をもって介護にあたれるようになり、患者に何もしてやれないという無力感から解放され、逆にやりがいを見出していく。

2　看取りに関する意思決定を促す援助

（1）家族の意思が尊重されることを保証する

　家族がどのような看取りを望み、どのような方法を選択していくのか、家族自らの意思で決定を下していくためには、どのような選択をしたとしても、その選択を保証

する医療者の姿勢を伝えておくことがきわめて重要となる。

　昨今、政策上、在宅ケアが推進され、さまざまなサービスも整えられ、以前では在宅死が困難であったケースも自宅で看取れることが多くなっている。しかし、いったん、自宅で看取る方針で退院した患者の家族も、その後の状況の変化によって、意向が変わることがある。古瀬[15]は、こうした家族の「心の揺らぎ」を察知し、家族の意向が現在、どの状態にあるかをアセスメントした支援の必要性を述べている。

　患者が病院内かあるいは在宅かにかかわらず、広く終末期患者の家族は、さまざまな心理的葛藤を抱えながら、患者とともに生きる存在である。迷いや悩みが生まれ、一度決めた方針が揺らいでいくことも少なくない。看護者としては、「気持ちが変わってもよい」と家族の心の揺らぎを受容し、家族のそのときどきでの意思が尊重されることを保証する。そのためにも、家族から気持ちの変化を打ち明けてもらえるような関係を維持しておくことが必要となる。そして、状況の変化に応じ、無理のない方策がとれるよう、家族の合意をその都度形成していくことを大切にしたい。

（2）病状についての情報を提供する

　家族が自らの意思で看取りの方針を決定するよう促すためには、患者の現在の状況や今後どのような経過をたどって最期を迎えるのか、その過程でどのような問題が生じてどのような対処が必要になるのかといった、病状に関する十分な理解を得ておかなければならない。このような病状に対する家族の理解が不十分であると、患者も他の家族成員もいずれ退院して自宅で過ごしたいと望んでおり、主治医も今が最後のチャンスと判断していても、家族は「まだその段階ではない」と時期を逃してしまうことになりかねない。

　例えば患者がドレーンチューブを装着している場合など、「この管をつけたまま退院するのは不安」という気持ちが強く、退院に踏み切れない場合が多いが、少なくともこの管は病院にいても抜くことはできないこと、そして在宅では管をつけたままでも人に会ったり散歩したり、趣味を楽しむことが今の体力ならば可能であること、この安定した時期を過ぎると患者の全身状態が悪化して、退院したとしても在宅での生活を十分楽しむことは困難になることを家族に伝えて、家族の判断を助ける情報をできるだけ豊かに提供することが必要となる。

　なお、他の家族成員は患者の病状を了解して退院させたいという気持ちを抱いていても、患者が「まだ治っていない」と家族の提案を受け入れない場合もある。患者に病名が告知されていない場合にはどのように対応すればよいか家族も医療者も悩むことが多いが、どのような状態が患者にとっては治ったことになるのか、患者の認識を捉え、患者の期待や希望を失わせないように配慮しながら、自宅に戻った場合の生活の幅を広げる可能性を具体的に示していく。そして、それでもなお、患者が入院治療の継続を選択する場合には、患者の意思を尊重することは言うまでもない。

　そして、自宅に帰った場合には、特定の家族成員に過度な負担がかかることなく、役割を分担しながらうまく介護を行っていける体制が整えられるか、訪問診療してくれる医師、特に麻薬の処方が可能な開業医が確保できるか、訪問看護等のサービスが受けられるかなどをケアマネジャー等と検討し、家へ帰りたいという気持ちだけが先行して現実的な条件が整わないまま家族の意思が決定されることのないよう援助しな

けなければならない。あまり深刻な事態を先回りして話してしまうと、家族が恐がって手も足も出なくなってしまうという危惧から、終末を迎えるまでに予想される問題についての説明をあえて避けてしまうこともあるが、このような症状が出ても、例えばこのような対応方法があると具体的な対処の可能性を示しておくことも重要である。

（3）看取りに関する家族内の話し合いを勧める

　家族の意思決定は、家族成員全体の合意を得てなされなければならない。特に患者の意思の尊重は大前提であるが、介護者だけではなく、他の家族成員や別居家族も納得の上で、病院で看取るか自宅で看取るかといったことが決定されるよう援助していきたい。

　具体的には、まず患者が他の家族成員に今後の療養生活に対する希望を伝えることができているかに注目し、率直なコミュニケーションを促していく。患者は自宅へ帰りたいと願っていても、家族の負担が増えることや家族はそれを望んではいないことを敏感に察知し、自分の意思を表明することなく口を閉ざしてしまう場合も多い。家族も患者の気持ちを何となく察していても、患者の身体を思いやる気持ちや現実の困難を考え、無意識のうちにも気づかないふりをしてしまいがちである。しかし、患者の死後、患者の気持ちに目をつぶってしまった自分を責め、苦悩を深めていくこともある。こうしたことを避けるためにも、患者が自分の気持ちを率直に表現できるよう促していく援助が重要である。

　患者が家族に対する遠慮から表現することをためらっている場合には、例えば「もし私が奥さんだったら、いちばん大切なことをどうして教えてくれないのかって、とっても悲しい気持ちになると思う」などと、他の家族成員の意思や感情を代弁しながら、患者に一歩踏み出す勇気を引き出していく。

　そして家族には、患者の意思にどこまで添うことが可能かを家族メンバー全員で話し合うように促していく。もし、家族内で十分に話し合わず、介護者が強引に患者を家に連れて帰った場合には、介護の協力が得にくくなるばかりか、病状の進行によって当然生じる症状や問題に他の家族成員が戸惑ってしまう。そのような状態の患者を見るのは忍びないといった気持ちから、連れて帰ってきたのは間違いだったと介護者を非難し、最期のときを前にして家族の気持ちがバラバラに乱れてしまうことにもなりかねない。これではせっかくの患者の在宅での生活も何となく居心地の悪いものになりかねず、こうした事態はどうしても避けなければならない。

　家族には、最初から無理だと決めつけるのではなく、患者の意思を尊重するという方向で家族全員で実現の可能性を探ってほしいと伝え、家族が現実的に検討する過程で必要な情報を客観的・中立的な立場で提供していく。そして、患者の意思にそのまま添うことができなくても、例えば退院が困難ならば外泊を、外泊が困難ならば外出というように、患者と家族側の接点を見つけ出せるように具体的な助言を行う。

　しかし、普段あまり家族で話し合うことのない場合には、突然家族で話し合ってと言われても実際には困難で、家族成員や別居家族が個々に相談に来るといったことも多い。そのような場合には、看護者側から話し合いの場を設定し、話し合いのプロセスを見守ることが必要な場合もある。

　家族がどのような結果を出そうとも、こうして話し合うこと自体が困難な課題を前

にした家族の絆を強めていくのである。

（4）介護技術を指導する

　家族の意思決定は「こうしたい、ああしたい」という希望と、予想される現実の問題に対応が可能かという実際に即した判断の両者によってなされる。在宅での看取りを患者・家族が希望していても、例えば経管栄養や吸引、酸素やカテーテルの取り扱いなど、患者の在宅療養に最低限必要な手技を身につけていなければ在宅療養を躊躇してしまうことも少なくない。家族に在宅での看取りを希望する気持ちがあるのならば、こうした介護技術指導を行いながら家族に自信をつけさせていくことで、家族の本来の意思に添った決定を促すことができる。

　家族は、医療器具に対する恐怖心が強く、最初から無理だと決めてしまっていることが多い。しかし、看護者が側について家族を励まし回を重ねることで、次第に自信を得ていく。患者が終末期にある場合には、できるだけ時間的な余裕のある段階で、看取りに関する家族の希望を聞いておき、家族が不安なく意思決定できるよう、折に触れて介護指導にあたることが重要である。

3　死別に対する情緒的・認知的対処を促す援助

（1）家族の動揺を受け止める

　死別が近いということを知った患者・家族成員がどれほど精神的打撃を受け、どのようにして適応していくのかはすでに述べた。悲嘆の体験を乗り越え、残された日々への現実的な対処を促していくためには、患者・家族成員が誰かとその感情を分かち合う体験が不可欠であり、これは終末期患者を抱える家族を援助する看護者の重要な役割である。

　具体的な援助を述べると、まず医師が末期の診断を家族に告げる場面に、看護者が立ち会うことが必要である。今後の悲嘆のプロセスを家族とともに歩んでいくためには、最初に医師がどのような言葉でどのように患者・家族成員に説明したのかを看護者が知っておかなければならない。そして、その説明を聞いた後で、家族によっては動悸、息苦しさ、気分不快などを訴える場合があるので、家族の顔色や表情に注意し、必要に応じて家族が静かに休める場所を提供する。そして、「つらいお話でしたね」とそっと手を握ったり指先などに触れて自然にスキンシップをはかりながら家族の気持ちを受け止める姿勢を伝えていく。

　家族の悲しみは、病状を告げられた直後よりもむしろある程度時間がたってからのほうが強くなり、患者に病状を告げていない場合には自分自身の悲嘆の感情と患者に知られてはならないという気遣いが重なり、家族の心労はピークとなる。しかし、家族は自分がしっかりしなければならないという気持ちからつらい感情を胸の奥に押し込めてしまうことが多く、このような場合家族の表情は乏しくなり、生気がなく、暗く沈んだような印象を受ける。看護者は、家族のこのようなサインをキャッチしたなら、その家族成員に積極的にかかわり、抑圧された感情が発散できるよう援助したい。

　しかしこのような状態の家族は、自分自身を懸命に守ろうとするあまり、固く心を閉ざしており、援助を申し出ても「大丈夫です」と取りつく島もないこともある。この場合、看護者は自分自身の存在を否定されてプライドを傷つけられたと感じることも

あるが、これは家族の防衛の現れである。このような場合、当面はその家族成員の心の問題に直接焦点を当てるよりも、相手が最も必要としていること、すなわち患者のケアに最善を尽くし、家族成員とともにケアを行うことを通じてお互いの信頼感を強めていくことが必要となる。そして、患者のケアを行いながらも、同時にその家族成員の健康を常に話題にしながら、その人が身体だけではなく自分の抑圧された気持ちに気づき、感情を自然に表現できるよう促していく。

わが国では、泣いたり怒ったりすること、すなわち、感情を表出することは恥ずかしいことだとする文化規範があり、家族が感情を発散することを抑制する要因になっていることがある。家族が「ごめんなさいね、泣いてしまって」「恥ずかしいわ、こんなにみっともないところを見せてしまって」などと、感情を表すことへの抵抗感を示したならば、泣いたり気が動転するのはごく自然なことであり、このつらい現実から立ち直っていくためにはそれが必要なのだと伝えることが大切である。

(2) 死へのプロセスについて話す

患者が終末期であることを告げられた家族は、常に頭の隅に患者の死を意識して過ごすようになる。最期のときが近いと言われても、これから先いったい患者に何が起こり、どのように死を迎えるのか、先が見通せないことがいっそう家族を不安にさせていく。家族は、医師や看護師の一挙一動に敏感になり、例えば医師が診察してもはっきりした説明がなく、看護師も必要な処置だけをして退室してしまい家族に十分な説明がなされない場合には、いよいよダメなんだと悲観的になり、動揺し、気持ちが乱れていくこともある。

このような死別を前にした家族の不安を軽減するためには、危篤時に現れる症状などを説明し、現在患者は死に向かうどのプロセスにあるかを、家族がある程度判断できるように援助することが必要である。例えば、「昨日からおしっこが前みたいに出ないんですけど」と家族が問いかけてきたときには、「心臓の働きがだんだん弱ってきているので、おしっこをつくる腎臓の機能も弱ってきたのですね」と答え、家族が認知した事実と関連させて死が確実に近づいていることを示していく。尿量が患者の状態を表す一つの指標になることがわかれば、家族は尿量に注意しながら患者の状態をある程度見通せるようになり、最期のときに向かう家族なりの心の準備ができるようになる。

(3) 死の恐怖について話し合う

終末期の患者を抱える家族は、否応なく「人の死」というものを考えざるを得ない状況におかれる。家族の中には、ほとんど死について考えることがなく何の心構えもないところに、患者が近いうちに死ぬかもしれないという現実を突きつけられることもある。死を前にした患者が恐怖感をもつように、家族もまた、ともに過ごし苦労を分かち合ってきた目の前の患者が、深い闇の宇宙へ吸い込まれ、永遠に引き裂かれていくような恐怖感に脅えていることがある。

このような家族の精神的なストレスの軽減のためには、看護者が死をタブーとせずに、むしろ積極的に死を話題にして、家族の死後に対するイメージを広げていく努力が家族の助けとなることもある。

具体的には、看護者は自らの死生観に基づき、例えば「ご主人って、ちょっとせっかちなんですね。奥さんよりひと電車先に乗る気になっちゃって。そんなに急いで行かなくったって奥さんもどうせ後から行くのにね」などと、死にゆく患者を多少のユーモアを含めて表現する。死んだらどうなるのかと、深刻に深い闇の底を見つめていた家族も、こうした表現に、「なんだ、そういうことなんだ、そういう風に考えればいいんだ」と死の恐怖に対する認知的対処の方法を見出していける場合もある。

　このように、終末期の患者を抱える家族の援助では、家族が死を恐ろしいものとして遠ざけるのではなく、ほんの身近な隣の世界のこととして受け入れられるように働きかけるのも援助の一つの方法である。それには看護者自身の死生観が問われるし、また深刻な状況であってもそれを笑いに変えるユーモアのセンスが必要とされる。

4　家族内相互作用の強化を促す援助

（1）家族の絆を確認できる機会をつくる

　最期のときが迫った患者と家族との絆を確認し合うことが大切なことはすでに述べた。しかしわが国では、特に高齢夫婦の場合、もともと感謝の気持ちを述べ合ったり愛情を表現することが苦手なことが多く、さらに入院している場合には、周囲への気づかいから、患者と家族成員がゆったりとした気分でお互いの絆を確認し合うことはなかなか難しい。看護者はプライバシーが守られる環境を整え、積極的にその機会を提供することが必要となる。

　患者とその家族がリラックスして向き合える条件を整えた上で、例えば、「○さんのご家族は、お子さんが小さいときはどこにお住まいだったんですか？」などと投げかけ、それがきっかけで昔話に花を咲かせるといったことでも、家族は家族としてこれまで歩んできた自分たちの道のりを確かめ、思い出をたどることによって家族としての情緒的絆を再確認していく。そして患者と家族成員の反応を見ながら、家族の写真や思い出の品など、家族の絆を象徴するような品物を見せることも、患者の心理的な安定につながることを家族に話し、家族が主体的に絆を強める行動を起こすように促していく。

　また、機会を提供するのみでなく、看護者が感じ取った家族の絆の強さを家族に表現して、自分たちの結びつきの強さを確認してもらうことも大切な援助となる。例えば、「ご家族の皆さん、本当に気持ちを一つにして一生懸命頑張っておられるんですね。患者さんはよいご家族をもっていられてお幸せですね」などと折に触れて表現することで、家族は誇りを感じ、自分たち家族はこの困難に何とか対処していけるのではないかと前向きな気持ちをもつきっかけになることもある。

（2）家族成員間の感情や意思を代弁する

　家族成員と患者、他の家族成員間の相互理解を深めていくことが家族に求められる対処であった。患者を含めた家族成員間の相互理解は、お互いが相手の立場に立って、相手の感情を追体験してみることによって可能となるが、実際には相手の立場に立って相手の気持ちを想像することは簡単なことではない。特に終末期患者を抱える家族の場合、正面から患者の気持ちを受け止め理解しようとすることが困難な場合も多く、他の家族成員に対しても相手の気持ちを考える余裕を失っている場合が多い。そ

こで、家族成員間の感情や意思を代弁する看護者の役割が重要となる。

　特に、患者がイライラして家族に当たり散らし、どう接したらよいか家族が思いあぐねている場合などでは、患者の気持ちが家族に理解できるよう患者の代弁をしていくことが大切である。家族はこのような場合、自分の態度が患者の苛立ちを引き起こしているのではないかと自信を失い、患者とのかかわりを遠ざける場合もあるが、むしろ患者は孤独感を感じて家族を求めているのであり、家族が遠ざかろうとしていることを感じ取って、余計苛立ちを募らせているのではないかと患者の立場で発言していく。そして、家族がもう一度患者の立場に立って患者の気持ちを考えてみようという姿勢になったならば、「どうしてそんなにイライラしてるの」と、家族が患者に率直に聞くことを提案していく。

　終末期の患者を抱える家族では、普段は何のためらいもなく率直で開かれたコミュニケーションができているのに、近い将来の死別という深刻な問題を抱えるがゆえに、それぞれが無口になり、お互いが壊れ物を扱うように接して、円滑なコミュニケーションができなくなる場合も多い。死別を前にした家族内部の相互作用を促していくためには、家族のコミュニケーション機能を高めていくことが必要となるが、そのためには、患者や自分以外の家族成員が今、どんな気持ちで過ごしているのかを看護者が代弁し、患者を含めた個々の家族成員を、恐れずにお互い話し合い理解し合おうという気持ちを高めていくことが大切である。つまり、家族成員間の感情・意思の代弁が、お互いの理解を促すことはもちろんであるが、その後の家族内のコミュニケーションのきっかけを提供していく援助でもある。

（3）看取りの肯定的意味づけを強調する

　さまざまな困難に家族内で協力して対処するためには、自分たちの望む看取りを実現させようとする個々の家族成員の、意欲の保持が重要なポイントとなる。しかし、終末期においては患者の病状は悪化する一方であり、主に患者の世話をしている家族成員は、看取りを優先するためにさまざまなことを犠牲にせざるを得ない状況にある。このため患者のために最善を尽くしたいと心から願う気持ちの裏で、看病以外の子どもの世話や仕事のことが気にかかる。このような場合には、家族成員の介護とそれ以外の生活のバランスがうまくとれるように助言していくことは先に述べた通りだが、それと同時に現在直面している看取りに積極的な意義を感じ取り、今自分たち家族にとって最も大切なことは何かを確認していけるように援助することが重要となる。

　具体的には、例えば親としての役割が果たせないことに悩んでいるのであれば、その気持ちを十分に受け止めつつ、子どもは子どもなりにこの事態に何とか対処しようと懸命に努力していること、そうした体験が困難を乗り越え子どもの生きる力を育てる機会にもなることを示し、看取りが家族に与えるプラスの側面に気づいてもらう。これは、すべてを悲観的に考えがちな家族の発想の転換をはかり、迷いを吹っ切ることによって看取りに対する意欲を高めていくことにつながる。

（4）再び役割分担について話し合う

　家族内の相互作用を高めるために必要な対処の一つは、家族成員が介護に参加し、家族内の協力関係を強めていくことであった。看護者は、その家族の役割分担の状況

を捉え、患者の身体に触れるような直接的介護のみでなく、患者の話し相手や公的サービスを受けるための手続きなどの間接的な介護も含めて、家族成員が無理のない範囲内で介護に参加できるよう具体的な助言を行っていく。

特に援助が必要となるのは、主たる介護者に、すでに身体的にも精神的にも過度の負担が生じているにもかかわらず、他の家族成員の協力を求めることに消極的であったり、患者が介護者以外の家族成員のケアを受け入れない場合である。そして、前者の場合、その大きな理由となっているのは介護者の「自分で介護をやり遂げたい」という気持ちや、病人の世話をさせるのは忍びないといった認識である。その認識を明らかにし、このような介護者の意識に働きかけない限り、介護協力を得ることは困難である。したがってまず看護者は、なぜ介護者が他の家族成員の協力を得ることに抵抗があるのかを介護者と十分話し合う必要がある。そして、その介護者が介護において大切にしていること、すなわち介護者の価値観を尊重した上で、具体的にどのような内容の協力ならば、他の家族成員による介護を受け入れることが可能なのか、介護者の気持ちと現実の介護との接点を、細かな介護内容を一つひとつ点検しながら探っていく。決して説得するのでも意見を押しつけるのでもなく、すべて自分でやらなければ気が済まないという完璧を望む気持ちから、この部分は多少他の家族成員に手伝ってもらおうという気持ちに、介護者自らの判断で変化していけるよう援助することが大切である。

一方、患者がある特定の家族成員によるケアを望み、他の家族成員の介護を受け入れないような場合には、それほどまでにその家族成員に依存的になっている患者の不安をまずは受け止めなければならない。患者の内面には、焦燥感や恐怖、心細さ、絶望、怒りなど、さまざまな感情が渦巻いており、その介護者がいつも傍らにいてくれることで何とか自分を保っている場合も少なくない。このような事例では、看護者によるケアさえ「それは家内にやってもらうからいいですよ」などと、患者が拒むことが多く、まずは看護者によるケアを安心して受け入れるような患者側の心理的状況をつくり出すことが先決となる。

具体的には、できるだけ訪室して患者の気持ちを傾聴していく。そして、患者が不安を表出したならば、その不安に心を痛め、力になりたいと考えている他の家族成員のいることを患者に気づかせ、他の家族成員の介護参加の受け入れを促していく。つまり、患者の不安を受け止めつつ、介護者と他の家族成員との仲介を果たしていくのが看護者の重要な役割である。

5 ソーシャルサポートの活用を促す援助

（1）人生の最終段階における医療・ケアについて話し合う

終末期を迎えた患者とその家族にとって、最も重要なソーシャルサポートは、医療や介護サービスであろう。患者の意向に沿ったサービスが提供されるか否かは、患者はもちろんのこと、家族成員にとっても重要な意味をもつ。

人生の最終段階における医療・ケアについて、本人が家族等や医療・ケアチームと繰り返し話し合う取り組み「人生会議（ACP：アドバンス・ケア・プランニング）」（厚生労働省）が推奨されている。ACP によって、患者は「医療者におまかせ」ではなく、人生の最終段階の医療やケアを検討し、自己コントロール感を高めることができる。ま

た、話し合いの過程で、本人・家族成員・医療者とのコミュニケーションが促進されることも、大きな利点である。さらには、患者本人の意向を尊重できるように繰り返し話し合ったこと、意向を尊重する治療やケアができたと家族が感じることは、患者亡き後の遺族の支えになるであろう。

　しかし、ACPは、先のことは知りたくない、考えたくないという患者・家族成員にとって実施は難しく、ACPを望んだ場合であっても、患者・家族成員につらい体験となる可能性もある。患者・家族に感情の動きに常に配慮し、相手を傷つけることのないコミュニケーションを心がけることが重要である。

（2）必要なソーシャルサポートを家族と考える

　病院で最期を迎える場合には、継続的な医療とケア、また緊急時の対応も保証されているが、家族が在宅で最期を迎えることを選択した場合には、素人である家族が家庭で看取ることができるような条件整備をどう整えるかが重要な課題となる。

　具体的には、苦痛症状の緩和やカテーテル等の医療的な管理をどうするか、24時間の介護をどのような体制で確保するか、緊急時の対応や死亡診断書、葬儀までの手続きなど、多くの課題があり、こと細かく予想可能な事態への対応を家族とともに考え、社会資源の紹介をしながら家族の意向を確かめていくことが必要となる。死別が迫った家族は、内面での動揺を抱えてはいるが、これらのことを冷静に話し合うことによってむしろ落ち着きを取り戻していくものであり、どのような事態が起こっても対処可能な体制が整えられているという安心感はその後の家族対処の大きな支えとなる。

（3）遺族ケアにつなげる

　これまで述べてきたような家族援助によって、終末期患者を抱える家族が最大限の家族セルフケア機能を発揮して悔いのない看取りの時期を過ごすことができたとしても、大切な人を失った家族の悲しみは当事者以外には容易には理解しがたいほど深いものである。しかも、その悲しみの深さや質、またその後の悲嘆のプロセスは、亡くなった人の家族内での存在の大きさや家族としてともに歩んできた歴史の長さなどによっても、それぞれ異なる個別性の大きいものである。したがって、そのような遺族の悲しみを癒すことは、簡単ではない。また、家族にとってそのつらい時期にともに寄り添ってくれる他の家族成員は、最も悲しみを理解してくれるかけがえのない存在ではあるが、その身内である家族も同じように自分の悲しみでいっぱいであり、他者を思いやる余裕がないことが多い。

　また、遺族が悲しみを乗り越えられない場合、その家族自身が新たな精神的負担から身体的な健康問題を引き起こすことがある。そのような問題を未然に防ぐためにも、やはり家族を支えるソーシャルサポートの存在は不可欠である。

　しかし、自死（自殺）による喪失を体験した遺族の支援は、自殺対策基本法の重要な柱に位置づけられ、各県ごとに施策化されているが、それ以外の遺族への支援は、主に市民グループや民間団体等によって行われているのが現状である。東日本大震災以来、グリーフケアへのニーズはますます高まっており、今後、いかに地域での遺族ケアをシステム化し定着をはかっていくかが重要な課題である。

　そうした中でも、現在、遺族を対象とした主な取り組みとしては、以下のようなも

のがある。

❶お悔みの手紙の送付

患者の死亡退院後、1ヵ月、49日、あるいは半年、1年といった区切りの時期に、患者を看取った病棟の看護者が遺族にお悔みの手紙を送付していることもある。手紙の内容は、季節の挨拶、その後の遺族の体調や生活の様子を問いかけるとともに、遺族のその後を案じていること、そして「いつでもご相談下さい」というメッセージを伝えるとともに、プライマリーナース、チームメンバーからの亡き人をしのぶ一言を添えていることが多い。

❷追悼の会 (年1〜2回)

医療機関や病棟でその年に亡くなった患者の遺族を対象に、追悼の会を催していることもある。遺族、医師、看護師等の病院スタッフ、ボランティア等の参加者により、茶話会、グループトーク、歌や演奏、礼拝などが行われている。

参加した遺族らからは、「想い出を分かち合うことができた」、「死別後初めて涙を流すことができた」「参加してよかった」という感想が聞かれるが、看取った体験を肯定的に捉えている人の参加が多く、悲嘆反応が強く支援を必要としている人の参加は期待しにくいという限界もある。しかし、医療者にとっては、悲嘆から回復しつつある家族の姿を確認する機会となり、現在入院中の、あるいは地域でケアを提供している患者、療養者とその家族に再び向き合う力を得る場ともなっている。

❸セルフヘルプグループ

原則、遺族である当事者のみで運営される分かち合いの会である。定期的に開催され、参加者によるグループディスカッションが主な内容である。

同じ体験を有する遺族が集う場だからこそ得られる深い共感によって参加者に癒しがもたらされ、参加者の孤独感が軽減され、他の遺族との出会いがロールモデルになることもある。また、さまざまな生活上の困難に対処するための具体的で実践的な情報が得られ、参加した遺族は、他の遺族を支援する力に気づき、自尊心を取り戻すなどの効果が期待できる。

しかし一方で、当事者のみで運営されているため、医療的なニーズをもつ人への対応が困難であり、参加者が増加するにつけ、背景の違いに伴うニーズの変化に応じきれないなどの限界もある。また、運営上のマンパワーや資金の不足などの課題を抱えていることも多い。

❹サポートグループ

セルフヘルプグループが、原則、当事者のみで運営されるのに対して、専門家や病院・施設、葬儀社等によって企画運営されるのが、サポートグループである。内容は、グループディスカッションだけではなく、悲嘆に関する講演やそれに続くグループワーク、リラクゼーションの実技講習など、専門家による心理教育的な構造化したプログラムが提供されることが多い。

サポートグループは、病院や団体のバックアップを有しているので、安定した運営が可能である。しかし、運営主体が病院や各団体であるため、セルフヘルプグループと比べ参加者の自主性が損なわれやすいという特徴もある。また遺族の中には、運営主体となっている医療機関に不信感を抱いていることもあり、こうした遺族の参加は得られにくいという限界もある。

引用文献

1) Lindemann E：Symptomatology and management of Acute Grief, American Journal Of Psychiatry, Vol.101, p.141-148, 1944.
2) 公益財団法人　日本ホスピス・緩和ケア研究振興財団，がん緩和ケアに関するマニュアル
　http://www.hospat.org/practice_manual-8_2.html
3) 横田美智子, 秋元典子：在宅で終末期がん患者を介護した家族の体験, 日本がん看護学会誌, 22（1）, p.98-107, 2008.
4) 石本万里子：終末期がん患者を在宅で介護する家族にもたらされる Enrichment, 日本がん看護学会, 23（1）, 2009.
5) 柳原清子：癌ターミナル期家族の認知の研究―家族のゆらぎ―, 日本赤十字武蔵野短期大学紀要第 11 号, p.72-81, 1998.
6) 長戸和子：がん終末期の家族の特徴, 家族看護, 9（1）, p.18-25, 2011.
7) 柳原清子：がん患者の家族に起きている現象と家族ケアのあり方, 家族看護, 6（2）, p.6-10, 2008.
8) 関根光枝, 長戸和子, 野嶋佐由美：在宅でがん患者の看取りに取り組む家族のコミットメント, 家族看護学研究, 16（1）, p.2-10, 2010.
9) 庄村雅子：死にゆく患者と家族員との相互作用に関する研究, 日本がん看護学会誌, 22（19）, p.65-76, 2008.
10) 齋木千尋, 伊藤絵梨子ほか：訪問看護師のとらえる臨死期における在宅終末期がん療養者の家族介護者の体験と支援に関する質的研究, 日本地域看護学会誌, 18（1）, p.56-64, 2015.
11) 清水哲郎：本人・家族の意思決定を支える―治療方針選択から将来に向けての心積もりまで―, 医療と社会, p.35-48, 2015.
12) 大西奈保子：がん患者を在宅で看取った家族の覚悟を支えた要因. 日本看護科学会誌, 35, p.225-234, 2015.
13) 久保川真由美、近藤由香：非がん高齢者家族の終末期から死への過程の認識―在宅の主介護者へのインタビューから―, 家族看護学研究, 24（1）, p.51-60, 2018.
14) 小山素代：「高齢者の居住状態の将来予測―結果の概要」（2017 年 3 月推計）, 国立社会保障・人口問題研究所.
15) 古瀬みどり：終末期がん療養者の家族の心の揺らぎに寄り添う訪問看護師のケア, 家族看護学研究, 19（2）, p.90-100, 2014.

参考文献

● 若林一美：セルフケアグループの果たす今日的意義について, 日本保健医療行動学会年報, 15, p.86-94, 2000.
● ホスピスケア研究会編, 季羽倭文子, 丸口ミサエ監：がん患者と家族のサポートプログラム「がんを知って歩む会」の基本と実践, 青海社, 2005.
● 広瀬寛子：看護カウンセリング　第 2 版, 医学書院, 2003.
● 宮林幸江, 関本昭治：愛する人を亡くした方へのケア, 日総研, 2008.
● 小林光恵：死化粧（エンゼルメイク）〜最期の看取り〜, 宝島社, 2005.
● 角田直枝：癒しのエンゼルケア―家族と創る幸せな看取りと死後のケア, 中央法規出版, 2010.
● 宮林幸江, 関本昭治：ナースが寄り添うグリーフケア―家族を支え続けたい！, 日本看護協会出版会, 2010.
● 広瀬寛子：悲嘆とグリーフケア, 医学書院, 2011.
● 黒川雅代子：遺族のセルフヘルプグループの活動, 家族看護, 4（2）, p.55-59, 2006.
● 小笠原利枝：臨死期における遺族ケア, 家族看護, 4（2）, p.47-50, 2006.
● 守田美奈子, 吉田みつ子, 遠藤公久ほか：サポート・グループにおけるがん患者・家族への支援, 家族看護, 6（2）, p.114-119, 2008.

索 引

著者紹介

鈴木和子
すずきかずこ

1963 年	東京大学医学部衛生看護学科卒業
	産業保健婦，保健婦養成課程非常勤講師等
1992 年	北里大学大学院看護学研究科修士課程修了
1992 ～ 1997 年	千葉大学看護学部家族看護学講座客員助教授
1997 年	看護学博士（千葉大学）学位取得
1997 年～	東海大学健康科学部看護学科助教授
1999 ～ 2008 年	東海大学健康科学部看護学科教授
2008 年～	家族支援リサーチセンター湘南（現・家族支援リサーチセンター）代表，現在に至る

渡辺裕子
わたなべひろこ

1980 年	千葉大学看護学部卒業
1982 年	千葉大学大学院看護学研究科修士課程修了
1982 ～ 1992 年	千葉県市町村保健師として勤務
1992 ～ 1997 年	千葉大学看護学部家族看護学講座教員
1997 ～ 2014 年	家族看護研究所所長（2002 年に家族ケア研究所に改称）
2019 年～	渡辺式家族看護研究会副代表，現在に至る

佐藤律子
さとうりつこ

1991 年	北里大学看護学部卒業
	NICU 病棟、総合相談部、産科病棟等勤務
2004 年	神奈川県立こども医療センター　NICU 病棟勤務
2011 年	東海大学大学院健康科学研究科看護学専攻修士課程修了
2011 年	家族支援専門看護師資格取得
2016 年	神奈川県立こども医療センター母性病棟　看護科長
2018 年	同センター　中央手術室　看護科長
2020 年	同センター　NICU 病棟　看護科長
2023 年～	神奈川県立がんセンター　看護科長，現在に至る

家族看護学 理論と実践 第5版

〈検印省略〉

1995 年 11 月 10 日　第 1 版第 1 刷発行
1999 年　4 月 20 日　第 1 版第 5 刷発行
1999 年　8 月 25 日　第 2 版第 1 刷発行
2005 年　2 月　1 日　第 2 版第 8 刷発行
2006 年　1 月　1 日　第 3 版第 1 刷発行
2012 年　1 月 10 日　第 3 版第 8 刷発行
2012 年 11 月 30 日　第 4 版第 1 刷発行
2018 年　2 月　1 日　第 4 版第 6 刷発行
2019 年 11 月　1 日　第 5 版第 1 刷発行
2024 年　1 月 20 日　第 5 版第 4 刷発行

著　　者	鈴木和子・渡辺裕子・佐藤律子
発　　行	株式会社 日本看護協会出版会
	〒150-0001 東京都渋谷区神宮前 5-8-2　日本看護協会ビル 4 階
	〈注文・問合せ／書店窓口〉TEL / 0436-23-3271　FAX / 0436-23-3272
	〈編集〉TEL / 03-5319-7171
	https://www.jnapc.co.jp
表紙デザイン	Azone+Associates
印　　刷	株式会社 教文堂

ⓒ2019 Printed in Japan　　　　　　　　　　　　　　ISBN978-4-8180-2208-9